Inhaltsverzeichnis

3 Fertilitätsprotektion – Techniken 215

Vorwort der 1. Auflage

In den ersten zehn Jahren seit der Entstehung des Netzwerkes *Ferti*PROTEKT im Jahr 2006 stand die flächendeckende Etablierung und Effektivitätserhöhung der fertilitätsprotektiven Techniken im Fokus. Das Register von *Ferti*PROTEKT mit jährlich über 1.000 Beratungen, einer zweisprachigen Website mit über 150.000 Zugriffen pro Jahr und die Publikationen einiger der weltweit größten Fallserien zeigen eindrücklich, dass dieses Ziel erfolgreich erreicht wurde. 2015 wurde das Netzwerk zum *Ferti*PROTEKT Netzwerk e. V. und feierte 2016 sein zehnjähriges Bestehen. Dies war ein guter Zeitpunkt, die Ziele der nächsten Dekade zu definieren.

In den kommenden zehn Jahren müssen weiterhin die fertilitätsprotektiven Techniken, insbesondere die Kryokonservierung und Transplantation von Ovargewebe optimiert und die Zusammenarbeit mit den Onkologen und anderen assoziierten Fachbereichen intensiviert werden. Ein wesentliches Ziel wird aber auch die Steuerung einer sinnvollen Durchführung fertilitätsprotektiver Techniken sein. Hier gilt es, die Indikationsstellung für oder gegen eine fertilitätsprotektive Therapie zu schärfen und die optimale Durchführung der Techniken im gesamten deutschsprachigen Raum zu gewährleisten.

Diese Ziele motivierten uns, zusammen mit einschlägigen Experten aller relevanten onkologischen und nicht-onkologischen Fachrichtungen, praktische Empfehlungen im Sinne einer Anleitung zur Fertilitätsprotektion zu erarbeiten, die ein einheitliches Vorgehen in der klinischen Praxis ermöglichen. Bei dieser Anleitung sollten die Vorteile eines Multi-Autorenwerks, d.h. der Vorteil einer maximal möglichen Expertise, genutzt werden, ohne dass die damit verbundenen Nachteile, d.h. die begrenzte inhaltliche Überprüfung der Kapitel durch Co-Autoren und die oft fehlende Abstimmung der Kapitel untereinander, zutage treten. Dies war dadurch möglich, dass alle Kapitel weitgehend einheitlich strukturiert und inhaltlich quervernetzt wurden. Auch wurden ausnahmslos alle Kapitel von mehreren Autoren geschrieben und/oder korrigiert und zusätzlich vom gesamten Vorstand des *Ferti*PROTEKT Netzwerk e. V. Korrektur gelesen, um einen maximal möglichen Konsens zu erzielen. Ein besonderer Dank geht an F. Nawroth, der das gesamte Buch mehrfach korrigiert hat.

Wichtig war uns auch, dass dieses Buch eine große Verbreitung findet. Wir danken FERRING Arzneimittel für die Unterstützung dieses Projektes. Wir sind sicher, dass es gelungen ist, praktische Empfehlungen im Sinne einer tragfähigen und praxisrelevanten Anleitung zu erstellen, die wesentlich zu einem der Ziele des *Ferti*PROTEKT Netzwerk e.V. in den nächsten zehn Jahren beitragen werden: der Durchführung einer flächendeckenden, aber auch sinnvollen und effektiven Fertilitätsprotektion bei onkologischen und nicht-onkologischen Erkrankungen.

Im Namen aller Autoren
Michael von Wolff

Vorwort der 2. Auflage

Vor vier Jahren, Anfang 2016, erschien die erste Ausgabe unseres Buches „Indikation und Durchführung fertilitätsprotektiver Maßnahmen bei onkologischen und nicht-onkologischen Erkrankungen". Das Buch wurde ein großer Erfolg und die mehrere Tausend Exemplare umfassende Auflage war in Kürze vergriffen.

Somit lag es auf der Hand, eine Aktualisierung zu erstellen, da sich das Themengebiet in den letzten Jahren wesentlich weiterentwickelt hat. Wir haben deswegen unsere damaligen Autoren, ergänzt durch weitere Fachexperten, gebeten, die Kapitel grundlegend zu aktualisieren.

Wichtig war uns, wie bei der ersten Auflage auch, die Inhalte möglichst praxisrelevant zu gestalten. Leitlinien gibt es viele, Anleitungen, die in der Sprechstunde auf dem Schreibtisch liegen und individuell zu fast jeder Patientin/ jedem Patienten eine schnelle Hilfestellung geben, aber nur wenige.

Daher wurde das Buch unterteilt in einen Kapitelblock mit den vor der Fertilitätsprotektion relevanten Themen, gefolgt von zwei Kapitelblöcken, welche die Fertilitätsprotektion per se abhandeln, und abschließend Themen der Nachsorge.

Zusätzlich haben wir versucht, bei jeder Erkrankung die Gonadotoxizität zu beziffern, um die Entscheidung für oder gegen eine fertilitätsprotektive Maßnahme zu vereinfachen. Ein weiterer Grund erwuchs daraus, dass die Therapien in der Schweiz von den Krankenkassen nur bei einem Azoospermie-/ Amenorrhoerisiko von > 20 % bezahlt werden, was wir als gutes Kriterium für die Durchführung fertilitätsprotektiver Maßnahmen erachten.

Weiterhin ergänzten wir das Buch um einige wesentliche Krankheitsbilder. Dazu gehören u. a. die Endometriose und Erkrankungen der blutbildenden Organe, die eine Stammzelltransplantation erfordern.

Außerdem stellen wir erstmals assoziierte Behandlungen wie u.a. die Kinderwunschtherapie nach einer fertilitätsprotektiven Maßnahme, die endokrine Behandlung der Ovarialinsuffizienz etc. dar. Ziel war es, dass trotz der vielen involvierten Fachrichtungen und der großen Autorenzahl wieder ein homogenes Buch entsteht.

In dem Wissen, dass dieses Buch auch in andere Sprachen übersetzt werden soll, hoffen wir, jedem Kliniker und Biologen sowie Vertretern anderer Fachdisziplinen im In- und Ausland eine praxisorientierte Anleitung für den komplexen und multidisziplinären Fachbereich der Fertilitätsprotektion zu geben.

Im Namen aller Autoren
Michael von Wolff und Frank Nawroth

1 Vor der Fertilitätsprotektion

1.1 Das *Ferti*PROTEKT Netzwerk e. V. stellt sich vor

Frank Nawroth, Moritz Suerdieck, Michael von Wolff

Nachdem bis Anfang des Jahrtausends in Deutschland zwar schon wissenschaftliche Untersuchungen zur Fertilitätsprotektion existierten, aber noch keine konzertierte Beratung und Betreuung der Patientinnen etabliert war, trafen sich im Mai 2006 auf Initiative und Einladung von Prof. M. von Wolff (damals Abteilung für Gynäkologische Endokrinologie und Fertilitätsstörungen Heidelberg) sowie Prof. M. Montag (damals Abteilung für Gynäkologische Endokrinologie und Reproduktionsmedizin Bonn) 30 universitäre reproduktionsmedizinische Zentren zur Gründung des Netzwerkes *Ferti*PROTEKT in Heidelberg, in dem seit 2008 auch private Zentren Mitglied werden können.

Das Netzwerk sollte unter anderem den nachfolgenden Zielen dienen:
- Schaffung flächendeckender Strukturen zur Durchführung von Beratungen und Therapien zur Fertilitätsprotektion,
- fachlich-inhaltliche sowie interdisziplinäre Abstimmung der Beratungen und Therapien zur Fertilitätsprotektion,
- Dokumentation der Beratungen und Therapien in einem Register,
- Initiierung, Durchführung und Unterstützung von Studien,
- Festlegung von Standards und Publikation von Empfehlungen.

Da das Netzwerk trotz national und international hohem Bekanntheitsgrad z. B. in der Zusammenarbeit mit anderen Fachgesellschaften, bei der Erarbeitung von Leitlinien, Diskussionen mit Krankenkassen etc. keine anerkannte Rechtsform darstellte, wurde 2015 beschlossen, es in einen eingetragenen Verein zu überführen. Das *Ferti*PROTEKT Netzwerk e. V. wurde am 10.11.2015 in Hamburg gegründet. Seine Geschäftsstelle befindet sich in Marburg.

Der Verein ist seit Ende 2017 Mitglied im Dachverband Reproduktionsmedizin (DVR), sodass auch auf DVR-Tagungen (alle zwei Jahre) eine Sitzung des *Ferti*PROTEKT Netzwerk e. V. stattfindet. Daher wurde 2018 beschlossen, die bis dahin jährlichen Arbeitstreffen nur noch alle zwei Jahre, alternierend mit dem DVR-Kongress, durchzuführen. Seit Ende 2018 ist das *FertiPROTEKT* Netzwerk e. V. außerdem kooperierende Gesellschaft der Deutschen Gesellschaft für Gynäkologie und Geburtshilfe (DGGG).

Der Verein hat 136 Mitgliedszentren (Deutschland: 120, Österreich: 11, Schweiz: 5) (Stand: Februar 2020) (Abb. 1). Mit dem Aufnahmeantrag muss jedes Zentrum nachweisen, dass es alle fertilitätsprotektiven Maßnahmen allein oder ggf. in einer konkret zu benennenden Kooperation vorhält.

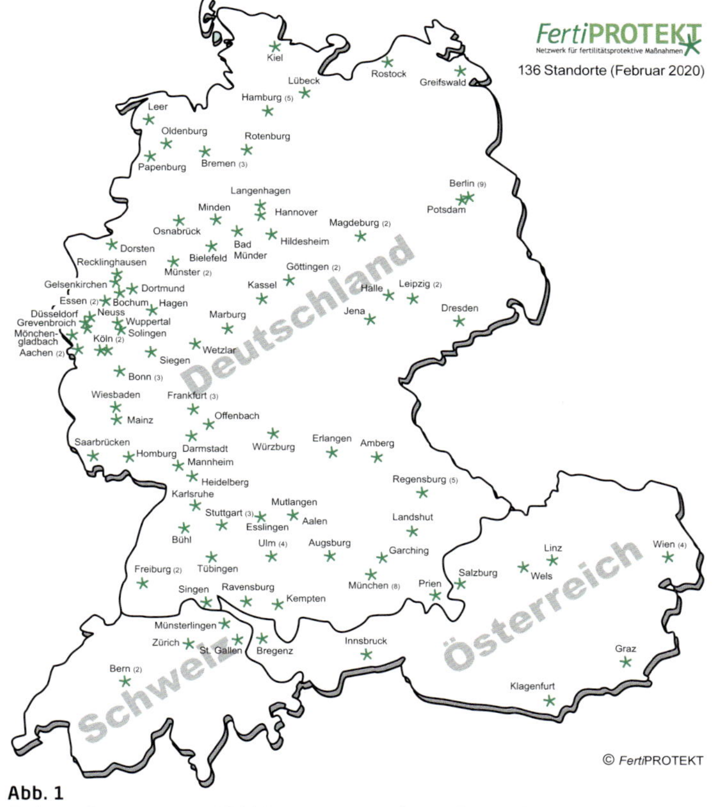

Abb. 1

Grafische Darstellung der 136 Mitgliedszentren (Stand: Februar 2020)

Die bis Ende 2017 in einem eigenen Register erfolgende Dokumentation aller Beratungen und Therapien wird seit 2018 unterstützt durch eine Kooperation mit dem „Deutschen IVF-Register e. V." (D.I.R.). Abb. 2 stellt die bis 2018 durchgeführten Beratungen und die sich daraus ableitenden fertilitätsprotektiven Interventionen dar.

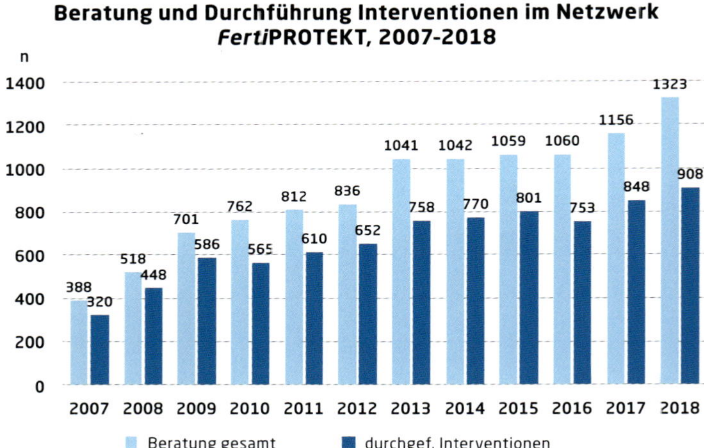

Abb. 2
Beratungen und durchgeführte Interventionen im Netzwerk FertiPROTEKT (2007–2018)

Aus der mittlerweile über ein Jahrzehnt andauernden intensiven Arbeit der jeweiligen Leitungsteams/Vorstände zusammen mit den vorbildlichen gemeinsamen Anstrengungen aller Mitgliedszentren resultieren zunehmend flächendeckende Beratungs- und Therapieoptionen, lokale logistische Netzwerke zur optimalen Patientenbetreuung, ein intensiver Austausch zwischen den Zentren sowie zahlreiche Studienaktivitäten und Publikationen.

In über zehn Jahren hat sich aus einem Zusammenschluss einiger, an der Fertilitätsprotektion (insbesondere, aber nicht ausschließlich onkologischer Patientinnen) interessierter Zentren ein eingetragener Verein mit weit über 100 Mitgliedszentren aus drei Ländern entwickelt und die Basis für eine weitmögliche Sicherstellung von Beratungs- und Therapieoptionen geschaffen. Es wurden und werden wissenschaftliche Studien initiiert und/oder ermöglicht, Empfehlungen und Standards abgestimmt (Abb. 3).

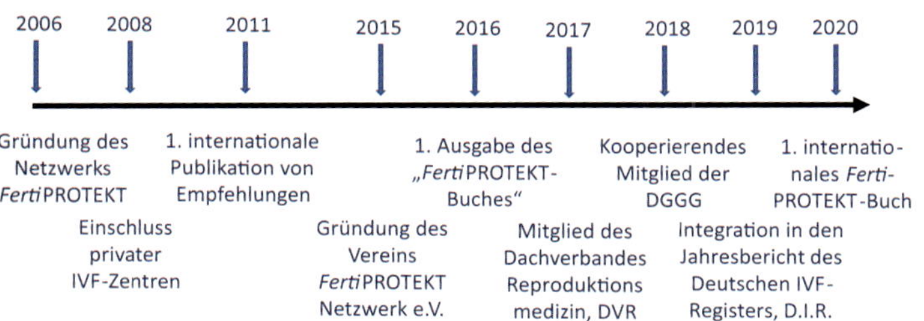

Abb. 3
Entwicklung des FertiPROTEKT Netzwerk e. V.

1.2 Netzwerke zur Fertilitätsprotektion

Frank Nawroth, Michael von Wolff

Die Fertilitätsprotektion erfordert eine enge Abstimmung von Reproduktionsmedizinern, Reproduktionsbiologen und Onkologen verschiedener Fachrichtungen. Aufgrund dieser Besonderheiten ist es unumgänglich, dass sich alle involvierten wissenschaftlichen und klinischen Bereiche zu einer Netzwerkstruktur sowohl als medizinisch-logistisches Netzwerk als auch als medizinische Fachgesellschaft organisieren.

Die erforderlichen Netzwerkstrukturen können sich regional, national und international erheblich unterscheiden, da die Größe der zu integrierenden Regionen, die lokalen kulturellen und geographischen Gegebenheiten sowie die politischen Bedingungen sehr unterschiedlich sind. Neben dem sowohl zentralisiert als auch dezentralisiert agierenden *Ferti*PROTEKT Netzwerk e. V. existieren weitere bedeutende Netzwerkstrukturen, deren Aufbau insbesondere von der Größe der abzudeckenden Region abhängt.

- Das Dänische Netzwerk (www.rigshospitalet.dk) ist ein typisches Beispiel für ein eher kleines Land. Es ist zentralisiert, dient exzellent der praktischen Umsetzung von speziellen fertilitätserhaltenden Techniken wie der Kryokonservierung und Transplantation von Ovargewebe und ermöglicht qualitativ hochwertige wissenschaftliche Studien und ein detailliertes Datenregister.

- Das deutschsprachige Dreiländer-Netzwerk *Ferti*PROTEKT® (www.fertiprotekt.com) ist ein typisches Beispiel für ein eher großes Land. Es ist sowohl zentralisiert als auch dezentralisiert und ermöglicht wissenschaftliche Studien und ein Datenregister mit einer hohen Fallzahl.

- Das Oncofertility® Consortium (www.oncofertility.northwestern.edu) agiert global und ist ein dezentralisiertes Netzwerk, das überwiegend dem Wissenstransfer unter den Mitgliedern dient.

Netzwerke sind oft modular aufgebaut, wobei die Anzahl der Module von der Größe des Netzwerkes abhängt (Abb. 1). Die Bedingungen und Intentionen dieser Module sind unterschiedlich (1).

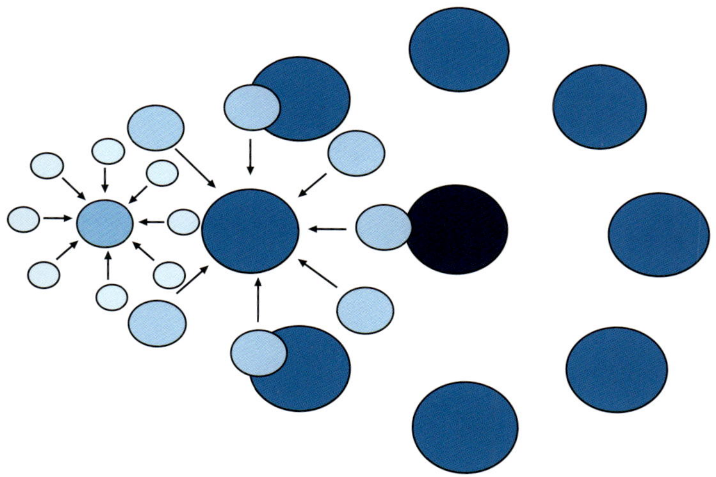

Abb. 1
Modularer Aufbau von Netzwerken (modifiziert nach [1])

Die kleinste modulare Einheit bildet meist ein reproduktionsmedizinisches Zentrum oder eine Klinik, die sich regional bzw. klinikintern mit den Onkologen vernetzt. Patienten werden den reproduktionsmedizinischen Zentren direkt von den Onkologen zugewiesen. Die Therapieentscheidung basiert oft auf einer direkten bilateralen Kommunikation. Das reproduktionsmedizinische Zentrum dokumentiert die Behandlungen, um die Daten später an ein Register weitergeben zu können.

Die nächste mittelgroße modulare Stufe ist ein Verbund der lokalen Einheiten zu einem kleinen nationalen oder großen regionalen Netzwerk. Ein Beispiel für ein solches Netzwerk stellt Dänemark dar (www.rigshospitalet. dk). Die Zentren kennen sich untereinander, was die problemlose persönliche Kommunikation erleichtert. Die Daten der lokalen Einheiten werden in einem

Register zusammengeführt, das aufgrund seiner eingeschränkten Größe relativ einfach zu erstellen ist. Gut möglich ist die Etablierung von zentralisierten hochspezialisierten Einrichtungen, z. B. zur Kryokonservierung von Gonadengewebe. Eine Etablierung solcher zentralisierten Einrichtungen ermöglicht eine hohe Qualität der fertilitätsprotektiven Techniken, eine wissenschaftliche Auswertung, eine gute Transparenz der Aktivitäten und damit auch gesundheitspolitische Initiativen. Aufgrund kurzer Anfahrtswege können kürzere Fortbildungen unter Einbeziehung von Onkologen organisiert werden. Die Stärken dieser mittelgroßen Netzwerke liegen in der Möglichkeit, qualitativ hochwertige Daten erheben zu können, da meist eine überaus detaillierte Datendokumentation möglich ist.

In Netzwerken großer Regionen oder in größeren Ländern werden mehrere Verbundstrukturen wie in Dänemark zu einem großen Netzwerk zusammengefasst. Ein solches Beispiel ist das Netzwerk *Ferti*PROTEKT®.

Darüber hinaus gibt es die Möglichkeit, mehrere dieser Netzwerke für eine Datensammlung und für einen fachlichen Austausch zusammenzufassen. Beispiele für derartige internationale Netzwerke sind das Oncofertility® Consortium (www.oncofertility.northwestern.edu), aber auch die Special Interest Group „Fertility preservation" der ESHRE (www.eshre.eu/Specialty-groups/Special-Interest-Groups/Fertility-Preservation.aspx) oder die „International Society for Fertility Preservation", ISFP (www.isfp-fertility.org).

Referenzen

1. **von Wolff M, Yding Andersen C, Woodruff T, Nawroth F.** *Ferti*PROTEKT, Oncofertility consortium and the Danish fertility preservation networks – what can we learn from their experiences? Clin Med Insights Reprod Health 2019;13:1179558119845865.

1.3 Organisationsstrukturen der Fertilitätsberatung für Kinder und Erwachsene

Nicole Sänger, Anke Barnbrock

1.3.1 Einleitung

Der Fertilitätserhalt vor einer gonadotoxischen Therapie bei Erwachsenen hat innerhalb der vergangenen Jahre stetig an Bedeutung gewonnen. Die Gründe dafür liegen in verbesserten Prognosen und Überlebensraten, die eine spätere Schwanger- und Mutterschaft ermöglichen. Neben der Akzeptanz der behandelnden Kollegen, über dieses Thema zu informieren, hat die Aufklärung und Durchführung fertilitätserhaltender Maßnahmen mittlerweile Einzug erhalten in aktuelle Leitlinien (1). Mit dem Erlass des Terminservice- und Versorgungsgesetzes im März 2019 ist der Weg zur flächendeckenden Übernahme fertilitätserhaltender Maßnahmen durch die Krankenkassen vorgezeichnet (2). Dies wird eine drastische Zunahme an Anfragen für fertilitätserhaltende Maßnahmen in onkologischen und reproduktionsmedizinischen Abteilungen bedeuten. Damit rückt zunehmend dieses Thema auch für prä- und postpubertäre Kinder sowie Jugendliche in den Fokus von Ärzten und betroffenen Familien. Eine Fertilitätsberatung der Patienten, die an das gonadotoxische Risiko angepasst ist und dabei individuelle Faktoren berücksichtigt, zudem flächendeckend und strukturiert in den onkologischen Zentren für alle Patienten angeboten werden sollte, stellt aktuell noch eine große Herausforderung dar.

1.3.2 Multidisziplinäres Team

Ein erster Schritt und Grundvoraussetzung zur Etablierung einer Fertilitätsberatung in onkologischen Zentren ist die Kontaktaufnahme und Vernetzung mit Fachdisziplinen, die in die Betreuung der Patienten mit einer potenziell gonadotoxischen Therapie eingebunden sind. Voraussetzung für die Integration des Themas Fertilität und Fertilitätserhalt im Zusammenhang mit onkologischen Erkrankungen ist zunächst die Bewusstseinsschärfung und damit verbundene Bereitschaft, sich für die Patienten mit diesem Thema auseinanderzusetzten. Das Netzwerk *Ferti*PROTEKT (3) gibt hier ebenso wie die deutsche Kinderkrebsstiftung (4) auch online verfügbares Informationsmaterial, um die betreuenden Kollegen und die Patienten für dieses Thema zu sensibilisieren und eine Vernetzung mit entsprechenden Zentren zu ermöglichen.

Eine Fertilitätsberatung vor der geplanten gonadotoxischen Therapie ist nur dann sinnvoll, wenn genügend Zeit vorhanden bleibt, potenziell fertilitätserhaltende Maßnahmen durchzuführen zu können. Eine Beratung zu Alternativmöglichkeiten im Falle einer zu kurzen Zeit bis Therapiebeginn sowie die endokrinologische Nachsorge sollten in jedem Fall allen Patientinnen mittels reproduktionsmedizinischer Beratung auch nach Abschluss der gonadotoxischen Therapie angeboten werden. Daher ist es eine wichtige Voraussetzung, dass alle involvierten Fachdisziplinen eng zusammenarbeiten (Abb. 1).

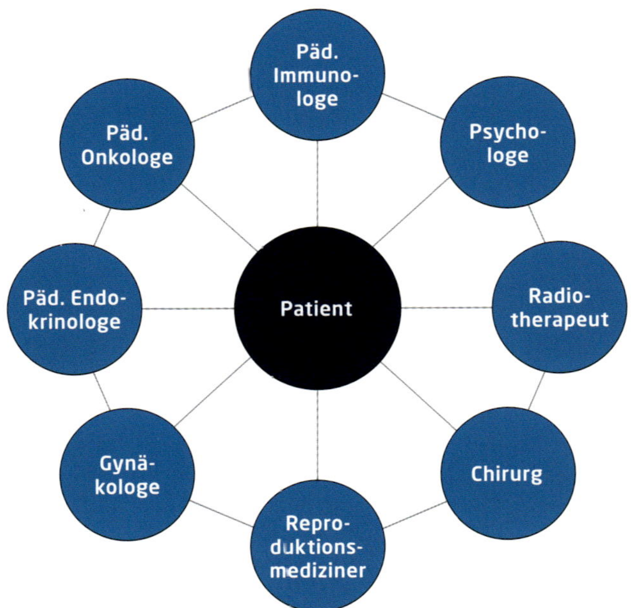

Abb. 1
Multidisziplinäres Team für eine optimale Beratung zur Fertilitätsprotektion in der Pädiatrie

Neben den betreuenden Onkologen bzw. pädiatrischen Onkologen, Transplanteuren und Gynäkologen gehören die Reproduktionsmediziner zum Team. Für die Durchführung operativer invasiver Maßnahmen (Ovargewebekryokonservierung, Ovariopexie) bedarf es erfahrener Gynäkologen und pädiatrischer Chirurgen. Auch Strahlentherapeuten sollten involviert sein, wenn es um die Beurteilung und Indikationsstellung einer Ovariopexie geht, um das Ovar bei Patientinnen mit Radiotherapie aus dem Strahlenfeld zu transponieren. Eine enge Zusammenarbeit mit gynäkologischen/pädiatrischen Endokrinologen ist z.B. für die Abklärung des Pubertätsstadiums vorab sowie die Nachsorge der Patienten essenziell. Da es sich beim Thema Fertilität und den damit verbundenen Konsequenzen für die Patienten um ein sehr sensibles Thema handelt, ist es zudem hilfreich, Psychologen im Team einzubinden, welche die Beratungsprozesse ebenfalls begleiten. Hilfreich ist die Benennung eines/-r Fertilitätsberaters/-beraterin (auch „Onkofertilitätsnavigator"), der/die eine Beratung und die Vernetzung aller Disziplinen bahnt und koordiniert (s. auch Abb. 3). Ein solcher Funktionsträger ist sicher optional, hat sich aber für den reibungslosen Ablauf der Beratung und die Bahnung der Prozeduren als hilfreich erwiesen. Alle vorhandenen Disziplinen sollten die bereit sein, auch kurzfristig Termine zur Beratung, Vorstellung oder auch die Durchführung invasiver Maßnahmen zu ermöglichen, da – bedingt durch die Grunddiagnose – das Zeitfenster zur fertilitätserhaltenden Behandlung knapp bemessen sein kann und ein zügiger Therapiestart durch die Fertilitätsberatung nicht verzögert werden soll. Besonders bei pädiatrischen Patienten ist bei der Beratung ein ihrer Reife angemessenes Vorgehen und Begleiten selbstverständlich und notwendig.

1.3.3 Konsensfindung im behandelnden Team

Voraussetzung für eine Fertilitätsberatung onkologischer Patientinnen und Patienten vor einer gonadotoxischen Therapie oder Stammzelltransplantation ist zum einen die Wertschätzung und Anerkennung dieses Themas unter den betreuenden Ärzten und eine einheitliche Linie in der Beratung der Patienten sowie der Indikationsstellung für fruchtbarkeitserhaltende Maßnahmen. Es ist sinnvoll, dass das behandelnde Team die vorhandenen Empfehlungen zum Fertilitätserhalt zum Beispiel der Deutschen Gesellschaft für Gynäkologie und Geburtshilfe (5), der Gesellschaft für Pädiatrische Hämatologie und Onkologie

(6) oder auch der Europäischen Stammzell-Gesellschaft (EBMT) zur Kenntnis nimmt und diskutiert (7) (Abb. 2).

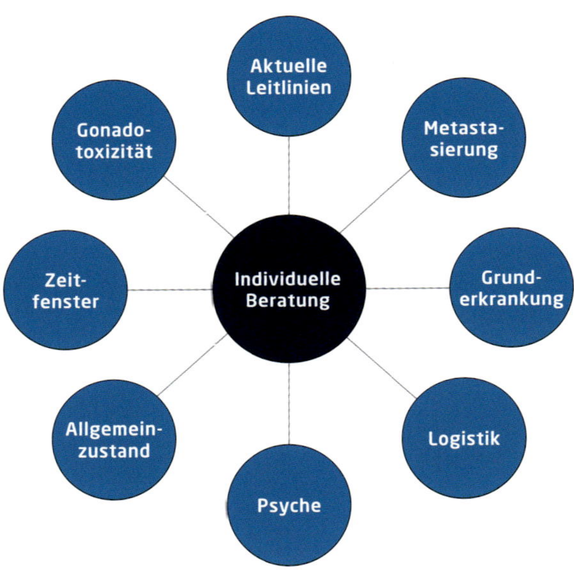

Abb. 2
Einflussfaktoren für eine individuelle Beratung zur Fertilitätsprotektion

Die vorhandenen Leitlinien helfen bei der Einordnung des gonadotoxischen Risikos der jeweiligen Therapie und zeigen Möglichkeiten der Fertilitätsprotektion auf. In der Beratung der Patienten sind allerdings weitere individuelle Aspekte zu berücksichtigen. Zum einen ist hier der Konsens unter den betreuenden Kolleginnen und Kollegen wichtig, um auch ein einheitliches Vorgehen für die Patienten zu ermöglichen, zum anderen spielen Faktoren wie die Zeitverzögerung oder der Allgemeinzustand des Patienten eine wichtige Rolle. Bei aller Wichtigkeit des Fertilitätsthemas für die Aufklärung der Patienten vor Therapiebeginn und der Bedeutung für die Zukunft der Patienten sollten die Fertilitätsberatung und damit möglicherweise verbundene Maßnahmen zum Fertilitätserhalt nicht zu einer relevanten Verschiebung des Therapiestarts und damit oder durch Operationskomplikationen nicht zu einer Prognoseverschlechterung des Patienten führen. Ein wichtiger Punkt in der Entscheidung pro oder contra fertilitätserhaltende Maßnahmen liegt in der Klärung des Risikos einer Übertragung maligner Zellen durch Gonadengewebe. Das jeweilige Risiko sollte in der Entscheidung, ob Gonadengewebe entnommen wird, mit Bedacht und auch mit dem Patienten offen besprochen werden. Weitere hier zu berücksichtigende Aspekte sind die kurative oder palliative Ausrichtung der Therapie, im Falle von Kindern die Reife und die Pubertätsentwicklung des Patienten sowie die Lokalisation eines Tumors und der damit verbundenen Operationskomplikationen im Falle invasiver Maßnahmen. Bei zugrunde liegenden genetischen Erkrankungen, die bei Gewebeasservierung an die Nachkommen weitergegeben werden können, ist eine entsprechende Aufklärung der Patienten bzw. der Sorgeberechtigten sowie eine humangenetische Beratung bei Kinderwunsch nach Abschluss der Therapie notwendig.

Auch ethische Fragestellungen sind im Team zu diskutieren, da im Falle z.B. von pädiatrischen Patienten die Sorgeberechtigen, lange bevor über das Thema Familienplanung nachgedacht werden kann, über das Gewebe ihres unmündigen Kindes entscheiden müssen.

1.3.4 Strukturen

Abläufe/SOPs
Um eine flächendeckende und zeitnahe Fertilitätsberatung in onkologischen Zentren zu ermöglichen, ist es hilfreich, notwendige Abläufe und Aufgaben zu strukturieren.

Handelt es sich um eine Praxis oder eine Klinik ohne eigene onkologische Abteilung, empfiehlt es sich, Kooperationspartner zu suchen und einen festen Ablauf zu organisieren. Hierfür sind Kooperationsverträge notwendig. Auch feste Ansprechpartner, gut erreichbare Telefonkontakte und standardisierte Transporte (z.B. für Gewebe) erleichtern die rasche Beratung und Behandlung der betroffenen Patientinnen vor allem bei gegebenem Zeitdruck.

Insgesamt ist es sinnvoll festzulegen, welche Parameter vor Beginn und im Verlauf einer potenziell gonadotoxischen Therapie abgearbeitet werden sollten und die hierfür notwendigen Untersuchungen und Bestimmungen z.B. in den Checklisten bei Neuaufnahme von Patienten in onkologische Abteilungen oder Zentren für Stammzelltransplantation zu dokumentieren. Hilfreich können hierzu klinische Arbeitsanleitungen (Standard operation procedures, SOP) sein, um die Abläufe zur Fertilitätsberatung und Durchführung fertilitätserhaltender Maßnahmen zu strukturieren. Somit gibt es für die Patienten feste Pfade, damit sie alle notwendigen Voruntersuchungen erhalten und im Rahmen des Stagings von Neudiagnosen auch zeitnah eine Fertilitätsberatung erhalten (Abb. 3).

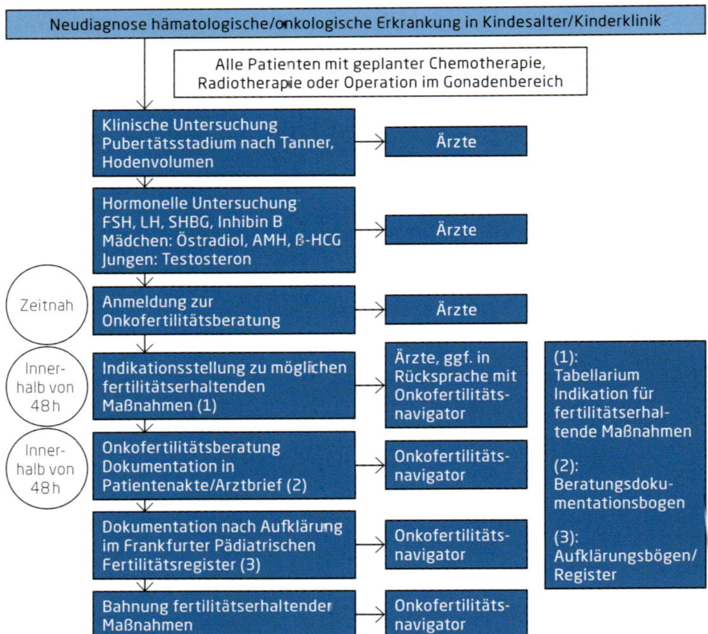

Abb. 3
Beispiel einer SOP für die Beratung zur Fertilitätsprotektion von pädiatrischen Patienten. Der Onkofertilitätsnavigator/Berater berät den Patienten und bahnt die Umsetzung der fertilitätserhaltenden Maßnahmen.

Untersuchung

Neben der Anamnese sollte im Rahmen der Planung einer fertilitätserhaltenden Maßnahme eine gynäkologische Untersuchung und Sonographie des inneren Genitales erfolgen. Bei der Beratung und Betreuung pädiatrischer Patienten ist zudem die Festlegung des Pubertätsstadiums vor Beratung notwendig, da – abhängig von Reife und Entwicklung – unterschiedliche fertilitätserhaltende Methoden in Frage kommen.

Dazu gehören:
- das Erfragen der Menarche,
- die klinische Untersuchung,
- die Dokumentation der Tanner-Stadien,
- die Bestimmung von Gewicht und Körpergröße,
- die Bestimmung von FSH, LH, Östradiol sowie AMH.

Zudem wird vor der Einlagerung von Keimzellen oder Gewebe gemäß § 20b AMG die Infektionsserologie (HIV, Hepatitis B und C) benötigt, um eine potenzielle Keimübertragung auf bereits eingelagerte Proben zu vermeiden (8). Für infektiöse Patientinnen ist eine separate Kryokonservierung und Lagerung notwendig.

Rechtliche Aspekte der Entnahme und Lagerung

Um fertilisierte oder unfertilisierte Oozyten kryokonserviert lagern zu können, bedarf es zunächst der fachkundigen Vorbereitung und Behandlung durch einen Reproduktionsmediziner. Das Vorhandensein eines IVF-Labors und das Fachwissen von Embryologen gelten im Falle der Fertilitätsprotektion (wie auch in der assistierten Reproduktion beim unerfüllten Kinderwunsch) als Grundvoraussetzung, um die Keimzellen nach wissenschaftlichem Standard adäquat weiterzuverarbeiten. Die Qualität der Weiterbehandlung spielt eine maßgebliche Rolle für das spätere Outcome im Sinne der Lebendgeburtenrate. Reproduktionsmedizinische Zentren und deren IVF-Labore unterliegen dabei maßgeblich gesetzlichen Bestimmung, welche durch regelmäßige Begehungen überprüft werden. Im Falle einer Ein- oder Umlagerung extern entnommener Keimzellen ist es erforderlich, die bereits oben erwähnten Kooperationsverträge und SOPs vorzuhalten sowie geregelte Transporte zu organisieren, um eine flächendeckend einheitliche und gesetzeskonforme Therapie gewährleisten zu können. Daher gilt es als empfehlenswert, sich mit Empfehlungen/Richtlinien sowie der Gesetzeslage rund um die reproduktionsmedizinische Therapie, Entnahme und Lagerung von Keimzellen oder Gewebe auseinanderzusetzen (z. B. Entnahme und Übertragung von menschlichen Keimzellen im Rahmen der Assistierten Reproduktion, Arzneimittelgesetz, Transplantationsgesetz, ESHRE-Guidelines).

Im Falle der Kryokonservierung von Ovargewebe kann – ähnlich wie für die Entnahme von Oozyten – je nach Bundesland die Begehung und Freigabe bereits des Operateurs sowie der OP-Räumlichkeiten nach §20b AMG erforderlich sein (8). Voraussetzung hierfür ist die Erlaubniserteilung des jeweiligen Regierungspräsidiums, bevor das Gewebe entnommen und einem spezialisierten Zentrum mit Kryobank zugeführt werden kann. Dies betrifft demnach nicht nur die gynäkologischen, sondern ebenfalls die pädiatrischen Chirurgen, welche nach §20b AMG den Nachweis einer entsprechend ausgebildeten und qualifizierten Person erbringen müssen (8). Eine bundesweit einheitliche Regelung hierzu scheint es nicht zu geben. Sie liegt im Ermessen der einzelnen Regierungspräsidien.

Die Bearbeitung des ovariellen Gewebes vor Kryokonservierung, dessen Transport wie auch der Einfrier- und Auftauprozess sind different zu dem der Kryokonservierung von Keimzellen und sollten qualitativen Standards unterliegen, weshalb sich die Zusammenarbeit mit spezialisierten Zentren empfiehlt.

Im Allgemeinen gilt vor der Entnahme von Eizellen oder Ovargewebe zu fertilitätserhaltendem Zweck, dass neben dem schriftlichen Einverständnis des Patienten bzw. des Sorgeberechtigten vertraglich geklärt sein sollte, über welchen Zeitraum das Material eingefroren, in welchen Abständen der Patient um Erneuerung seines Einverständnis zur Lagerung angefragt und dass das Material im Falles des Versterbens der Patientin vernichtet wird (13, 14).

Nachsorge

Nach Abschluss der gonadotoxischen Therapie empfiehlt sich eine geregelte Langzeitnachsorge, um endokrinologische Probleme z.B. der möglicherweise notwendigen Pubertätsinduktion oder auch gynäkologische Fragen z.B. zu den Themen Sexualität, Fertilität, Kontrazeption oder Hormonersatztherapie besprechen zu können (Kap. 4.1 – 4.4).

Eine individuelle Einschätzung des zu erwartenden ovariellen Funktionsverlustes muss verschiedene Faktoren berücksichtigen:

- das Alter der Patientin,
- das Therapieregime,
- andere Vorerkrankungen,
- die vorhandene ovarielle Reserve.

Letzteres ist insbesondere im Kindesalter- und Jugendalter nur bedingt möglich, da die Bestimmung des AMH-Wertes und die sonographische Darstellung des Antralfollikelpools (AFC) nur annäherungsweise Rückschlüsse auf die tatsächlich vorhandenen Primordialfollikel zulassen.

1.3.5 Dokumentation

Damit die durchgeführte Fertilitätsberatung und indizierten fruchtbarkeitserhaltenden Maßnahmen zur Kenntnis der Patienten später gut dokumentiert werden, sind Dokumentationsbögen sinnvoll, welche – analog zu klassischen ART-Patientinnen und gemäß gesetzlicher Vorgabe – 30 Jahre gespeichert werden müssen. Eine Zusammenfassung der Beratung in den jeweiligen onkologischen Epikrisen empfiehlt sich und gilt gleichzeitig unter rechtlichem Aspekt als Dokumentation einer erfolgten Aufklärung über das zu erwartende gonadotoxische Risiko der geplanten Therapie. Im Falle durchgeführter fertilitätserhaltender Maßnahmen ist ggf. ein zusätzlicher Arztbrief („Gewebepass") sinnvoll, der die Information über Beratung, durchgeführte Maßnahmen und Komplikationen sowie insbesondere den Transport und Verbleib des Gewebes (Ort der Gewebebank) enthält, damit sichergestellt ist, dass die Patienten später bei Bedarf das Gewebe abrufen können.

Referenzen

1. **Dittrich R, Kliesch S, Schüring A, Balcerek M, Baston-Büst D, Beck R, Beckmann MW, Behringer K, Borgmann-Staudt A, Cremer W, Denzer C, Diemer T, Dorn A, Fehm T, Gaase R, Germeyer A, Geue K, Ghadjar P, Goeckenjan M, Götte M, Guth D, Hauffa BP, Hehr U, Hetzer F, Hirchenhain J, Hoffmann W, Hornemann B, Jantke A, Kentenich H, Kiesel L, Köhn FM, Korell M, Lax S, Liebenthron J, Lux M, Meißner J, Micke O, Nassar N, Nawroth F, Nordhoff V, Ochsendorf F, Oppelt PG, Pelz J, Rau B, Reisch N, Riesenbeck D, Schlatt S, Sender A, Schwab R, Siedentopf F, Thorn P, Wagner S, Wildt L, Wimberger P, Wischmann T, von Wolff M, Lotz L.** Fertility preservation for patients with malignant disease. Guideline of the DGGG, DGU and DGRM (S2k-Level, AWMF Registry No. 015/082, November 2017) – recommendations and statements for girls and women. Geburtshilfe Frauenheilkd 2018;78:567-84.

2. **https://www.bgbl.de/xaver/bgbl/start.xav?%20startbk=Bundesanzeiger_BGBl&start=%2F%2F%2A%5B%40attr_id=%27bgbl119s0646.pdf%27%5D#__bgbl__%2F%2F*%5B%40attr_id%3D%27bgbl119s0646.pdf%27%5D__1571663265124**

3. **www.fertiprotekt.com**

4. **www.kinderkrebsstiftung.de**

5. **www.dggg.de**

6. **www.gpoh.de**

7. **Dalle JH, Lucchini G, Balduzzi A, Ifversen M, Jahnukainen K, Macklon KT, Ahler A, Jarisch A, Ansari M, Beohou E, Bresters D, Corbacioglu S, Dalissier A, Diaz de Heredia Rubio C, Diesch T, Gibson B, Klingebiel T, Lankester A, Lawitschka A, Moffat R, Peters C, Poirot C, Saenger N, Sedlacek P, Trigoso E, Vettenranta K, Wachowiak J, Willasch A, von Wolff M, Yaniv I, Yesilipek A, Bader P.** State-of-the-art fertility preservation in children and adolescents undergoing haematopoietic stem cell transplantation: a report on the expert meeting of the Paediatric Diseases Working Party (PDWP) of the European Society for Blood and Marrow Transplantation (EBMT) in Baden, Austria, 29–30 September 2015. Bone Marrow Transplant 2017;52:1029-35.

8. **https://www.gesetze-im-internet.de/amg_1976/__20b.html**

9. **https://www.bundesaerztekammer.de/richtlinien/richtlinien/assistierte-reproduktion/**

10. **https://www.gesetze-im-internet.de/tpg/TPG.pdf**

11. **ESHRE Special Interest Group of Embryology and Alpha Scientists in Reproductive Medicine.** The Vienna consensus: report of an expert meeting of ART performance indicators. Reprod Biomec Online 2017;35:494-510.

12. **ESHRE Guideline Group on Good Practice in IVF Labs.** Revised guidelines for good practice in IVF laboratories (2015). Hum Reprod 2016;31:685-6.

13. **Beckmann MW, Lotz L, Toth B, Baston-Büst DM, Fehm T, Frambach T, Germeyer A, Goeckenjan M, Häberlin F, Henes M, Hirchenhain J, Hübner S, Korell M, Krüssel JS, Müller A, Reinsberg J, Schwab R, Seitz S, Sütterlin M, van der Ven H, van der Ven K, Winkler-Crepaz K, Wimberger P, von Wolff M, Liebenthron J, Dittrich R.** Concept paper on the technique of cryopreservation, removal and transplantation of ovarian tissue for fertility preservation. Geburtshilfe Frauenheilkd 2019;79:53-62.

14. **Liebenthron J, Montag M, Reinsberg J, Köster M, Isachenko V, van der Ven K, van der Ven H, Krüssel JS, von Wolff M.** Overnight ovarian tissue transportation for centralized cryobanking: a feasible option. Reprod Biomed Online 2019;38:740-9.

Michael von Wolff, Frank Nawroth

Der Aufbau des Buches orientiert sich am Ablauf im klinischen Alltag. Konkret müssen im klinischen Alltag bei der Vorstellung einer Patientin die folgenden Fragen diskutiert werden:

1. **Besteht überhaupt eine Indikation für eine fertilitätsprotektive Maßnahme?**

2. **Wie stelle ich die Indikation für eine fertilitätsprotektive Maßnahme?**

3. **Welche Maßnahme kann wie, mit welcher Wirksamkeit und welchen Risiken durchgeführt werden?**

Zur Beantwortung der ersten Frage dient im Wesentlichen das Kapitel 1.5, zur Beantwortung der zweiten Frage die Kapitel im zweiten Kapitel- und zur Beantwortung der dritten Frage die Kapitel im dritten Kapitelblock. Das Kapitel 1.5 gibt einen Überblick zur Indikationsstellung und stellt die erforderlichen Kriterien bei der Indikationsstellung dar (Kap. 1.5, Abb. 1).

Der zweite Kapitelblock beschäftigt sich überwiegend mit häufigen Erkrankungen. Seltenere maligne Erkrankungen werden im Kapitel 2.8 subsummiert. Die Kapitel wurden weitgehend so strukturiert, dass zunächst die Prognose der Erkrankung, dann die Wahrscheinlichkeit einer Schädigung der Gonaden durch die zu erwartende Behandlung, gefolgt von den krankheitsspezifischen Risiken einer fertilitätsprotektiven Maßnahme dargestellt wird. Sie enden mit der – ergänzt durch ein Flowchart – skizzierten praktischen Vorgehensweise. Die generellen gonadotoxischen Risiken einer Radiatio beschreibt pauschal das Kapitel 1.5. Im dritten Kapitelblock werden die etablierten oder weitgehend etablierten fertilitätsprotektiven Techniken erklärt. Soweit sinnvoll, werden jeweils die Rationale, die Effektivität und die Risiken der entsprechenden Technik dargestellt. Am Ende finden sich Angaben zur praktischen Vorgehensweise. Weniger etablierte Techniken stellt das Kapitel 3.9 kurz dar.

Im weiteren Verlauf ergibt sich bei der Betreuung des/der Patienten/Patientin ggf. noch folgende Frage:

4. Wie wird nach der fertilitätsprotektiven Maßnahme vorgegangen?

Wir haben deswegen im Kapitelblock 4 häufige und klinisch relevante Themen wie die Behandlung von Blutungen unter der Chemotherapie, die Kinderwunschtherapie nach einer fertilitätsprotektiven Maßnahme und auch das Vorgehen beim Eintritt einer prämaturen Ovarialinsuffizienz ergänzt.

5. Wie begründe ich die Kostenerstattung für eine fertilitätsprotektive Maßnahme gegenüber dem Kostenträger?

Oft muss gegenüber der Krankenkasse sowohl die Indikation als auch die Wahl der fertilitätsprotektiven Maßnahme begründet werden. Die Daten für eine solche Begründung werden in dem Buch, soweit möglich, zur Verfügung gestellt. Darum bietet es sich an, die entsprechenden Kapitel zu benennen und zu referenzieren. Ein Beispiel für eine korrekte Referenzierung (Kap. 2.1):

„Fehm et al., Mammakarzinom. In: von Wolff M & Nawroth F (Hrsg.) *Ferti*PRO-TEKT Netzwerk e. V. – Indikation und Durchführung fertilitätsprotektiver Maßnahmen bei onkologischen und nicht-onkologischen Erkrankungen. 2020. Schmidt & Klaunig, Seite 36–49."

1.5 Indikationsstellung

Michael von Wolff, Frank Nawroth

1.5.1 Grundsätzliche Überlegungen

Die Kriterien für die Durchführung einer Fertilitätsprotektion sind bei Männern und Frauen ähnlich. Da die Therapien bei Frauen jedoch meistens aufwendiger, teurer und auch mit höheren Risiken behaftet sind, soll im Folgenden die Indikationsstellung nur bei Frauen beschrieben werden. Weiterführende Informationen zur Indikation von fertilitätsprotektiven Maßnahmen bei Männern finden sich in den Kapiteln 3.8 und zu Kindern in 2.7.

Sollte sich eine Frau noch im reproduktionsfähigen Alter befinden, stellt sich zunächst die Frage, ob eine fertilitätsprotektive Therapie angeboten werden sollte oder eher nicht. Grundsätzlich sollte jede Frau das Recht haben, sich über die Möglichkeit solcher Maßnahmen zu informieren. Eine Studie des Netzwerks *Ferti*PROTEKT zeigte, dass zum einen anhand des (selbst evaluierten) physischen und psychischen Status sowie der individuellen Bedeutung der Fertilität nicht vorausgesehen werden kann, ob sich eine Frau für oder gegen eine fertilitätsprotektive Maßnahme entscheiden wird (1). Zum anderen empfanden selbst jene Frauen, die sich gegen eine fertilitätsprotektive Therapie entschieden, die Beratung als hilfreich.

Dennoch ist es nicht sinnvoll, jede Patientin für eine fertilitätsprotektive Beratung zu einem Spezialisten zu schicken, da ansonsten fertilitätsprotektive Maßnahmen auch dann ergriffen werden könnten, wenn diese aufgrund der geringen Gonadotoxizität der Behandlung gar nicht erforderlich wären. Außerdem resultieren bei einer schlechten Prognose der Patientin unrealistische Erwartungen und möglichweise unnötige Risiken bei der Durchführung solcher Therapien.

Deswegen sollten fertilitätsprotektive Maßnahmen nur dann erfolgen, wenn
1. die Prognose, d.h. die Heilungswahrscheinlichkeit, hoch ist,
2. das Risiko für eine Sterilität durch die (meist) onkologische Therapie mittelhoch bis hoch ist,
3. die fertilitätsprotektiven Maßnahmen risikoarm und effektiv sind.

Angaben zur Prognose finden sich in den Beschreibungen der Erkrankungen im zweiten Kapitelblock. Angaben zu den Risiken einer Sterilität durch die onkologische Therapie werden dort ebenso beschrieben. Diese sind stark abhängig von der Zusammensetzung und Dosierung der jeweiligen Chemotherapie.

Empfohlen wird in diesem Buch die Durchführung einer fertilitätsprotektiven Maßnahme, wenn die (meist) onkologische Therapie mit einer Wahrscheinlichkeit von > 20 % zu einer Amenorrhoe oder Azoospermie zum Zeitpunkt des erwarteten Kinderwunsches führt (entsprechend einem mittleren bis hohen Risiko). So spielt beispielsweise bei einer Chemotherapie im Alter von 18 Jahren das Amenorrhoerisiko direkt nach der Chemotherapie keine Rolle, wohl aber im Alter von 30 Jahren. Der Grenzwert von 20 % für das Amenorrhoe-/ Azoospermierisiko deckt sich mit der Kostenerstattungspolitik in der Schweiz. Fertilitätsprotektive Maßnahmen werden in der Schweiz bei einem Amenorrhoe-/Azoospermierisiko von > 20 % übernommen.

Die spezifischen Risiken einer Radiatio sind in Tabelle 1 dargestellt.

Effekte	Strahlendosis
Frauen: keine relevanten Effekte	0,6 Gy
Frauen: keine relevanten Effekte mit < 40 Jahren	1,5 Gy
Frauen: Risiko einer Ovarialinsuffizienz: ca. 60 % mit 15–40 Jahren	2,5–5 Gy
Frauen: sterilisierende Dosis mit 0 Jahren	20 Gy
Frauen: sterilisierende Dosis mit 10 Jahren	18 Gy
Frauen: sterilisierende Dosis mit 20 Jahren	16 Gy
Frauen: sterilisierende Dosis mit 30 Jahren	14 Gy
Frauen: sterilisierende Dosis mit 40 Jahren	7 Gy
Frauen: Reduktion des Follikelpools um ca. 50 %	2 Gy
Männer: lang andauernde Azoospermie möglich	≥ 2 Gy total

Effekte	Strahlendosis
Männer: permanente Azoospermie möglich	≥ 4 Gy total
Männer: permanente Azoospermie möglich	≥ 1,2 Gy fraktioniert

Tab. 1
Effekt unterschiedlicher Strahlendosen auf die Gonaden (2, 3)

Bei der Indikationsstellung sind auch die sogenannten Edinburgh-Kriterien hilfreich (Tab. 2). Wallace et al. (4) konnten nachweisen, dass bei Einhaltung dieser Kriterien eine Kryokonservierung von Ovargewebe nur dann erfolgte, wenn diese für die Patientin als „nützlich" eingeschätzt wurde. Als „nützlich" wurde u. a. ein Risiko für eine prämature Ovarialinsuffizienz (POI) von > 50 % angesehen.

Die Mädchen und Frauen, denen eine Kryokonservierung von Ovargewebe angeboten wurde, überlebten fast alle die Erkrankung und hatten eine 35 %ige Wahrscheinlichkeit für eine prämature Ovarialinsuffizienz. Die Überlebensrate erreichte im Vergleich dazu nur 1 %, wenn nach den Edinburgh-Kriterien eine solche Maßnahme nicht angeboten worden war.

Edinburgh-Selektionskriterien für die Kryokonservierung von Ovargewebe bei Mädchen und jungen Frauen (4)

- Alter < 35 Jahre

- keine vorherige Chemotherapie, falls ≥ 15 Jahre bei der Erstdiagnose

- leichte, nicht gonadotoxische Chemotherapien akzeptabel, falls diese im Alter von < 15 Jahren erfolgte

- realistische Chance für ein 5-Jahres-Überleben

- hohes Risiko für eine prämature Ovarialinsuffizienz (> 50 %)

- keine Schwangerschaft und keine eigenen Kinder

Tab. 2

Die Art der zu wählenden fertilitätsprotektiven Therapie richtet sich nach vielen Kriterien wie der Prognose, dem Alter der Patientin, dem verfügbaren Zeitfenster, den Risiken der fertilitätsprotektiven Maßnahme und letztlich auch nach den Kosten, der Ausstattung der beratenden Zentren und den politischen Gegebenheiten. Aufgrund der vielen Faktoren muss eine Entscheidung über die Art der Therapie immer individuell erfolgen. Die 2018 im Netzwerk *Ferti*PROTEKT durchgeführten und registrierten fertilitätsprotektiven Interventionen bei Frauen werden in Abhängigkeit vom Alter in Abb. 1 dargestellt.

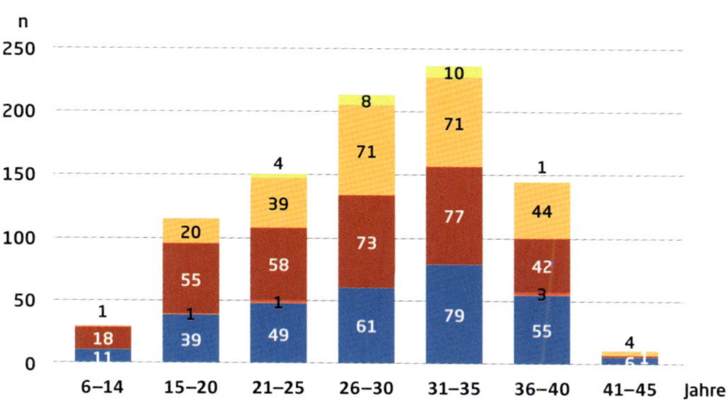

Abb. 1

Im Jahre 2018 durchgeführte Interventionen bei Frauen im Netzwerk *Ferti*PROTEKT in Abhängigkeit vom Alter

1.5.2 Praktische Vorgehensweise

Aus den oben dargestellten Ausführungen ergeben sich in logischer Abfolge folgende Fragen für die Indikationsstellung und Durchführung einer fertilitätsprotektiven Therapie. Die genannten Kriterien müssen selbstverständlich an die jeweiligen Umstände angepasst werden. Deswegen verzichten wir auch bewusst auf eine Quantifizierung der einzelnen Punkte, z. B. bei exakt welchem Risiko für langfristige Sterilität eine fertilitätsprotektive Maßnahme eingeleitet werden sollte, da die Relevanz einer fertilitätsprotektiven Maßnahme individuell sehr unterschiedlich ist.

1. Erlaubt das Alter der Patientin noch die Durchführung fertilitätsprotektiver Therapien? Falls „Ja", d. h. falls die Patientin ca. ≤ 40 Jahre alt ist (bei Männern gibt es eher keine Altersbegrenzung), s. Punkt 2.

2. Ist die Prognose der Erkrankung hinreichend gut für die Durchführung fertilitätsprotektiver Maßnahmen (meist im Unterkapitel 1 der Kapitel im zweiten Kapitelblock beschrieben)? Falls „Ja", s. Punkt 3.

3. Ist eine spätere Schwangerschaft mit der Grunderkrankung und der Therapie vereinbar? Falls „Ja", s. Punkt 4.

4. Geht die erwartete (meist) onkologische Therapie mit einem relevanten Risiko für eine langfristige Sterilität einher (in diesem Buch definiert als Amenorrhoe-/Azoospermierisiko > 20 % bzw. als mittleres oder hohes Amenorrhoe-/Azoospermierisiko) (meist im Unterkapitel 2 der Kapitel im zweiten Kapitelblock beschrieben)? Falls „Ja", s. Punkt 5.

5. Ist die Durchführung einer fertilitätsprotektiven Therapie bei der vorliegenden Grunderkrankung risikoarm möglich (meist im Unterkapitel 3 der
Kapitel im zweiten Kapitelblock beschrieben)? Falls ja, d.h. falls die Gesundheit der Patientin und die Effektivität der onkologischen Therapie
durch die Maßnahmen nicht gefährdet werden, s. Punkt 6.

6. Ist das Zeitfenster für die Durchführung einer fertilitätsprotektiven
Therapie ausreichend? Falls ja, d.h. falls ½ – ca. 2 Wochen (je nach fertili-
tätsprotektiver Maßnahme) bis zur Einleitung der (meist) onkologischen
Therapie gegeben sind, s. Punkt 7.

7. Welche Maßnahme(n) soll/sollte am sinnvollsten angeboten/durchgeführt
werden (s. dritten Kapitelblock)?

Die Fragen 1–6 beantworten oft bereits die behandelnden Onkologen. Im
Einzelfall werden sie aber auch von den Reproduktionsmedizinern vor der
Vorstellung der Patientin thematisiert. Sollten die Fragen tendenziell mit „Ja"
beantwortet werden, obliegt es den Reproduktionsmedizinern, die Frage 7
mit der Patientin zu diskutieren und geeignete Maßnahmen einzuleiten. Das
Flowchart (Abb. 2) stellt die Vorgehensweise graphisch dar.

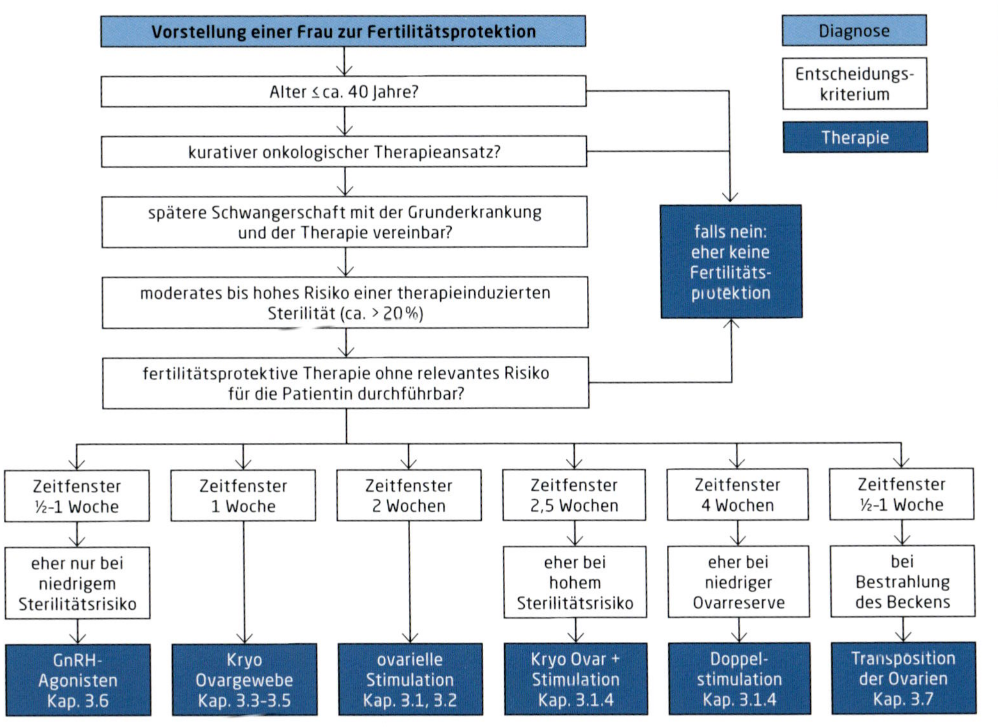

Abb. 2

Orientierende Vorgehensweise bei der Indikationsstellung für fertilitätsprotektive Maßnahmen bei Frauen

Referenzen

1. **von Wolff M, Giesecke D, Germeyer A, Lawrenz B, Henes M, Nawroth F, Friebel S, Rohde A, Giesecke P, Denschlag D.** Characteristics and attitudes of women in relation to chosen fertility preservation techniques – a prospective, multicenter questionnaire-based study. Eur J Obstet Gynecol 2016;201:12-7.

2. **Wallace WH, Thomson AB, Kelsey TW.** The radiosensitivity of the human oocyte. Hum Reprod 2003;18:117-21.

3. **Irtan S, Orbach D, Helfre S, Sarnacki S.** Ovarian transposition in prepubescent and adolescent girls with cancer. Lancet Oncol 2013;14:601-8.

4. **Wallace WH, Smith AG, Kelsey TW, Edgar AE, Anderson RA.** Fertility preservation for girls and young women with cancer: population-based validation of criteria for ovarian tissue cryopreservation. Lancet Oncol 2014;15:1129-36.

2 Fertilitätsprotektion – Erkrankungen

2.1 Mammakarzinom

Patrizia Sager, Michael von Wolff, Tanja Fehm

2.1.1 Stadiumabhängige Prognose

Das Mammakarzinom ist die häufigste Krebserkrankung der Frauen weltweit. In der westlichen Welt liegt der Anteil der erkrankten Frauen unter 40 Jahren bei ca. 4–5 %. Dies entspricht ca. 3700 Frauen pro Jahr in Deutschland und ca. 280 pro Jahr in der Schweiz und Österreich. Ca. 40 % aller bei *Ferti*PROTEKT beratenen Patientinnen sind an einem Mammakarzinom erkrankt (1).

Die 10-Jahres-Überlebensrate aller Frauen und Stadien beträgt 86 %. Frauen unter 35 Jahren haben sowohl bezüglich des Gesamtüberlebens als auch der Entwicklung eines Rezidivs eine deutlich schlechtere Prognose (Tab. 1).

	Niedrigeres Alter in Jahren (n)	Höheres Alter in Jahren (n)	Outcome-Kriterium	Einfluss des niedrigeren Alters auf das Outcome (multivariate Analyse)	
				Hazard Ratio	95 % Konfidenzintervall
Gnerlich et al. 2009 (3)	< 40 (15 548)	≥ 40 (227 464)	Überleben, Mammakarzinomspezifisch	1,39	1,34–1,45
Fredholm et al. 2009 (4)	< 35 (378)	50–69 (13 486)	Überleben, Mammakarzinomspezifisch	1,76	1,36–2,28

	Niedrigeres Alter in Jahren (n)	Höheres Alter in Jahren (n)	Outcome-Kriterium	Einfluss des niedrigeren Alters auf das Outcome (multivariate Analyse)	
				Hazard-Ratio	95% Konfidenz-intervall
Han et al. 2010 (5)	< 35 (1443)	40–50 (6335)	Überleben, overall	30–34 J.: 1,43 26–29 J.: 1,97	1,18–1,74 1,48–2,62
Azim et al. 2012 (6)	≤ 40 (339)	> 40 (2562)	Überleben, rezidivfrei	1,34	1,10–1,63

Tab. 1
Outcome in Abhängigkeit vom Alter (modifiziert nach [2])

Auch Han et al. (5) untersuchten das Outcome in Abhängigkeit vom Alter der Frau. Sie zeigten in einer Analyse von 9885 Frauen ≤ 50 Jahren mit einem Mammakarzinom, dass im Alter von < 35 Jahren das Gesamtüberleben deutlich abnimmt. Die Überlebensrate sank bei Frauen unter 35 Jahren rechnerisch um 5 % pro niedrigeres Lebensjahr (berechnet bis zum Alter von ca. 25 Jahren).

Das Outcome hängt auch wesentlich vom Tumorstadium ab. In einer Studie wurde anhand eines amerikanischen Registers die Mortalität in Abhängigkeit vom Tumorstadium bei 243 012 Frauen < 40 Jahren analysiert, die 1998 bis 2003 erkrankten (Tab. 2).

Stadium	Anzahl (n)	Noch lebend (%)	In Folge des Mamma-karzinoms verstorben (%)	In Folge anderer Ursachen verstorben (%)	Definition der Tumorstadien (gemäss der Internationalen Vereinigung gegen Krebs, UICC)
in situ	1806	98,2	0,6	1,2	Tis, N0, M0
I	4028	92,1	6,8	1,1	T1, N0, M0
II	7016	77,4	20,3	2,3	T0, T1, N1, M0 T2, N0, M0 T2, N1, M0 T3, N0, M0
III	1292	53,1	43,7	3,3	T0–T2, N2, M0 T3, N1,N2, M0 T4, N0–N2, M0 jedes T, N3, Mo
IV	551	27,4	66,4	6,2	jedes T, jedes N, M1
ohne Stadium	855	72,7	23,3	4,0	
Total	15 548	79,6	18,3	2,2	

Tab. 2
Überlebensrate in Abhängigkeit vom Tumorstadium und Definition der Tumorstadien (modifiziert nach [3])

Die Prognose der Patientin hängt außerdem vom intrinsischen Subtyp ab. So erkranken junge Frauen häufiger an einem triple-negativen Mammakarzinom (= keine therapierelevante Expression des Östrogen- und Progesteron-Rezeptors sowie des Wachstumsfaktor-Rezeptors 2=HER2), das einen aggressiveren Verlauf als bei einer nachgewiesenen Expression der genannten Faktoren zeigt. Außerdem ist die Prognose des sogenannten Luminal B-Typs (Klassifikation anhand des Genexpressionsprofils) und des HER2-Typs bei jüngeren Patientinnen schlechter als bei älteren (Abb. 1).

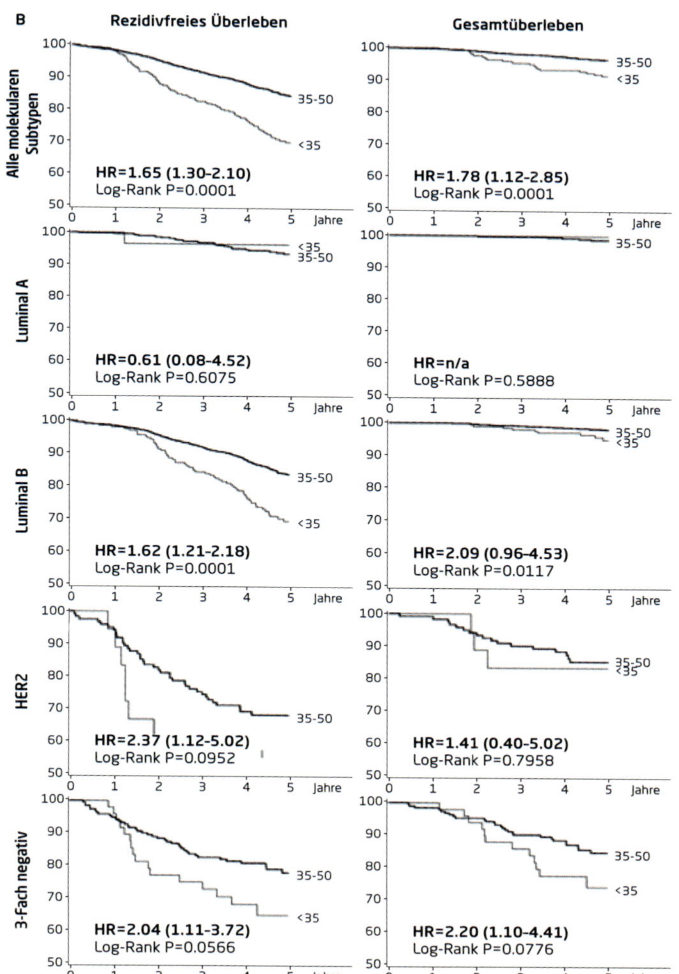

Abb. 1

Rezidivfreies und Gesamtüberleben bei 2970 prämenopausalen Frauen < 35 Jahre mit einem operablen Mammakarzinom der Tumorstadien pT1–3, pN0–3 und M0 (modifiziert nach [7])

2.1.2 Gonadotoxizität der Therapien

Die zytotoxisch induzierte Amenorrhoe bei Patientinnen nach adjuvanter systemischer Therapie ist wesentlich abhängig vom Alter der Patientin und dem Chemotherapie-Regime (Abb. 2).

Insbesondere hat Cyclophosphamid einen negativen Effekt auf die Ovarreserve. Daher gehen cyclophosphamidhaltige Chemotherapien bei Frauen im Alter ≥ 31 Jahre mit einem Amenorrhoerisiko von mindestens 20 % einher (Tab. 3).

Chemotherapie*	Alter < 30 J.	Alter 31–35 J.	Alter 36–40 J.	Alter > 40 J.
CMF	4–19 %	30–40 %	50 %	80–100 %
A-enthaltend	0 %	33 %		96–100 %
AC-T ± H	9–20 %	19–47 %	21–61 %	keine Daten
M, F, Tamoxifen		sehr niedriges Risiko		
Monoklonale Antikörper		Risiko unbekannt		

* C = Cyclophosphamid, M = Methotrexat, F = 5-Fluorouracil, A = Doxorubicin, T = Paclitaxel, H = Trastuzumab

Tab. 3
Amenorrhoerate bei verschiedenen Chemotherapien in Abhängigkeit vom Alter der Frau (modifiziert nach [9])

Bei der Entscheidung zur Durchführung einer fertilitätsprotektiven Maßnahme ist zu beachten, dass das Risiko für eine prämature Ovarialinsuffizienz (POI) bei einem Mammakarzinom mitunter nicht sehr hoch ist, aber – insbesondere beim östrogensensitiven Mammakarzinom – oft eine längere endokrine Therapie angeschlossen wird. Währenddessen kann sich die Ovarreserve der Patientin weiter reduzieren und das Alter soweit ansteigen, dass eine Spontan-Schwangerschaft nicht mehr möglich ist. Deswegen sollte auch bei einem geringeren POI-Risiko ggf. eine fertilitätsprotektive Maßnahme erwogen werden. Dies gilt insbesondere, wenn die Frau zum erwarteten Zeitpunkt der

Schwangerschaft > 40 Jahre alt ist, da in diesem Alter auch die Oozytenqualität (steigende Aneuploidie-Rate mit dem Alter) deutlich sinkt.

2.1.3 Wahrscheinlichkeit der ovariellen Metastasierung

Die Datenlage bezüglich der Wahrscheinlichkeit einer ovariellen Metastasierung beim sporadisch aufgetretenen Mammakarzinom ist nicht sehr umfangreich. Bei 5 von 20 Frauen (25 %), bei denen 1987–1993 eine bilaterale Ovarektomie als Therapie eines metastasierten Mammakarzinoms erfolgte, fanden sich ovarielle Metastasen (10). Besonders hoch ist das Risiko beim infiltrierenden lobulären Karzinom, bei dem in 5 von 14 an einem Mammakarzinom verstorbenen und autopsierten Frauen ovarielle Metastasen – im Vergleich zu 2 von 75 (2,6 %) Frauen mit einem infiltrierenden duktalen Karzinom – gefunden wurden (11). Diese Daten zeigen, dass bei einem höhergradigen Mammakarzinom-Stadium ein relevantes Risiko für ovarielle Metastasen besteht. Darum wurden Mammakarzinome im Stadium IV, d. h. beim Vorliegen von Metastasen, als Erkrankungen mit einem erhöhten Risiko für eine ovarielle Metastasierung eingestuft (Kap. 3.3, Tab. 2) und eine Kryokonservierung von Ovargewebe sollte dann nicht erfolgen.

In mehreren Studien wurde versucht, in kryokonserviertem Ovargewebe mikroskopisch und immunhistochemisch Mammakarzinom-Metastasen nachzuweisen. Überwiegend analysierten diese Studien nur ein kleines Stück des konservierten Gewebes.

Studie	Anzahl an Patientinnen (n)	Stadium der Erkrankung	Metastasen gefunden
Sanchez-Serrano et al. 2009 (12)	63	I: n=16 II: n=41 IIIa: n=6	nein
Rosendahl et al. 2011 (13)	51	II/III: n=44	nein
Hoekmann et al. 2015 (14)	23	I: n=6 II A/B: n=15 IIIA: n=2	nein

Tab. 4
Studien zur Untersuchung einer ovariellen Metastasierung von kryokonservierten Ovargewebeproben mit Mammakarzinom-Zellen

In keiner der Studien konnten Mammakarzinom-Metastasen festgestellt werden (Tab. 4).

Zusammenfassend bedeutet dies, dass in einem N0-Stadium das Risiko für ovarielle Metastasen gering ist. Bei einem positiven Lymphknotenbefall ohne eine nachgewiesene periphere Metastasierung (Stadium II und III) ist eine ovarielle Metastasierung ebenfalls unwahrscheinlich. Allerdings ist die Datenlage hier begrenzt. Grundsätzlich sollte vor einer Transplantation des Gewebes die histologische Untersuchung einer Gewebeprobe durchgeführt werden. Bei einer peripheren Metastasierung, d.h. im Stadium IV, sollte eine Kryokonservierung von Ovargewebe eher nicht erfolgen, zumal dann die Prognose der Patientin oft zu schlecht ist, um das Risiko einer Laparoskopie zu vertreten.

Hinsichtlich des Risikos, dass sich aus dem transplantierten Ovargewebe später ein Ovarialkarzinom entwickeln könnte, ist folgendes festzuhalten: Frauen mit einer Mutation im BRCA1- oder BRCA2-Gen haben ein Lebenszeitrisiko zur Entwicklung eines Ovarialkarzinoms von 15–56 % (15). Bei der Durchführung einer prophylaktischen Adnexektomie wurde bei 6 % der BRCA1- und 2 % der BRCA2-Trägerinnen ein okkultes Ovarialkarzinom gefunden (16).

Diese Daten bedeuten, dass die Kryokonservierung und Transplantation von Ovargewebe nach einer entsprechenden Risikoaufklärung bei einer BRCA-Mutation durchgeführt werden kann, dass aber das Gewebe später wieder entfernt werden sollte.

2.1.4 Effektivität und Risiken einer Fertilitätsprotektion

Effektivität

Bei Frauen mit einem Mammakarzinom ist die Ovarreserve in der Regel nicht beeinträchtigt. Somit ist die Effektivität der fertilitätsprotektiven Maßnahmen sowie die Anzahl der Oozyten bei einer ovariellen Stimulation nicht eingeschränkt (17) und nur vom Alter bzw. der individuellen Ovarreserve abhängig. Die Effektivität entspricht somit den Angaben in den Kapiteln 3.1 bis 3.5.

Eine Ausnahme scheinen allerdings Frauen mit einer BRCA-Mutation zu sein. Die überwiegende Anzahl der bisher durchgeführten Studien zeigte eine geringere Anzahl von Oozyten bei einer ovariellen Stimulation von Mutationsträgerinnen. Nach Derks-Smeets et al. (18) bzw. Turan et al. (19) beträgt die durchschnittliche Anzahl an Oozyten bei Mutationsträgerinnen 9,0 bzw. 7,4 und bei Nicht-Mutationsträgerinnen 10,0 bzw. 10,6. Derks-Smeets et al. (18) beschrieben diesen Effekt als bei BRCA1-Mutationsträgern besonders ausgeprägt. Die Ursache dürfte auf einer geringeren Ovarreserve beruhen. Son et al. (20) fanden bei Mutationsträgerinnen eine um 32 % niedrigere AMH-Konzentration. Ob dies auch zu einer geringeren Effektivität bei der Kryokonservierung und Transplantation von Ovargewebe führt, ist bisher nicht bekannt.

Risiko durch eine Verschiebung der zytotoxischen Therapie:

Dieses Risiko besteht beim Mammakarzinom in der Regel nicht, da das Zeitfenster von der Diagnose bis zum Beginn der zytotoxischen Therapie für die Durchführung einer fertilitätsprotektiven Maßnahme meist ausreichend groß ist. Somit können aus zeitlicher Sicht meistens alle im Kapitel 3.1–3.5 genannten Maßnahmen durchgeführt werden. Auch Doppelstimulationen (Kap. 3.1.4) sind möglich, wenn die Patientin direkt bei der Diagnosestellung in einem reproduktionsmedizinischen Zentrum vorgestellt wird.

Risiko durch die ovarielle Stimulation:

Theoretisch besteht das Risiko, dass durch eine hochdosierte Gonadotropinstimulation zur Gewinnung von Oozyten (Kap. 3.1) hormonrezeptorpositive
Tumorzellen proliferieren könnten. Weder für noch gegen einen solchen Effekt
gibt es bisher Beweise. Allerdings ist es aus folgenden Gründen sehr unwahrscheinlich, dass die Gonadotropinstimulation einen Effekt auf die Prognose
der Patientin hat:

1. Bei einer Gonadotropinstimulation können zusätzlich Aromatasehemmer
   verabreicht werden (Kap. 3.1.4), welche die Östrogenkonzentration im
   Serum etwa halbieren.
2. Die Östrogenkonzentrationen steigen nur über eine Woche auf
   supraphysiologische Konzentrationen an.
3. Nach der Diagnosestellung dürfen seitens der Onkologen mehrere
   Wochen bis zum Beginn der Chemotherapie bei einem weiterhin
   intakten Menstruationszyklus mit einer Östrogenproduktion vergehen.

Wenngleich das Risiko für eine Prognoseverschlechterung durch eine Stimulation gering sein dürfte, sollten bei einem hormonrezeptorpositiven Karzinom
auch immer alternative fertilitätsprotektive Maßnahmen wie die Kryokonservierung von Ovargewebe erwogen werden.

Risiken und Nutzen von GnRH-Agonisten (GnRHa):

Lange Zeit wurde die Gabe von GnRHa als kritisch angesehen. Die Daten der
SOFT- und TEXT-Studie (21, 22) haben gezeigt, dass die Gabe der GnRHa zur
Chemotherapie oder endokrinen Therapie keinen Unterschied zur Prognose
der Patientinnen zeigte. Es wird mittlerweile die verlängerte GnRHa-Anwendung zur adjuvanten antihormonellen Therapie bei prämenopausalen Patientinnen in den aktuellen Guidelines empfohlen.

Mehrere randomisierte Studien haben inzwischen auch den fertilitätsprotektiven Nutzen der GnRHa aufgezeigt (23–27). Die Reduktion der Amenor-
rhoe- und die Erhöhung der Schwangerschaftsraten wurden in Metaanalysen
bestätigt (Kap. 3.6, Abb. 1,2).

Aufgrund dessen wurde die Gabe von GnRHa während der Chemotherapie
inzwischen u.a. von den Deutschen Onkologen (Arbeitsgemeinschaft Gynäkologische Onkologie, AGO, der Deutschen Gesellschaft für Gynäkologie und
Geburtshilfe, DGGG; Guidelines der European Society for Medical Oncology,
ESMO) als Option zur Fertilitätsprotektion akzeptiert.

Somit können GnRHa auch bei einem hormonrezeptorpositiven Mammakarzinom als fertilitätsprotektive Maßnahme angeboten werden.

In Betracht gezogen werden sollte, dass GnRHa auch bei prämenopausalen
Patientinnen – unabhängig von einem prospektiven Kinderwunsch – vorteil-
haft sein könnten. Durch die geringere Wahrscheinlichkeit für eine POI ist das
Risiko für klimakterische Beschwerden vermindert. Zu beachten ist, dass eine
Hormonersatztherapie bei Frauen mit einem Mammakarzinom kontraindiziert
ist (Kap. 4.2).

2.1.5 Praktische Vorgehensweise

Grundsätzlich sollten die Patientinnen möglichst früh in einem reproduktionsmedizinischen Zentrum vorgestellt werden, um ein großes Zeitfenster für die
Durchführung der fertilitätsprotektiven Maßnahmen zu haben. Eine Vorstellung kann auch bereits vor dem Abschluss des Stagings erfolgen.

In Abb. 2 wird orientierend die Vorgehensweise zur Durchführung fertilitätsprotektiver Maßnahmen bei einem Mammakarzinom dargestellt.

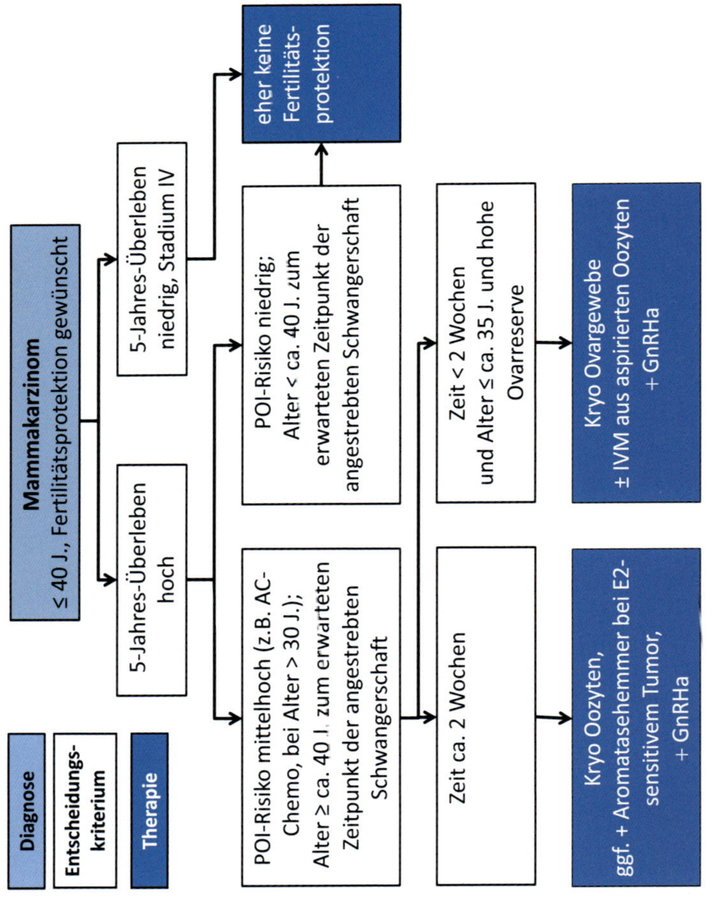

Abb. 2
Orientierende Vorgehensweise zur Durchführung fertilitätsprotektiver Maßnahmen bei einem Mammakarzinom

Referenzen

1. **von Wolff M, Dittrich R, Liebenthron J, Nawroth F, Schüring AN, Bruckner T, Germeyer A.** Fertility-preservation counselling and treatment for medical reasons: data from a multinational network of over 5000 women. Reprod Biomed Online 2015;31:605-12.

2. **Azim HA Jr, Partridge AH.** Biology of breast cancer in young women. Breast Cancer Res 2014;4:427.

3. **Gnerlich JL, Deshpande AD, Jeffe DB, Sweet A, White N, Margenthaler JA.** Elevated breast cancer mortality in women younger than age 40 years compared with older women is attributed to poorer survival in early-stage disease. J Am Coll Surg 2009;208:341-7.

4. **Fredholm H, Eaker S, Frisell J, Holmberg L, Fredriksson I, Lindman H.** Breast cancer in young women: poor survival despite intensive treatment. PLoS One 2009;4:e7695.

5. **Han W, Kang SY. Korean Breast Cancer Society.** Relationship between age at diagnosis and outcome of premenopausal breast cancer: age less than 35 years is a reasonable cut-off for defining young age-onset breast cancer. Clin Breast Cancer Res Treat 2010;119:193-200.

6. **Azim HA Jr, Michiels S, Bedard PL, Singhal SK, Criscitiello C, Ignatiadis M, Haibe-Kains B, Piccart MJ, Sotiriou C, Loi S.** Elucidating prognosis and biology of breast cancer arising in young women using gene expression profiling. Clin Cancer Res 2012;18:1341-51.

7. **Cancello G, Maisonneuve P, Rotmensz N, Viale G, Mastropasqua MG, Pruneri G, Veronesi P, Torrisi R, Montagna E, Luini A, Intra M, Gentilini O, Ghisini R, Goldhirsch A, Colleoni M.** Prognosis and adjuvant treatment effects in selected breast cancer subtypes of very young women (< 35 years) with operable breast cancer. Ann Oncol 2010;21:1974-81.

8. **Goldhirsch A, Gelber RD, Castiglione M.** The magnitude of endocrine effects of adjuvant chemotherapy for premeno- pausal breast cancer patients: the International Breast Cancer Study Group. Ann Oncol 1990;1:183-8.

9. **Waks AG, Partridge AH.** Fertility preservation in patients with breast cancer: necessity, methods, and safety. J Natl Compr Canc Netw 2016;14:355-63.

10. **Curtin JP, Barakat RR, Hoskins WJ.** Ovarian disease in women with breast cancer. Obstet Gynecol 1994;84:449-52.

11. **Harris M, Howell A, Chrissohou M, Swindell RI, Hudson M, Sellwood RA.** A comparison of the metastatic pattern of infiltrating lobular carcinoma and infiltrating duct carcinoma of the breast. Br J Cancer 1984;50:23-30.

12. **Sánchez-Serrano M, Novella-Maestre E, Roselló-Sastre E, Camarasa N, Teruel J, Pellicer A.** Malignant cells are not found in ovarian cortex from breast cancer patients undergoing ovarian cortex cryopreservation. Hum Reprod 2009;24:2238-43.

13. **Rosendahl M, Timmermans Wielenga V, Nedergaard L, Kristensen SG, Ernst E, Rasmussen PE, Anderson M, Schmidt KT, Andersen CY.** Cryopreservation of ovarian tissue for fertility preservation: no evidence of malignant cell contamination in ovarian tissue from patients with breast cancer. Fertil Steril 2011;95:2158-61.

14. **Hoekman EJ, Smit VT, Fleming TP, Louwe LA, Fleuren GJ, Hilders CG.** Searching for metastases in ovarian tissue before autotransplantation: a tailor-made approach. Fertil Steril 2015;103:469-77.

15. **Bougie O, Weberpals JI.** Clinical considerations of BRCA1- and BRCA2-mutation carriers: a review. Int J Surg Oncol 2011;2011:374012.

16. **Finch A, Shaw P, Rosen B, Murphy J, Narod SA, Colgan TJ.** Clinical and pathologic findings of prophylactic salpingo-oophorectomies in 159 BRCA1 and BRCA2 carriers. Gynecol Oncol 2006;100:58–64.

17. **von Wolff M, Bruckner T, Strowitzki T, Germeyer A.** Fertility preservation: ovarian response to freeze oocytes is not affected by different malignant diseases – an analysis of 992 stimulations. J Assist Reprod Genet 2018;35:1713-9.

18. **Derks-Smeets IAP, van Tilborg TC, van Montfoort A, Smits L, Torrance HL, Meijer-Hoogeveen M, Broekmans F, Dreesen JCFM, Paulussen ADC, Tjan-Heijnen VCG, Homminga I, van den Berg MMJ, Ausems MGEM, de Rycke M, de Die-Smulders CEM, Verpoest W, van Golde R.** BRCA1 mutation carriers have a lower number of mature oocytes after ovarian stimulation for IVF/PGD J Assist Reprod Genet 2017;34:1475-82.

19. **Turan V, Bedoschi G, Emirdar V, Moy F, Oktay K.** Ovarian stimulation in patients with cancer: impact of letrozole and BRCA mutations on fertility preservation cycle outcomes. Reprod Sci 2018;25:26-32.

20. **Son KA, Lee DY, Choi D.** BRCA1 mutation carriers have a lower number of mature oocytes after ovarian stimulation for IVF/PGD. Association of BRCA mutations and anti-müllerian hormone level in young breast cancer patients. Front Endocrinol (Lausanne) 2019;10:235.

21. **Regan MM, Walley BA, Francis PA, Fleming GF, Láng I, Gómez HL, Colleoni M, Tondini C, Pinotti G, Salim M, Spazzapan S, Parmar V, Ruhstaller T Abdi EA, Gelber RD, Coates AS, Goldhirsch A, Pagani O.** Concurrent and sequential initiation of ovarian function suppression with chemotherapy in premenopausal women with endocrine-responsive early breast cancer: an exploratory analysis of TEXT and SOFT. Ann Oncol 2017;28:2225-32.

22. **Bernhard J, Luo W, Ribi K, Colleoni M, Burstein HJ, Tondini C, Pinotti G, Spazzapan S, Ruhstaller T, Puglisi F, Pavesi L, Parmar V, Regan MM, Pagani O, Fleming GF, Francis PA, Price KN, Coates AS, Gelber RD, Goldhirsch A, Walley BA.** Patient-reported outcomes with adjuvant exemestane versus tamoxifen in premenopausal women with early breast cancer undergoing ovarian suppression (TEXT and SOFT): a combined analysis of two phase 3 randomised trials. Lancet Oncol 2015;16:848-58.

23. **Moore HC, Unger JM, Phillips KA, Boyle F, Hitre E, Porter D, Francis PA, Goldstein LJ, Gomez HL, Vallejos CS, Partridge AH, Dakhil SR, Garcia AA, Gralow J, Lombard JM, Forbes JF, Martino S, Barlow WE, Fabian CJ, Minasian L, Meyskens FL Jr, Gelber RD, Hortobagyi GN, Albain KS; POEMS/S0230 Investigators.** Goserelin for ovarian protection during breast-cancer adjuvant chemotherapy. N Engl J Med 2015;372:923-32.

24. **Moore HCF, Unger JM, Phillips KA, Boyle F, Hitre E, Moseley A, Porter DJ, Francis PA, Goldstein LJ, Gomez HL, Vallejos CS, Partridge AH, Dakhil SR, Garcia AA, Gralow JR, Lombard JM, Forbes JF, Martino S, Barlow WE, Fabian CJ, Minasian LM, Meyskens FL, Gelber RD, Hortobagyi GN, Albain KS.** Final analysis of the Prevention of Early Menopause Study (POEMS)/SWOG Intergroup S0230. J Natl Cancer Inst 2019;111:210-3.

25. **Paluch-Shimon S, Pagani O, Partridge AH, Abulkhair O, Cardoso MJ, Dent RA, Gelmon K, Gentilini O, Harbeck N, Margulies A, Meirow D, Pruneri G, Senkus E, Spanic T, Sutliff M, Travado L, Peccatori F, Cardoso F.** ESO-ESMO 3rd international consensus guidelines for breast cancer in young women (BCY3). Breast 2017;35:203–17.

26. **Burstein HJ, Temin S, Anderson H, Buchholz TA, Davidson NE, Gelmon KE, Giordano SH, Hudis CA, Rowden D, Solky AJ, Stearns V, Winer EP, Griggs JJ.** Adjuvant endocrine therapy for women with hormone receptor-positive breast cancer: American Society of Clinical Oncology clinical practice guideline focused update. J Clin Oncol 2014;32:2255–69.

27. **Gori S, Puglisi F, Cinquini M, Pappagallo G, Frassoldati A, Biganzoli L, Cortesi L, Fiorentino A, Angiolini C, Tinterri C, De Censi A, Levaggi A, Del Mastro L.** Adjuvant endocrine therapy in premeno-pausal patients with hormone receptor-positive early breast cancer: evidence evaluation and GRADE recommendations by the Italian Association of Medical Oncology (AIOM). Eur J Cancer 2018;99:9–19.

2.2 Hodgkin-Lymphom

Carolin Bürkle, Michael von Wolff, Karolin Behringer

2.2.1 Stadienabhängige Prognose

Das Hodgkin-Lymphom tritt mit einer jährlichen Inzidenz von 2–3/100.000 weltweit auf, wobei etwas häufiger Männer im Verhältnis 3:2 betroffer sind (1). In Deutschland wurden im Jahr 2010 insgesamt 2200 Neuerkrankungen erfasst. Häufig erkranken junge Menschen. Bis zu ¾ der Patienten sind bei Diagnosestellung jünger als 60 Jahre alt (2). Für die jungen Patienten ist bei der Erstdiagnose die Familienplanung häufig noch nicht abgeschlossen oder wurde bisher noch gar nicht thematisiert. Im Netzwerk *Ferti*PROTEKT sind ca. 30 % der beratenen Frauen an einem Lymphom, überwiegend einem Hodgkin-Lymphom, erkrankt (3).

In den letzten Jahrzehnten hat sich das Hodgkin-Lymphom von einer unheilbaren Erkrankung zu einer der am besten behandelbaren onkologischen Erkrankungen im Erwachsenenalter mit überragenden 5-Jahres-Überlebensraten (s. Tab. 1 und 2) entwickelt.

	Alter bei der Erstdiagnose (Jahre)	5-Jahres-(relative) Überlebensrate (95-%-Konfidenzintervall)	15-Jahres-(relative) Überlebensrate (95-%-Konfidenzintervall)
Glimelius et al. 2015 (4)	18–29	96 % (95–98 %)	94 % (91–95 %)
	30–39	95 % (93–97 %)	91 % (87–94 %)
	40–49	93 % (90–96 %)	87 % (81–91 %)
Pulte et al. 2014 (5)	15–29	97,9 %	
	30–39	95,8 %	
	40–59	88,3 %	

Tab. 1
Überlebensraten von Frauen und Männern in Abhängigkeit vom Alter

In einer großen retrospektiven Studie von Glimelius et al. (4) wurde das Outcome von insgesamt 1947 schwedischen Hodgkin-Lymphom-Patienten, die im Zeitraum von 1992–2009 diagnostiziert wurden und bei Diagnosestellung zwischen 15 und 59 Jahren alt waren, erfasst. Die Altersverteilung im Patientenkollektiv zeigte mit einem Anteil von 36,4 % in der jüngsten Altersgruppe mit 18–29 Jahren, 21,2 % bei den 30–39-Jährigen und 14,2 % bei den 40–49-Jährigen, die zu erwartende Altersverteilung mit einem großen Anteil junger Patienten. Das Outcome in Bezug auf das Alter wird u. a. mit der 5- und 15-Jahres-(Relative)-Überlebensrate dargestellt und zeigt ein deutliches altersabhängiges Outcome der Patienten. In der jüngsten betrachteten Altersgruppe von 18–29 Jahren beträgt die 15-Jahres-Überlebensrate 94 %, in der Altersgruppe der 40–49-Jährigen 87 %.

Zu diesem Ergebnis kommt auch eine Auswertung von Pulte et al. (5), in der das relative 5-Jahres-Überleben von insgesamt 5300 Patienten, die von 1997 bis 2006 in Deutschland an einem Hodgkin-Lymphom erkrankten, aufgearbeitet wird. Auch hier zeigte sich eine Abnahme der 5-Jahres-Überlebensrate mit zunehmendem Alter.

Einschränkend ist zu erwähnen, dass es große Therapiefortschritte im betrachteten Zeitraum von 18 bzw. 10 Jahren gab und das Patientenkollektiv mit verschiedenen Bestrahlungs- und Chemotherapie-Regimen therapiert wurde.

Die Heilungsrate ist auch abhängig vom Stadium, dem Therapieansprechen und den Risikofaktoren (Tab. 2). Insgesamt liegt sie zwischen 80–95 %, sodass die Zahl an Langzeitüberlebenden stetig wächst (6).

	Stadium	Verabreichte Therapie	5-Jahres-FFTF (95-%-Konfidenzintervall)	5-Jahres-PFS (95-%-Konfidenzintervall)	5-Jahres-OS (95-%-Konfidenzintervall)
Behringer et al. 2015 (7)	frühes	2x ABVD	93,1 % (90,7–95,5 %)	93,5 % (91,1–95,9 %)	97,6 % (96,1–99,1 %)
von Tresckow et al. 2012 (8)	intermediäres	2x BEACOPP eskaliert plus 2x ABVD	94,8 % (93,1–96,6 %)	95,4 % (93,7–97,1 %)	97,2 % (95,8–98,6 %)
Engert et al. 2012 (9)	fortgeschrittenes	6x BEACOPP eskaliert	89,3 % (86,5–92,1 %)	90,3 % (87,6–93,0 %)	95,3 % (93,4–97,2 %)

Tab. 2
Überlebensraten bei Frauen und Männern in Abhängigkeit vom initialen Erkrankungsstadium, dargestellt mit den Outcome-Kriterien: FFTF = Freedom from treatment failure, PFS = Progression free survival und OS = Overall survival

Die Patienten werden nach erfolgtem Staging mit Hilfe der Ann-Arbor-Klassifikation (beschreibt den Befall der Lymphknotenregionen) und An- oder Abwesenheit bestimmter Risikofaktoren, in drei Risikogruppen eingeteilt:

- Die klinischen Stadien (Clinical Stage, CS) I–IIA und B ohne Risikofaktoren gelten als frühe, prognostisch günstige Stadien;

- CS IA und B und CS IIA mit ≥ einem Risikofaktor oder CS IIB mit den Risikofaktoren: beschleunigte Blutsenkungsgeschwindigkeit und/oder ≥ drei befallene Lymphknotenareale werden als intermediäre Patientengruppe geführt;

- CS II B mit den Risikofaktoren: große mediastinale Tumormasse und/oder extranodale Tumorherde sowie CS III/IV sind als fortgeschrittene Stadien klassifiziert.

Gemäß der S3-Leitlinie „Diagnostik, Therapie und Nachsorge des Hodgkin-Lymphoms bei erwachsenen Patienten" von Juni 2018, lautet die stadienadaptierte Therapieempfehlung für Patienten ≤ 60 Jahren, wie folgt (10):

- In frühen Stadien werden zwei Zyklen ABVD (Adriamycin, Bleomycin, Vinblastin, Dacarbazin) und anschließend eine Involved Field (IF)-RT mit 20 Gray verabreicht.

- In intermediären Stadien besteht das empfohlene Therapieregime aus einer Kombinationschemotherapie aus zwei Zyklen BEACOPPeskaliert (Bleomycin, Etoposid, Doxorubicin, Cyclophosphamid, Vincristin, Procarbazin, Prednisolon) und zwei Zyklen ABVD (2+2), sowie einer anschließenden IF-RT mit 30 Gray.

- In fortgeschrittenen Stadien erfolgt nach der Verabreichung von zwei Zyklen BEACOPPeskaliert ein Zwischenstaging mit PET/CT. PET-negative Patienten erhalten zwei weitere Zyklen BEACOPPeskaliert, also insgesamt vier Zyklen. PET/CT-positive Patienten erhalten vier weitere Zyklen BEACOPPeskaliert, also insgesamt sechs Zyklen. Liegt nach Abschluss der Chemotherapie weiterhin PET-positives Lymphomrestgewebe von ≥ 2,5 cm vor, erfolgt abschließend eine lokalisierte Radiotherapie mit 30 Gray.

Im Rahmen der Auswertungen der HD13-Studie der Deutschen Hodgkin Studiengruppe (GHSG) für die frühen, HD14 für die intermediären und HD15 bzw. HD18 für die fortgeschrittenen Stadien, zeigten sich mit den aktuellen Standardtherapien in allen Stadien überragende Ergebnisse im Outcome. Die erhobenen Werte beziehen sich auf eine Nachbeobachtungszeit von fünf Jahren, in denen folgende Outcome-Kriterien erfasst werden: das „Freedom from treatment failure" (FFTF), welches die Freiheit von einem Therapieversagen beschreibt, das „Progression free survival" (PFS), das die Patienten, die nach fünf Jahren progressionsfrei/rezdivfrei überlebt haben, erfasst und das 5-Jahres-Overall-survival (OS), welches das Gesamtüberleben nach fünf Jahren darstellt. Es zeigt sich ein stadienabhängiges Outcome mit einem 5-Jahres-PFS und -OS von 93,5 % und 97,6 % in den frühen Stadien vs. 90,3 % und 95,3 % in den fortgeschrittenen Stadien.

2.2.2 Gonadotoxizität der Therapien

Eine chemo- und radiotherapeutische Behandlung birgt immer das Risiko der Gonadotoxizität. Für die beim Hodgkin-Lymphom verabreichten Chemotherapie-Regime zeigt sich eine dosis- und substanzabhängige Gonadotoxizität, wobei das intensivere BEACOPPeskaliert-Regime eine höhere gonadotoxische Wirkung hat als das ABVD-Schema. Von den verabreichten Wirkstoffen spielen v. a. die Alkylantien Procarbazin und Cyclophosphamid eine entscheidende Rolle (11–13).

In zwei Studien der Deutschen Hodgkin Studiengruppe (GHSG) wurden Daten zur Fertilität nach einer Hodgkin-Lymphom-Behandlung gewonnen. Die von Behringer et al. (14) veröffentlichten Ergebnisse betrachteten 405 Patientinnen, die bei Erstdiagnose unter 40 Jahre alt waren und im Rahmen der dritten Studiengeneration (HD7-9-Studien) in den Jahren 1994 bis 1998 therapiert wurden. Die neueren Daten von Behringer et al. (15) wurden durch Nachbeobachtung von insgesamt 1323 männlichen und weiblichen Patienten aus der fünften Studiengeneration (HD13-15-Studien) gewonnen.

Frauen

Die Veröffentlichung von Behringer et al. (14) zeigte bei einer mittleren Nachbeobachtungszeit von 3,2 Jahren, dass 51,4 % der Patientinnen, die acht Zyklen BEACOPPeskaliert erhielten, unter einer Amenorrhoe litten. Am häufigsten berichteten Frauen über eine Amenorrhoe, wenn ein fortgeschrittenes Stadium vorlag, wenn das Alter bei der Erstdiagnose ≥ 30 Jahren war und wenn während der Chemotherapie keine oralen Kontrazeptiva eingenommen wurden.

Bei einer mittleren Nachbeobachtungszeit von 46 Monaten bei insgesamt 562 weiblichen Hodgkin-Lymphom-Überlebenden, die bei der Erstdiagnose < 40 Jahre alt waren, ergab sich auch in der Auswertung von Behringer et al. (15) ein deutlicher Unterschied in Bezug auf das Alter bei der Erstdiagnose (</≥ 30 Jahre) und das verabreichte Therapieregime (ABVD oder BEACOPPeskaliert) (Tab. 3 und 4).

	2x ABVD	2x ABVD plus 2x BEACOPP eskaliert	6x BEACOPP eskaliert
AMH (µg/l) (95-%-Konfidenzintervall)	2,2 (1,4–3,6)	0,9 (0,7–1,2)	0,1 (0,1–0,2)
FSH (U/l) (95-%-Konfidenzintervall)	2,4 (1,2–4,7)	4,4 (3,2–6,1)	10,6 (6,3–18,0)
regulärer Zyklus — nach Therapie	94 %	100 %	88 %
regulärer Zyklus — zum Zeitpunkt der Befragung (Ø 46 Monate nach Therapie)	88 %	95 %	81 %

Tab. 3

Hormon- und Zyklusparameter bei Frauen in Abhängigkeit vom Chemotherapie-Regime im Alter von 18–29 Jahren

	2x ABVD	2x ABVD plus 2x BEACOPP eskaliert	6x BEACOPP eskaliert
AMH (µg/l) (95-%-Konfidenzintervall)	0,7 (0,3–1,6)	0,0 (0,0–0,1)	0,0 (0,0–0,0)
FSH (U/l) (95-%-Konfidenzintervall)	7,5 (5,9–9,6)	11,8 (8,2–16,9)	23,6 (14,6–38,2)
regulärer Zyklus — nach Therapie	97 %	90 %	55 %
regulärer Zyklus — zum Zeitpunkt der Befragung (Ø 46 Monate nach Therapie)	95 %	75 %	40 %

Tab. 4

Hormon- und Zyklusparameter bei Frauen in Abhängigkeit vom Chemotherapie-Regime im Alter von 30–45 Jahren

Die gemessenen Werte für das follikelstimulierende Hormon (FSH) und das Anti-Müller-Hormon (AMH) waren bei Frauen ≥ 30 Jahren und bei Frauen nach einer Therapie mit BEACOPPeskaliert signifikant schlechter, passend zu einer Schädigung der ovariellen Reserve. Das Auftreten einer regulären Menstruation wurde von mehr als 90 % der Frauen nach einer Therapie in den frühen Stadien berichtet. Sie trat be den meisten innerhalb des ersten Jahres nach Therapie ein. Zu ähnlichen Erkenntnissen kommt auch eine aktuelle Arbeit von Weibull et al. (16). Hier konnte erfreulicherweise drei Jahre nach Diagnosestellung eine vergleichbare Geburtenrate zwischen den untersuchten 449 rezidivfreien Hodgkin-Lymphom-Erkrankten (alle Stadien) und der Normalbevölkerung gezeigt werden. Die Geburtenrate lag bei 22,5 % in der Gruppe der ehemaligen Patientinnen.

Die Daten von Behringer et al. (15) zeigten nach einer Behandlung mit sechs bis acht Zyklen BEACOPPeskaliert eine längere und stark vom Patientenalter bei Erstdiagose abhängige Zeit bis zur Erholung der Ovarialfunktion. Das Risiko für eine persistierende Amenorrhoe nach vier Jahren lag bei 25-jährigen Patientinnen bei 25 %, während es bei 30-jährigen Patientinnen bereits auf 50 % stieg.

Tab. 5 zeigt zusammenfassend die Risiken für eine Amenorrhoe nach einer mittleren Nachbeobachtungszeit von 46 Monaten nach der Chemotherapie (15) und damit das Risiko für ein POI in Abhängigkeit von der verwendeten Chemotherapie und dem Alter der Frau sowie daraus abgeleitet die Empfehlungen zur Durchführung einer fertilitätsprotektiven Maßnahme in Abb. 1.

Chemotherapie	Alter 18-29 Jahre	Alter 30-45 Jahre
2 Zyklen A(B)VD	11 %	8 %
4 Zyklen ABVD	10 %	16 %
2 Zyklen ABVD plus 2 Zyklen BEACOPPeskaliert	7 %	25 %
6 Zyklen BEACOPPeskaliert	24 %	74 %
8 Zyklen BEACOPPeskaliert	20 %	70 %

Tab. 5
Amenorrhoerate in Abhängigkeit von der Chemotherapie und dem Alter der Patientinnen (15)

Männer

Bei Männern wirkt sich eine Radiochemotherapie v. a. auf die Spermatogenese aus, die häufig auch schon vor Therapiebeginn, v. a. in den fortgeschrittenen Stadien, eingeschränkt ist (17). Die Auswirkungen der Therapie auf die Testosteronproduktion fallen hingegen gering aus. So lagen in den erhobenen Studiendaten von Behringer et al. (15) die Mittelwerte für Testosteron nach allen Therapieintensitäten innerhalb der Grenzwerte.

Behringer et al. (15) bestimmten die Hormonparameter in Abhängigkeit von der Chemotherapie (Tab. 6). 761 männliche Hodgkin-Lymphom-Überlebende, die zum Zeitpunkt der Erstdiagnose jünger als 50 Jahre waren, wurden nach einer mittleren Nachbeobachtungszeit von 48 Monaten untersucht. Die Inhibin-B- und FSH-Werte korrelierten signifikant mit der Intensität der Chemotherapie (Tab. 6). Nach einer Therapie in den frühen Stadien wiesen 50 % der Männer eine Inhibin B/FSH-Ratio korrespondierend zu einer sicheren Fertilität auf (Inhibin B/FSH-Ratio > 23,5 ng/U). Der höchste Anteil der Inhibin B/FSH-Werte, die mit einer Oligozoospermie korrelierten, zeigte sich hingegen nach einer Therapie mit sechs bis acht Zyklen BEACOPPeskaliert (88,8 %).

	2x ABVD	2x ABVD plus 2x BEACOPP eskaliert	6x BEACOPP eskaliert
mittleres FSH (U/l) (95-%-Konfidenzintervall)	5,6 (4,8–6,6)	7,9 (6,8–9,1)	18,7 (17,3–20,3)
FSH > 12,4 U/l	13 %	29 %	80 %
mittleres Inhibin B (ng/l) (95-%-Konfidenzintervall)	126,1 (111,5–140,7)	93,3 (80,5–107,2)	16,9 (12,9–20.9)
Inhibin B < 25 ng/l	7 %	22 %	75 %
mittleres LH (U/l) (95-%-Konfidenzintervall)	4,8 (4,3–5,3)	5,1 (4,6–5,6)	7,0 (6,6–7,5)
LH > 8,6 U/l	11 %	13 %	28 %
mittleres Gesamt-Testosteron (ng/l) (95-%-Konfidenzintervall)	4,2 (3,9–4,6)	4,7 (4,4–5,0)	4,1 (3,8–4,4)
Gesamt-Testosteron < 2,8 ng/l	20 %	14 %	21 %

Tab. 6
Hormonparameter bei Männern im Alter von 18–49 Jahren in Abhängigkeit vom Chemotherapie-Regime

Paoli et al. (18) untersuchten die Spermienparameter und Azoospermieraten in Abhängigkeit von verschiedenen Chemotherapien (Tab. 7). Chemotherapien nach dem ABVD-Schema führten zu einer signifikanten Reduktion der Spermienkonzentration, die sich aber innerhalb von 24 Monaten normalisierte. Andere Chemotherapieprotokolle und eine Radiatio führen häufig zu einer langfristigen Azoospermie (Tab. 6). Die Kohorten in der Studie von Paoli et al. sind zwar klein, zeigt jedoch einen klaren Zusammenhang zwischen der Intensität der Chemotherapie-Protokolle und teils langfristigen Azoospermieraten.

Tab. 7 zeigt zusammenfassend die Risiken für eine langfristige Azoospermie zwei bzw. drei Jahre nach Therapie (18) in Abhängigkeit von der verwendeten Chemotherapie und daraus abgeleitet die Empfehlungen zur Durchführung einer fertilitätsprotektiven Maßnahme in Abb. 2.

Chemotherapie	Anzahl der Männer mit einer Azoospermie/ Gesamtgruppe (n)	Prozentsatz der Männer mit einer Azoospermie
2–8 Zyklen ABVD	0/202	0 %
2–6 Zyklen ABVD/COPP oder OPP oder MOPP	11/13	84,6 %
2–6 Zyklen ABVD + inguinale Radiatio (30–40Gy)	3/13	23 %
2–8 Zyklen BEACOPP	8/16	50 %

Tab. 7
Risiko einer Azoospermie in Abhängigkeit von der Chemotherapie (18)

2.2.3 Wahrscheinlichkeit der gonadalen Metastasierung

Die Datenlage zur Abschätzung einer gonadalen Metastasierung ist begrenzt.

Studie	Anzahl an Patientinnen (n)	Stadium der Erkrankung	Metastasen gefunden
Seshadri et al. 2006 (16)	26 (24 mit Daten zum Stadium)	I/II: n=15 III/IV: n=9	Nein
Meirow et al. 2008 (20)	33	IV: n=8	Nein
Bittinger et al. 2011 (21)	1	IIIB	Ja
Hoekmann et al. 2015 (22)	6	IIA: n=3 IIIB: n=1 IVB: n=1	Nein

Tab. 8
Studien zur Untersuchung einer ovariellen Kontamination von kryokonservierten Ovargewebeproben mit Hodgkin-Lymphomzellen

In mehreren Studien wurde systematisch versucht, in kryokonserviertem Ovargewebe Tumorzellen nachzuweisen. Tab. 8 zeigt die den Autoren bekannten bisher publizierten Studien. Insgesamt finden sich selbst bei höhergradigen

Tumorstadien fast nie Hinweise für Hodgkin-Lymphomzellen im Ovargewebe. Allerdings wurde ein Fallbericht mit einer ovariellen Beteiligung des Lymphoms publiziert (21). Aufgrund dieses Fallberichts und da nie das zu transplantierende Gewebe, sondern nur eine Ovarbiopsie untersucht werden kann, sollte eine Gewebeprobe bei der Kryokonservierung oder spätestens vor der Transplantation histologisch aufgearbeitet werden.

Aufgrund dieser Untersuchungen und der Vielzahl von Ovargewebe-Transplantationen ohne Nachweis eines Rezidivs wurde das Hodgkin-Lymphom als eine Erkrankung mit geringem Risiko für eine Metastasierung klassifiziert (Kap. 3.3, Tab. 2).

2.2.4 Effektivität und Risiken einer Fertilitätsprotektion

Effektivität

Frauen und Männer mit einem Hodgkin-Lymphom haben in der Regel ein niedrigeres Lebensalter. Frauen weisen deswegen meist eine gute Ovarreserve und Oozytenqualität auf, sodass auch fertilitätsprotektive Maßnahmen wie die Kryokonservierung von Ovargewebe und Oozyten sehr effektiv sind.

Es gibt allerdings Studien, die eine geringere Ovarreserve bei Frauen mit einem Hodgkin-Lymphom vermuten lassen. So ist die Anzahl gewonnener Oozyten bei einer ovariellen Stimulation bei Frauen mit einem Hodgkin-Lymphom um 1,2–1,4 Oozyten geringer (23, 24). Tatsächlich konnten Lawrenz et al. (25) bei Frauen mit einem Hodgkin-Lymphom eine um 35 % geringere Konzentration von AMH im Serum nachweisen, was die geringere Reaktion bei der ovariellen Stimulation erklärt.

Allerdings ist fraglich, ob die niedrigere AMH-Konzentration auch zu einer reduzierten Effektivität der fertilitätsprotektiven Maßnahmen führt. Sollen Oozyten kryokonserviert werden, kann aufgrund des meist jungen Alters der Frauen die Stimulationsdosis angepasst werden. Falls Ovargewebe kryokonserviert wird, spielt die AMH-Konzentration eine eher untergeordnete Rolle. Wichtig hingegen ist die tatsächliche Ovarreserve, d.h. die Dichte an

Primordialfollikeln, die – im Gegensatz zur AMH-Konzentration – bei Frauen mit einem Hodgkin-Lymphom nicht erniedrigt ist (26).

Bei Männern ist zu beachten, dass die Spermienqualität bei Lymphomen vermindert ist. Caponecchia et al. (17) fanden bei Männern mit einem Lymphom (Hodgkin und Non-Hodgkin) eine Spermienkonzentration von durchschnittlich 34,5 Mio./ml im Vergleich zu fertilen Männern mit 46,5 Mio. /ml. Motilität und Morphologie waren jedoch nicht eingeschränkt.

Risiken

Fertilitätsprotektive Maßnahmen sind bei einem Hodgkin-Lymphom in der Regel nur mit geringen Risiken verbunden. Die Tumorzellen sind nicht hormonabhängig und das Zeitfenster zur Durchführung aller Maßnahmen meist lang genug. Auch scheint das Risiko von Lymphomzellen im Gonadengewebe gering zu sein, da bisher keine Tumorzellen nachgewiesen werden konnten.

Zu beachten ist aber, dass Hodgkin-Lymphome häufig mit einem Befall des Mediastinums einhergehen, wodurch die In- und Extubation für eine Laparoskopie risikoreich sein können. In diesen Fällen sollte eine Entnahme von Ovargewebe nur erfolgen, wenn die Anästhesisten das Sedierungs- und Intubationsrisiko als gering einschätzen. Alternativ kann eine hormonelle Stimulation zur Kryokonservierung von unfertilisierten oder fertilisierten Oozyten erwogen werden, da für die Follikelpunktion keine Intubationsnarkose erforderlich ist.

2.2.5 Praktische Vorgehensweise

Grundsätzlich sollten die Patienten möglichst früh in einem reproduktionsmedizinischen Zentrum vorgestellt werden, damit ein großes Zeitfenster für die Durchführung fertilitätsprotektiver Maßnahmen zur Verfügung steht. Diese Vorstellung kann auch bereits vor der Festlegung des Chemotherapie-Regimes erfolgen.

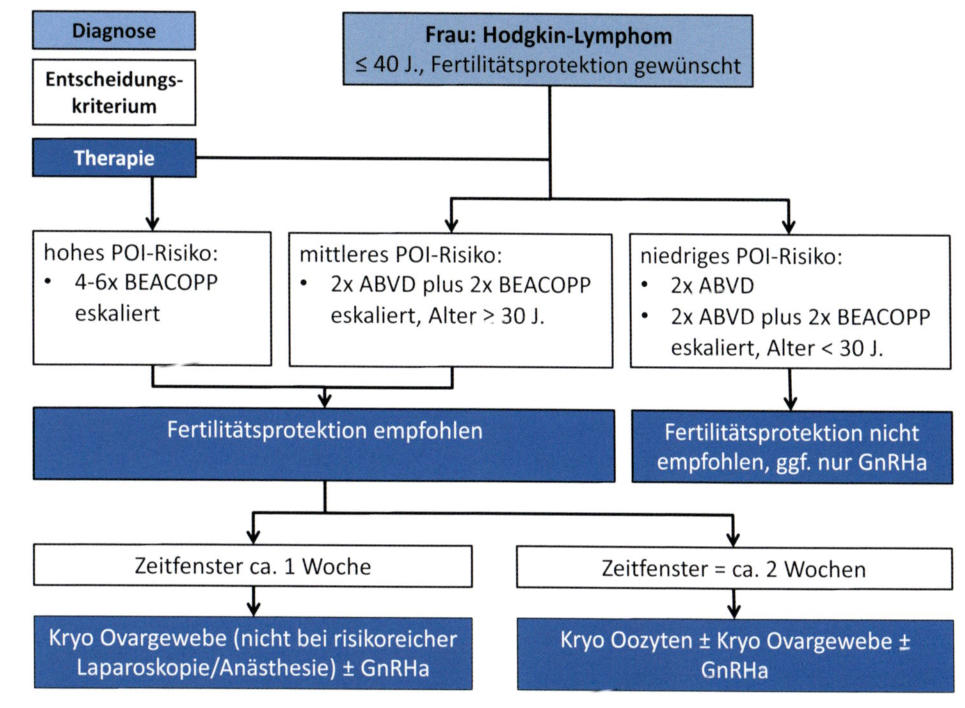

Abb. 1

Orientierende Vorgehensweise zur Durchführung fertilitätsprotektiver Maßnahmen bei einem Hodgkin-Lymphom der Frau

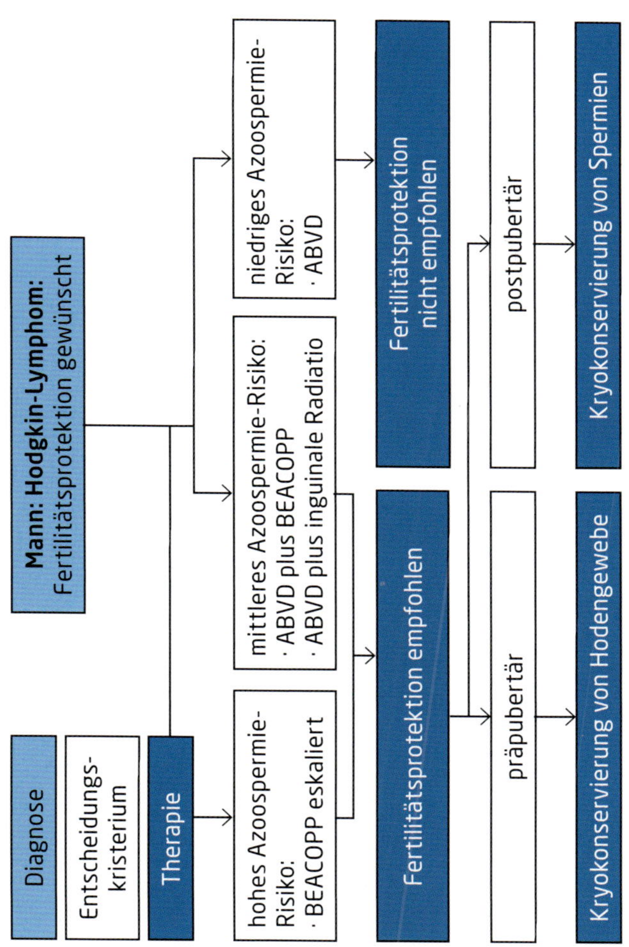

Abb. 2

Orientierende Vorgehensweise zur Durchführung fertilitätsprotektiver Maßnahmen bei einem Hodgkin-Lymphom des Mannes

Referenzen

1. **Sant M, Allemani C, Tereanu C, De Angelis R, Capocaccia R, Visser O, Marcos-Gragera R, Maynadié M, Simonetti A, Lutz JM, Berrino F; HAEMA-CARE Working Group.** Incidence of hematologic malignancies in Europe by morphologic subtype: results of the HAEMACARE project. Blood 2010;116:3724-34.

2. **Robert Koch Institut.** Krebs in Deutschland 2010 3.24 Morbus Hodgkin. Krebs Deutschl. 2013:112-115. Available at: http://www.rki.de/Krebs/DE/Content/Publikationen/Krebs_in_Deutschland/kid_2013/kid_2013_c81_morbus_hodgkin.pdf?__blob=publicationFile(Stand: 28.07.2015).

3. **von Wolff M, Dittrich R, Liebenthron J, Nawroth F, Schüring AN, Bruckner T, Germeyer A.** Fertility-preservation counselling and treatment for medical reasons : data from a multinational network of over 5000 women. Reprod Biomed Online 2015;31:605-12.

4. **Glimelius I, Ekberg S, Jerkeman M, Chang ET, Björkholm M, Andersson TM, Smedby KE, Eloranta S.** Long-term survival in young and middle-aged Hodgkin lymphoma patients in Sweden 1992-2009-trends in cure proportions by clinical characteristics. Am J Hematol 2015;90:1128-34.

5. **Pulte D, Jansen L, Gondos A, Emrich K, Holleczek B, Katalinic A, Brenner H; GEKID Cancer Survival Working Group.** Improved population level survival in younger Hodgkin lymphoma patients in Germany in the early 21st century. Br J Haematol 2014;164:851-7.

6. **Skoetz N, Trelle S, Rancea M, Haverkamp H, Diehl V, Engert A, Borchmann P.** Effect of initial treatment strategy on survival of patients with advanced-stage Hodgkin's lymphoma: A systematic review and network meta-analysis. Lancet Oncol 2013;14:943-52.

7. **Behringer K, Goergen H, Hitz F, Zijlstra JM, Greil R, Markova J, Sasse S, Fuchs M, Topp MS, Soekler M, Mathas S, Meissner J, Wilhelm M, Koch P, Lindemann HW, Schalk E, Semrau R, Kriz J, Vieler T, Bentz M, Lange E, Mahlberg R, Hassler A, Vogelhuber M, Hahn D, Mezger J, Krause SW, Skoetz N, Böll B, von Tresckow B, Diehl V, Hallek M, Borchmann P, Stein H, Eich H, Engert A; German Hodgkin Study Group; Swiss Group for Clinical Cancer Research; Arbeitsgemeinschaft Medikamentöse Tumortherapie.** Omission of dacarbazine or bleomycin, or both, from the ABVD regimen in treatment of early-stage favourable Hodgkin's lymphoma (GHSG HD13): an open-label, randomised, non-inferiority trial. Lancet 2015;385 1418-27.

8. **Von Tresckow B, Plütschow A, Fuchs M, Klimm B, Markova J, Lohri A, Kral Z, Greil R, Topp MS, Meissner J, Zijlstra JM, Soekler M, Stein H, Eich HT, Mueller RP, Diehl V, Borchmann P, Engert A.** Dose-intensification in early unfavorable Hodgkin's lymphoma: Final analysis of the German Hodgkin study group HD14 trial. J Clin Oncol 2012;30:907-13.

9. **Engert A, Haverkamp H, Kobe C, Markova J, Renner C, Ho A, Zijlstra J, Král Z, Fuchs M, Hallek M, Kanz L, Döhner H, Dörken B, Engel N, Topp M, Klutmann S, Amthauer H, Bockisch A, Kluge R, Kratochwil C, Schober O, Greil R, Andreesen R, Kneba M, Pfreundschuh M, Stein H, Eich HT, Müller RP, Dietlein M, Borchmann P, Diehl V; German Hodgkin Study Group; Swiss Group for Clinical Cancer Research; Arbeitsgemeinschaft Medikamentöse Tumortherapie.** Reduced-intensity chemotherapy and PET-guided radiotherapy in patients with advanced stage Hodgkin's lymphoma (HD15 trial): a randomised, open-label, phase 3 non-inferiority trial. Lancet 2012;379:1791-9.

10. **S3-Leitlinie.** Diagnostik, Therapie und Nachsorge des Hodgkin Lymphoms bei erwachsenen Patienten. Wesentliche Neuerungen in der Version 2;2019.

11. **van Beek RD, Smit M, van den Heuvel-Eibrink MM, de Jong FH, Hakvoort-Cammel FG, van den Bos C, van den Berg H, Weber RF, Pieters R, de Muinck Keizer-Schrama SM.** Inhibin B is superior to FSH as a serum marker for spermatogenesis in men treated for Hodgkin's lymphoma with chemotherapy during childhood. Hum Reprod 2007;22:3215-22.

12. **Kiserud CE, Fosså a, Bjøro T, Holte H, Cvancarova M, Fosså SD.** Gonadal function in male patients after treatment for malignant lymphomas, with emphasis on chemotherapy. Br J Cancer 2009;100:455-63.

13. **Kulkarni SS, Sastry PS, Saikia TK, Parikh PM, Gopal R, Advani SH.** Gonadal function following ABVD therapy for Hodgkin's disease. Am J Clin Oncol 1997;20:354-7.

14. **Behringer K, Breuer K, Reineke T, May M, Nogova L, Klimm B.** Secondary amenorrhea after Hodgkin' s lymphoma is influenced by age at treatment, stage of disease, chemotherapy regimen, and the use of oral contraceptives during therapy : a report from the German Hodgkin' s Lymphoma Study Group. J Clin Oncol 2005;23:7555-64.

15. **Behringer K, Mueller H, Goergen H, Thielen I, Eibl AD, Stumpf V, Wessels C, Wiehlpütz M, Rosenbrock J, Halbsguth T, Reiners KS, Schober T, Renno JH, von Wolff M, van der Ven K, Kuehr M, Fuchs M, Diehl V, Engert A, Borchmann P.** Gonadal function and fertility in survivors after Hodgkin lymphoma treatment within the German Hodgkin study group HD13 to HD15 Trials. J Clin Oncol 2013;31:231-9.

16. **Weibull CE, Eloranta S, Smedby KE, Björkholm M, Kristinsson SY, Johansson AL, Dickman PW, Glimelius I.** Pregnancy and the risk of relapse in patients diagnosed with Hodgkin lymphoma. J Clin Oncol 2016;34:337-44.

17. **Caponecchia L, Cimino G, Sacchetto R, Fiori C, Sebastianelli A, Salacone P, Marcucci I, Tomassini S, Rago R.** Do malignant diseases affect semen quality? Sperm parameters of men with cancers. Andrologia 2016;48:333-40.

18. **Paoli D, Rizzo F, Fiore G, Pallotti F, Pulsoni A, Annechini G, Lombardo F, Lenzi A, Gandini L.** Spermatogenesis in Hodgkin's lymphoma patients: A retrospective study of semen quality before and after different chemotherapy regimens. Hum Reprod 2016;31:263-72.

19. **Seshadri T, Gook D, Lade S, Spencer A, Grigg A, Tiedemann K, McKendrick J, Mitchell P, Stern C, Seymour JF.** Lack of evidence of disease contamination in ovarian tissue harvested for cryopreservation from patients with Hodgkin lymphoma and analysis of factors predictive of oocyte yield. Br J Cancer 2006;94:1007-10.

20. **Meirow D, Hardan I, Dor J, Fridman E, Elizur S, Ra'anani H, Slyusarevsky E, Amariglio N, Schiff E, Rechavi G, Nagler A, Ben Yehuda D.** Searching for evidence of disease and malignant cell contamination in ovarian tissue stored from hematologic cancer patients. Hum Reprod 2008;23:1007-13.

21. **Bittinger SE, Nazaretian SP, Gook DA, Parmar C, Harrup RA, Stern CJ.** Detection of Hodgkin lymphoma within ovarian tissue. Fertil Steril 2011;95:803 e3-6.

22. **Hoekman EJ, Smit VT, Fleming TP, Louwe LA, Fleuren GJ, Hilders CG.** Searching for metastases in ovarian tissue before autotransplantation: a tailor-made approach. Fertil Steril 2015;103:469-77.

23. **von Wolff M, Bruckner T, Strowitzki T Germeyer A.** Fertility preservation: ovarian response to freeze oocytes is not affected by different malignant diseases-an analysis of 992 stimulations. J Assist Reprod Genet. 2018;35:1713-9.

24. **Lekovich J, Lobel ALS, Stewart JD, Pereira N, Kligman I, Rosenwaks Z.** Female patients with lymphoma demonstrate diminished ovarian reserve even before initiation of chemotherapy when compared with healthy controls and patients with other malignancies. J Assist Reproc Genet. 2016;33:657-62.

25. **Lawrenz B, Fehm T, Von Wolff M, Soekler M, Huebner S, Henes J, Henes M; Centers of *Ferti*PROTEKT Network.** Reduced pretreatment ovarian reserve in premenopausal female patients with Hodgkin lymphoma or non-Hodgkin-lymphoma – evaluation by using antimüllerian hormone and retrieved oocytes. Fertil Steril 2012;98:141-4.

26. **Liebenthron J, Reinsberg J, van der Ven K, Saenger N, Kruessel J-S, von Wolff M.** Serum Anti-Mullerian hormone concentration and follicle density throughout reproductive life and in different diseases – implications in fertility preservation. Hum Reprod 2019;34:2513-22.

2.3 Akute Leukämien

Michael von Wolff, Nicole Gökbuget, Andrea Jarisch

2.3.1 Epidemiologie und Prognose

Akute lymphatische Leukämie

Die akute lymphatische Leukämie (ALL) mit einer Entartung der lymphatischen Vorläuferzellen tritt mit 3,3 Erkrankungen/100.000 Einwohnern auf. Das mediane Erkrankungsalter liegt bei 4,7 Jahren, mit einem Häufungsgipfel zwischen dem 2. und 5. Lebensjahr. Jungen sind 20 % häufiger betroffen als Mädchen.

Die Überlebensrate hat sich in den letzten Jahren stetig verbessert. Nach dem aktuellen Bericht des Deutschen Kinderkrebsregisters aus dem Jahre 2018 beträgt die Langzeitüberlebensrate bei einer Erkrankung im Kindesalter nach 15 Jahren 90 % (1). Die Überlebensraten sinken mit zunehmendem Alter. Bei erwachsenen ALL-Patienten im Alter < 55 Jahre liegen die Überlebensraten bei 50–70 % (2).

Sowohl Kinder als auch Erwachsene werden in Deutschland meist nach Protokollen und Empfehlungen der multizentrischen Leukämiestudiengruppen behandelt (www.kompetenznetz-leukaemie.de).

Die akute myeloische Leukämie

Die akute myeloische Leukämie (AML) mit einer Entartung der myeloischen Vorläuferzellen, d. h. der Vorläuferzellen der Granulozyten und selten auch der Thrombozyten und der Erythrozyten, ist mit 0,7 Erkrankungen/100.000 Einwohner im Alter < 15 Jahre deutlich seltener als die ALL und macht ca. 20 % der Leukämien im Kindesalter aus. Das Erkrankungsalter liegt im Median bei 4,1 Jahren mit einem geringen Häufigkeitsgipfel in den ersten beiden Lebensjahren und ab dem 13. Lebensjahr. Das Verhältnis von Jungen zu Mädchen beträgt 1,1:1 (1). Die 5-Jahres-Überlebensrate liegt zwischen 60 % und 75 % (1,3).

Im Erwachsenenalter ist die AML die häufigste Form der akuten Leukämie. Die Inzidenz steigt mit zunehmendem Alter auf 12,2 Erkrankungen/100.000

Einwohner im Alter > 65 Jahre. Trotz Verbesserungen der Heilungschancen bei jüngeren Patienten und in prognostisch günstigen Subgruppen bleibt die Prognose bei älteren Patienten ungünstig (4).

2.3.2 Therapiekonzepte

Allgemeines

Die Chemotherapie besteht aus mehreren Zyklen, die sich über ein paar Wochen bis Monate erstrecken. Das Ziel der Induktionstherapie ist die komplette Remission, also die vollständige Rückbildung erkrankter, veränderter Zellen im Blut. Dies schließt möglichst auch die Beseitigung der minimalen Resterkrankung (Minimal Residual Disease, MRD) ein, die mit sensitiven Methoden im Knochenmark und/oder peripheren Blut gemessen werden kann und einen relevanten Prognosefaktor darstellt.

An die initial stationär durchgeführte, intensive Induktionstherapie schließt sich meist eine einjährige Konsolidierungstherapie an. Für einen optimalen Therapieverlauf ist ein möglichst kleines Zeitfenster zwischen den Chemotherapiezyklen wichtig.

Die Wahl der geeigneten Konsolidierungstherapie richtet sich nach dem Allgemeinzustand und dem Rückfallrisiko der Patienten. Generell gibt es drei Möglichkeiten für eine Konsolidierung: Eine weitere intensive Chemotherapie, selten eine Transplantation mit autologen Stammzellen oder eine allogene Stammzelltransplantation. Vor allem für Patienten mit genetischen Veränderungen oder sonstigen Merkmalen, die das Rückfallrisiko erhöhen können, ist die Stammzelltransplantation eine wichtge Alternative zur Chemotherapie.

Akute lymphatische Leukämie

Die Chemotherapie der ALL sollte nach Diagnosestellung zügig beginnen und wird risikoadaptiert mit geprüften Therapieelementen durchgeführt. Die Intensität der durchgeführten Therapie richtet sich nach initial diagnostizierten genetischen Markern sowie der im Verlauf der Therapie zu definierten Zeitpunkten (Tag 33, 76 und 96 bei der Kinder-ALL oder Zeitpunkte vor und nach der Konsolidation bei der Erwachsenen-ALL) gemessenen MRD (5). Wie intensiv und somit auch wie gonadotoxisch die Therapie sein wird, entscheidet sich folglich erst im Verlauf der ersten Wochen und gegebenenfalls erst Monate nach Beginn der Therapie.

Eine allogene Stammzelltransplantation in erster Remission erfolgt nur bei einer Subgruppe der Patienten mit ungünstigen Prognosefaktoren, z.B. bei Patienten mit einem unzureichenden Ansprechen der Therapie. Die Wahrscheinlichkeit einer Stammzelltransplantation liegt je nach Studienprotokoll bei 4–5 % (6) für die Kinder-ALL und bei bis zu 50 % bei der Erwachsenen-ALL. Bei Patienten in erster Remission und bei eindeutig erhöhtem Rezidivrisiko ist die allogene Stammzelltransplantation bei vorhandenem HLA-identischem Geschwisterspender (Matched sibling donor) bzw. von einem gut passenden verwandten oder unverwandten Spender (Matched donor) indiziert. Pädiatrische Patienten mit einem Rezidiv der ALL und einem ungünstigen Risikoprofil oder einem unzureichenden Ansprechen auf die erneute Induktionstherapie (definiert nach dem MRD-Niveau) haben auch eine Indikation für eine allogene Stammzelltransplantation (6, 7). Bei der Erwachsenen-ALL besteht nach einem Rückfall in jedem Fall eine Indikation für eine Knochenmarktransplantation.

Die Bestrahlung des Neurokraniums ist nur noch bei einer sehr kleinen Gruppe von pädiatrischen Patienten vorgesehen, deren Indikation zur Strahlentherapie im jeweiligen Therapieprotokoll definiert ist. Sie erfolgt in 12–16 % der Fälle (8). Bei der Erwachsenen-ALL stellt die Schädelbestrahlung derzeit noch das Standardvorgehen zur Prophylaxe von Rezidiven im Bereich des Zentralnervensystems (ZNS) dar.

Akute myeloische Leukämie

Die Polychemotherapie besteht aus verschiedenen Therapieelementen, die über einen Zeitraum von vier bis sechs Monaten verabreicht werden. Eine Bestrahlung des Neurokraniums wird bei ZNS-negativen pädiatrischen Patienten nicht mehr durchgeführt (9). Die Indikation zur allogenen Stammzelltransplantation in erster Remission besteht nur bei Patienten mit ungünstiger Prognose oder unzureichendem Therapieansprechen (10) und wird in 6–9% der Fälle gestellt (3). Im Erwachsenen-Alter erfolgt wie bei der ALL auch häufiger eine Stammzelltransplantation.

Akute lymphatische Leukämie

Die Behandlung der ALL besteht aus vier verschiedenen Elementen, der Induktionstherapie mit anschließender Induktionskonsolidierung. Daraufhin wird eine Extrakompartmenttherapie verabreicht, gefolgt von einer Reinduktionstherapie (Tab. 1). Das Therapievorgehen ist bei der ALL des Erwachsenen im Prinzip vergleichbar, wobei sich einzelne Therapieelemente zeitlich unterscheiden und die Therapie nach der Reinduktionstherapie mit weiteren Konsolidationsblöcken fortgesetzt wird. Einzelne Substanzen werden sowohl als niedrig dosierte i.v.-Injektion als auch als hochdosierte Dauerinfusion verabreicht. Nach der intensiven Chemotherapiephase wird die Erhaltungstherapie bis zum Ablauf von zwei bis zweieinhalb Jahren nach Diagnosestellung gegeben. Die einzelnen Bestandteile der verschiedenen Therapieelemente sind in Tab. 1 aufgeführt.

Behandlungselement	Zytostatika (Auswahl)
I. Induktionstherapie (5–9 Wochen) mit anschließender Induktionskonsolidierung (4–12 Wochen)	Prednison oder Dexamethason, Vincristin, Daunorubicin, Asparaginase, Cyclophosphamid, Cytarabin, 6-Mercatopurin, Etoposid, Thioguanin
IIa. Extrakompartmenttherapie (4–8 Wochen)	6-Mercaptopurin, Methotrexat
IIb. Konsolidationstherapie bei Erwachsenen (4–10 Wochen)	Methotrexat, Cytarabin, Etoposid, Vindesin, Dexamethason, Asparaginase, 6-Mercaptopurin
III. Reinduktionstherapie (7 Wochen)	Dexamethason oder Prednison, Asparaginase, Doxorubicin, Vincristin, Cytarabin, Cyclophosphamid, Thioguanin
IV. Erhaltungstherapie	6-Mercatopurin, Methotrexat

Tab. 1
Wichtige Zytostatika der ALL-Therapie (modifiziert nach [7] bei Kindern und Erwachsenen)

Die Terminologie und Behandlungszeiten beziehen sich auf die Studien ALL-BFM (Berlin-Frankfurt-Münster-Studiengruppe zur Behandlung von Kindern und Jugendlichen mit einer ALL), CoALL (Therapieprotokoll der Gesellschaft für Pädiatrische Onkologie und Hämatologie zur Behandlung von Kindern mit einer ALL) und GMALL (Deutsche Multizentrische Studiengruppe für die Erwachsenen-ALL).

Akute myeloische Leukämie

Die Induktionstherapie besteht aus einer intensiven Zytostatikabehandlung, die zu einer langanhaltenden Aplasie führt. Meistens werden drei Zytostatika miteinander kombiniert: ein Anthrazyklin (Idarubicin, liposomales Daunorubicin oder Daunorubicin), Cytarabin (ARA-C) und ggf. Etoposid bei der kindlichen AML. Die weiteren drei bis vier Chemotherapieblöcke sind von ähnlicher Intensität, meist werden die gleichen Zytostatika eingesetzt. Eine Intensivierung mit einem oder mehreren hochdosierten ARA-C-Blöcken gilt als Standard bei der pädiatrischen AML und wird ggf. auch bei der Erwachsenen-AML eingesetzt. Die Bedeutung einer Erhaltungstherapie ist international umstritten. In den pädiatrischen AML-BFM-Studien wird eine Erhaltungstherapie bis zu einer Gesamtdauer von eineinhalb Jahren mit den Medikamenten 6-Thioguanin (täglich) und Ara-C (alle vier Wochen) gegeben.

Das Risiko für eine Infertilität nach der Behandlung einer ALL bzw. AML hängt wesentlich von der Notwendigkeit der Durchführung einer allogenen Stammzelltransplantation ab.

Patienten, die mit einem konventionellen Therapie-Protokoll ohne eine Stammzelltransplantation behandelt werden, haben ein niedriges Risiko für eine Fertilitätseinschränkung, was streng genommen keine fertilitätsprotektive Maßnahme erfordert (11). Da aber unklar ist, ob eine stark gonadotoxische Therapie folgt, wird bei Männern eine Kryokonservierung von Spermien empfohlen, da diese einfach durchzuführen ist und eine Kryokonservierung nach der Chemotherapie erst im zeitlichen Abstand von ca. einem halben Jahr wieder möglich ist. Einige Zentren empfehlen auch trotz der geringen Toxizität der ersten Chemotherapie die Gabe von GnRH-Agonisten.

Patienten mit einer Indikation für eine allogene Stammzelltransplantation haben hingegen ein mehr als 50 %iges Risiko für eine Infertilität (12–14).

Risiko einer Infertilität	Therapiekonzept
niedriges Risiko (< 20 %)	AML-typische Therapie (Anthrazyklin/Cytarabin) ALL-typische Therapie (Multi-agent)
hohes Risiko (> 80 %)	Myeloablative Konditionierungsprotokolle mit hochdosiertem Cyclophosphamid, Busulfan, Melphalan
hohes Risiko (> 90 %)	Ganzkörperbestrahlung (Total Body Irradiation, TBI): 12 Cy

Tab. 2
Gonadotoxizität der verschiedenen Chemotherapie-Elemente für die Behandlung der ALL und AML

Eine Bestrahlung des ZNS im Rahmen einer ALL- und AML-Behandlung kann dosisabhängig insbesondere bei pädiatrischen Patienten zu einer therapierbaren Beeinträchtigung der hypothalamisch-hypophysären Achse führen.

Die Bedeutung neuer Therapien, wie monoklonaler und bispezifischer Antikörper, Tyrosinkinaseinhibitoren und Proteasom-Inhibitoren auf die Fertilität ist bisher noch nicht hinreichend in Studien untersucht (11).

2.3.4 Wahrscheinlichkeit maligner Zellen in den Gonaden

Bei einer unbehandelten Leukämie finden sich immer maligne Zellen in den Gonaden. Selbst in einer Remission kann nicht mit Sicherheit davon ausgegangen werden, dass diese frei von maligner Zellen sind.

Mehrere kleine Studien haben untersucht, ob in kryokonserviertem Ovargewebe maligne Zellen gefunden werden können (Tab. 3).

Studie	Erkran-kung*	Anzahl untersuchter Gewebe-proben	Nachweis maligner Zellen per Histologie und Immun-histochemie	Nachweis mole-kularer Marker, die eine PCR-Untersuchung ermöglichen	Nachweis maligner Zellen per PCR
Meirow et al. (16)	CML	2	0/2	2/2	1/2
Dollmans et al. (17)	ALL	18	0/18	16/18	9/16
Rosendahl et al. (18)	ALL, AML, CML	25	0/25	8/25	6/25
Courbiere et al. (19)	CML	1	0/1	1/1	1/1
Greve et al. (20)	ALL, AML, CML	25	-	7/25	4/7
Dolmans et al. (21)	ALL, AML, CML	45	3/45	-	-
Zver et al. (22)	ALL, AML	11	-	2/11	0/2
Soares et al. (23)	ALL, AML, CML	12	1/12	9/12	6/12
Shapira et al. (15)	AML	1	0/1	0/1	0/0

*AML: Akute myeloische Leukämie; ALL: Akute lymphatische Leukämie; CML: Chronisch myeloische Leukämie

Tab. 3
Nachweis maligner Zellen im Ovargewebe gemäss verschiedener Studien (modifiziert nach [15])

2.3.5 Effektivität und Risiken einer Fertilitätsprotektion

Die Effektivität einer Kryokonservierung von Spermien ist hoch. Deren spätere Verwendung führt bei ca. 50% der Paare zu einem Kind (Kap. 4.2, Tab. 2).

Nach der späteren Transplantation von kryokonserviertem Ovargewebe entbindet ca. jede dritte Frau (Kap. 4.2, Tab. 2).

Bei Leukämien ist jedoch zu bedenken, dass das Ovargewebe erst nach der Induktionschemotherapie konserviert wird. Grundsätzlich ist es auch möglich, Ovargewebe nach einer Chemotherapie zu konservieren und später zu transplantieren. So transplantierten Poirot et al. (24) Ovargewebe von 22 Frauen, die vor der Gewebeentnahme bereits eine (meist leichtere) Chemotherapie erhalten hatten. Bei 20 Frauen wurden u.a. Alkylantien verabreicht. Bei einem Großteil dieser Frauen war ein Lymphom diagnostiziert worden. Nach einer initialen Chemotherapie, z.B. nach dem ABVD-Schema, erfolgte eine Stammzelltransplantation mit einer vorherigen Kryokonservierung von Ovargewebe. Nach der Transplantation des Ovargewebes war im Vergleich zu Frauen mit einer Kryokonservierung ohne vorherige Chemotherapie nur die Dauer der Gewebeaktivität signifikant verkürzt. alle anderen Parameter inklusive der Schwangerschaftsraten unterschieden sich nicht.

Meirow et al. (25) publizierten eine Serie von zehn Frauen, bei denen ebenfalls Ovargewebe nach einer initialen Chemotherapie entnommen und später transplantiert worden war. Auch in dieser Studie unterschieden sich die Schwangerschaftsraten nicht von einer Kontrollgruppe ohne vorherige Chemotherapie.

Inzwischen wurde auch die erste Geburt nach der Transplantation von Ovargewebe bei einer Leukämie-Patientin beschrieben (26). Bei der 19-Jährigen erfolgte in der kompletten Remission bei einer AML die Kryokonservierung von Ovargewebe. Nach aufwendigen molekularbiologischen Tests konnte mit großer Wahrscheinlichkeit das Vorhandensein maligner Zellen im Ovargewebe ausgeschlossen werden. Ein Rezidiv der Leukämie trat nach der Transplantation nicht auf.

Somit wurde inzwischen bewiesen, dass eine Schwangerschaft nach der Kryokonservierung und Transplantation von Ovargewebe bei Leukämiepatienten möglich ist.

Dennoch: Die Risiken für eine erneute Leukämie durch Leukämiezellen im Transplantat sind so hoch (Tab. 3, 27), dass die Kryokonservierung von Ovargewebe nur sehr zurückhaltend durchgeführt werden sollte und als hochexperimentell gilt.

2.3.6 Praktische Vorgehensweise

Die Schwierigkeiten für die Indikationsstellung für fertilitätsprotektive Maßnahmen bei akuten Leukämien sind (s. Abb. 1):

1. Bei einer akuten Leukämie muss die (wenig gonadotoxische) Induktionschemotherapie meist sofort beginnen, sodass bis auf eine Spermienabgabe und ggf. die Gabe von GnRH-Agonisten keine fertilitätsprotektive Maßnahme erfolgen kann.

2. Nach Beginn der Induktionschemotherapie können innerhalb von ca. sechs Monaten nach der Chemotherapie keine Oozyten und Spermien konserviert werden.

3. Es ist vor Beginn der Chemotherapie und auch direkt nach der Induktionschemotherapie oft nicht klar, ob eine hochgonadotoxische Knochenmarktransplantation erforderlich sein wird, da diese Entscheidung vom Ansprechen der Leukämie im Therapieverlauf abhängt.

4. Falls eine Knochenmarktransplantation durchgeführt wird, muss selbst bei einem fehlenden Nachweis neoplastischer Zellen im Blut oder Knochenmark davon ausgegangen werden, dass sich im Gonadengewebe noch maligne Zellen befinden. Somit kann das Gewebe wahrscheinlich erst in mindestens zehn Jahren verwendet werden, wenn es gelingen sollte, geeignete Techniken (s. Kap. 3.9) zu entwickeln.

Daraus leitet sich in der Praxis folgendes Vorgehen ab:
Bei der Diagnose einer akuten Leukämie sollte der Mann vor Beginn der Induktionschemotherapie Spermien kryokonservieren. Bei Frauen ist aufgrund des zu kurzen Zeitfensters keine fertilitätsprotektive Maßnahme möglich. Es können allerdings – trotz der geringen Gonadotoxizität – GnRH-Agonisten überlegt werden.

Sollte offensichtlich werden, dass als Konsolidierungstherapie eine Knochenmarktransplantation erforderlich ist, kann eine Kryokonservierung von Ovar- (Kap. 3.3, 3.4) oder Hodengewebe (wenn eine Samenabgabe nicht möglich war, Kap. 3.8) erwogen werden. Dies ist aber nur sinnvoll, wenn das Gewebe frühestens nach ca. zehn Jahre Jahren genutzt werden soll, da die erforderlichen Techniken zur Nutzung des Gewebes (z. B. Isolierung der Follikel und Isolierung testikulärer Stammzellen) bisher nicht ausreichend etabliert worden sind (s. Kap. 3.9). Die Patientin muss auch darauf hingewiesen werden, dass ggf. eine Nutzung nie möglich sein wird und der Arzt die Transplantation des Gewebes verweigern kann.

Vor dem Beginn einer Knochenmarktransplantation können Frauen GnRH-Agonisten (Kap. 3.6) erhalten, um ggf. die Gonadotoxizität und das Risiko starker uteriner Blutungen zu reduzieren. Allerdings liegen keine Daten vor, ob GnRH-Agonisten bei einer Knochenmarktransplantation wirklich das Risiko für eine prämature Ovarialinsuffizienz reduzieren können. Es wurde aber nachgewiesen, dass das Blutungsrisiko unter GnRH-Agonisten im Vergleich zur Gabe von Gestagen geringer ist (28).

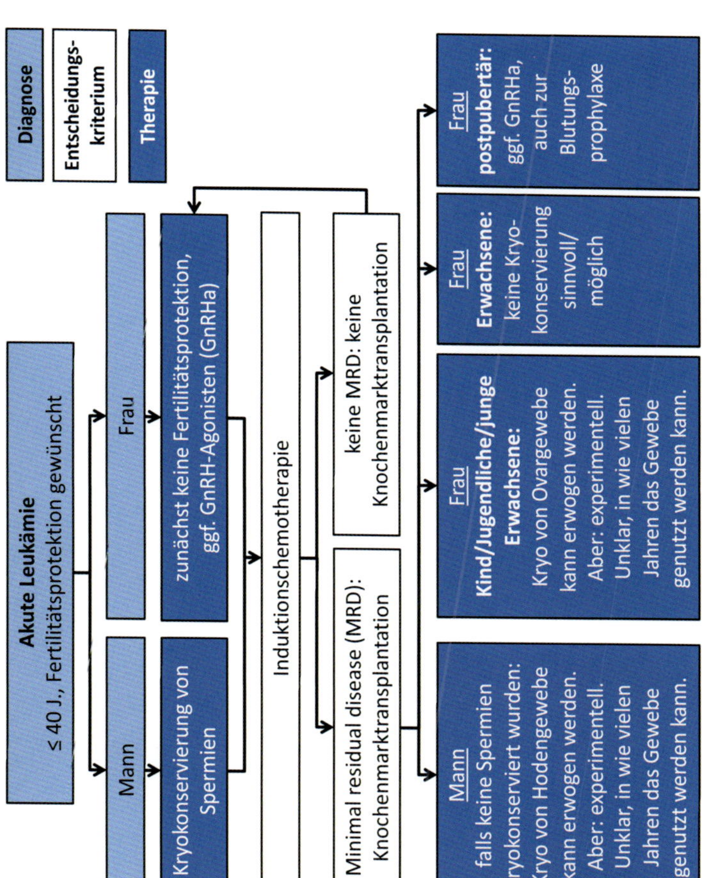

Abb. 1

Orientierende Vorgehensweise zur Durchführung fertilitätsprotektiver Maßnahmen bei akuten Leukämien

Referenzen

1. **Kaatsch P, Grabow D, Spix C.** German Childhood Cancer Registry – Annual Report 2018 (1980-2017) Institute of Medical Biostatistics, Epidemiology and Informatics (MBEI) at the University Medical Center of the Johannes Gutenberg University Mainz, 2019, http://www.kinderkrebsregister.de/typo3temp/secure_downloads/22605/0/2df4719687ba2596d4216218a4f4632763b64847/jb2018s.pdf.

2. **Bassan R, Bourquin JP, DeAngelo DJ, Chiaretti S.** New approaches to the management of adult acute lymphoblastic leukemia. J Clin Oncol 2018;Sep 21:JCO2017773648.

3. **Rasche M, Zimmermann M, Borschel L, Bourquin JP, Dworzak M, Klingebiel T, Lehrnbecher T, Creutzig U, Klusmann JH, Reinhardt D.** Successes and challenges in the treatment of pediatric acute myeloid leukemia: a retrospective analysis of the AML-BFM trials from 1987 to 2012. Leukemia 2018;32:2167-77.

4. **Döhner H, Estey E, Grimwade D, Amadori S, Appelbaum FR, Büchner T, Dombret H, Ebert BL, Fenaux P, Larson RA, Levine RL, Lo-Coco F, Naoe T, Niederwieser D, Ossenkoppele GJ, Sanz M, Sierra J, Tallman MS, Tien HF, Wei AH, Löwenberg B, Bloomfield CD.** Diagnosis and management of AML in adults: 2017 ELN recommendations from an international expert panel. Blood 2017;129:424-47.

5. **Conter V, Bartram CR, Valsecchi MG, Schrauder A, Panzer-Grümayer R, Möricke A, Aricò M, Zimmermann M, Mann G, De Rossi G, Stanulla M, Locatelli F, Basso G, Niggli F, Barisone E, Henze G, Ludwig WD, Haas OA, Cazzaniga G, Koehler R, Silvestri D, Bradtke J, Parasole R, Beier R, van Dongen JJ, Biondi A, Schrappe M.** Molecular response to treatment redefines all prognostic factors in children and adolescents with B-cell precursor acute lymphoblastic leukemia: results in 3184 patients of the AIEOP-BFM ALL 2000 study. Blood 2010;115:3206-14.

6. **Sureda A, Bader P, Cesaro S, Dreger P, Duarte RF, Dufour C, Falkenburg JH, Farge-Bancel D, Gennery A, Kröger N, Lanza F, Marsh JC, Nagler A, Peters C, Velardi A, Mohty M, Madrigal A.** Indications for allo- and auto-SCT for haematological diseases, solid tumours and immune disorders: current practice in Europe, 2015. Bone Marrow Transplant 2015;50:1037-56.

7. **AWMF 2016 S1-Leitlinie 025/014:** Akute lymphoblastische- (ALL) Leukämie im Kindesalter, Stand 04/2016, https://www.awmf.org/uploads/tx_szleitlinien/025-014l_S1_Akute_lymphoblastische_Leukaemie_ALL_2016-04.pdf.

8. **Vora A, Andreano A, Pui CH, Hunger SP, Schrappe M, Moericke A, Biondi A, Escherich G, Silverman LB, Goulden N, Taskinen M, Pieters R, Horibe K, Devidas M, Locatelli F, Valsecchi MG.** Influence of cranial radiotherapy on outcome in children with acute lymphoblastic leukemia treated with contemporary therapy. J Clin Oncol 2016;34:919-26

9. **Creutzig U, van den Heuvel-Eibrink MM, Gibson B, Dworzak MN, Adachi S, de Bont E, Harbott J, Hasle H, Johnston D, Kinoshita A, Lehrnbecher T, Leverger G, Mejstrikova E, Meshinchi S, Pession A, Raimondi SC, Sung L, Stary J, Zwaan CM, Kaspers GJ, Reinhardt D; AML Committee of the International BFM Study Group.** Diagnosis and management of acute myeloid leukemia in children and adolescents: recommendations from an international expert panel. Blood 2012;120:3187-205.

10. **AWMF 2019 S1-Leitlinie 025-031** – Akute myeloische Leukämie (AML) im Kindes- und Jugendalter, Stand 03/2019, https://www.awmf.org/uploads/tx_szleitlinien/025-031l_S1_Akute-myeloische-Leukaemie%E2%80%93AML%E2%80%93Kinder-Jugendliche_2019-09.pdf.

11. **Salama M, Anazodo A, Woodruff TK.** Preserving fertility in female patients with hematological malignancies: A multidisciplinary oncofertility approach. Ann Oncol 2019;30:1760-75.

12. **Borgmann-Staudt A, Rendtorff R, Reinmuth S, Hohmann C, Keil T, Schuster FR, Holter W, Ehlert K, Keslova P, Lawitschka A, Jarisch A, Strauss G.** Fertility after allogeneic haematopoietic stem cell transplantation in childhood and adolescence. Bone Marrow Transplant 2012;47:271-6.

13. **Pfitzer C, Orawa H, Balcerek M, Langer T, Dirksen U, Keslova P, Zubarovskaya N, Schuster FR, Jarisch A, Strauss G, Borgmann-Staudt A.** Dynamics of fertility impairment and recovery after allogeneic haematopoietic stem cell transplantation in childhood and adolescence: results from a longitudinal study. J Cancer Res Clin Oncol 2015;141:135-42.

14. **Lambertini M, Del Mastro L, Pescio MC, Andersen CY, Azim HA Jr, Peccatori FA, Costa M, Revelli A, Salvagno F, Gennari A, Ubaldi FM, La Sala GB, De Stefano C, Wallace WH, Partridge AH, Anserini P.** Cancer and fertility preservation: international recommendations from an expert meeting. BMC Med 2016;14:1.

15. **Shapira M, Raanani H, Derech Chaim S, Meirow D.** Challenges of fertility preservation in leukemia patients. Minerva Ginecol 2018;70:456-64.

16. **Meirow D, Hardan I, Dor J, Fridman E, Elizur S, Ra'anani H, Slyusarevsky E, Amariglio N, Schiff E, Rechavi G, Nagler A, Ben Yehuda D.** Searching for evidence of disease and malignant cell contamination in ovarian tissue stored from hematologic cancer patients. Hum Reprod 2008;23:1007-13.

17. **Dolmans MM, Marinescu C, Saussoy P, Van Langendonckt A, Amorim C, Donnez J.** Reimplantation of cryopreserved ovarian tissue from patients with acute lymphoblastic leukemia is potentially unsafe. Blood 2010;116:2908-14.

18. **Rosendahl M, Andersen MT, Ralfkiær E, Kjeldsen L, Andersen MK, Andersen CY.** Evidence of residual disease in cryopreserved ovarian cortex from female patients with leukemia. Fertil Steril 2010;94:2186-90.

19. **Courbiere B, Prebet T, Mozziconacci MJ, Metzler-Guillemain C, Saias-Magnan J, Gamerre M.** Tumor cell contamination in ovarian tissue cryopreserved before gonadotoxic treatment: should we systematically exclude ovarian autograft in a cancer survivor? Bone Marrow Transplant 2010;45:1247-8.

20. **Greve T, Clasen-Linde E, Andersen MT, Andersen MK, Sørensen SD, Rosendahl M, Ralfkiaer E, Andersen CY.** Cryopreserved ovarian cortex from patients with leukemia in complete remission contains no apparent viable malignant cells. Blood 2012;120:4311-6.

21. **Dolmans MM, Jadoul P, Gilliaux S, Amorim CA, Luyckx V, Squifflet J, Donnez J, Van Langendonckt A.** A review of 15 years of ovarian tissue bank activities. J Assist Reprod Genet 2013;30:305-14.

22. **Zver T, Alvergnas-Vieille M, Garnache-Ottou F, Roux C, Amiot C.** A new method for evaluating the risk of transferring leukemic cells with transplanted cryopreserved ovarian tissue. J Assist Reprod Genet 2015;32:1263-6.

23. **Soares M, Saussoy P, Maskens M, Reul H, Amorim CA, Donnez J, Dolmans MM.** Eliminating malignant cells from cryopreserved ovarian tissue is possible in leukaemia patients. Br J Haematol 2017;178:231-9.

24. **Poirot C, Fortin A, Lacorte JM, Akakpo JP, Genestie C, Vernant JP, Brice P, Morice P, Leblanc T, Gabarre J, Delmer A, Badachi Y, Drouineaud V, Gouy S, Chalas C, Egels S, Dhédin N, Touraine P, Dommergues M, Lebègue G, Wolf JP, Capron F, Lefebvre G, Boissel N; CAROLéLISA Cooperative Group.** Impact of cancer chemotherapy before ovarian cortex cryopreservation on ovarian tissue transplantation. Hum Reprod 2019;34:1083-94.

25. **Meirow D, Ra'anani H, Shapira M, Brenghausen M, Derech Chaim S, Aviel-Ronen S, Amariglio N, Schiff E, Orvieto R, Dor J.** Transplantations of frozen-thawed ovarian tissue demonstrate high reproductive performance and the need to revise restrictive criteria. Fertil Steril 2016;106:467-74.

26. **Shapira M, Raanani H, Barshack I, Amariglio N, Derech-Haim S, Marciano MN, Schiff E, Orvieto R, Meirow D.** First delivery in a leukemia survivor after transplantation of cryopreserved ovarian tissue, evaluated for leukemia cells contamination. Fertil Steril 2018;109:48-53.

27. **Gook D, Hale L, Polyokov A, Stern K.** Outcomes from heterotopic and orthotopic grafting of human cryopreserved ovarian tissue. Hum Reprod 2019;34 (Suppl 1):i60-i61.

28. **Meirow D, Rabinovici J, Katz D, Or R, Shufaro Y, Ben-Yehuda D.** Prevention of severe menorrhagia in oncology patients with treatment-induced thrombocytopenia by luteinizing hormone-releasing hormone agonist and depo-medroxyprogesterone acetate. Cancer 2006;107:1634-41.

2.4 Ovarialtumoren und Ovarialkarzinom

Maren Goeckenjan, Pauline Wimberger

2.4.1 Besonderheiten der Ovarialtumoren in Bezug auf die Fertilität

Im Netzwerk *Ferti*PROTEKT erfolgten zwischen 2007 und 2013 ca. 1,5 % aller Beratungen zum Fertilitätserhalt aufgrund eines Ovarialtumors (1).

Benigne Tumoren des Ovars werden heute mit Hinblick auf die individuelle Bedeutung der Fertilität einer Frau möglichst unter konsequenter Schonung des umliegenden Ovargewebes operiert. Besonders bei chronischen Erkrankungen mit benignen Veränderungen der Ovarien (z. B. Endometriose) wurde erst in den letzten Jahrzehnten klar, wie wichtig die Erhaltung des umliegenden ovariellen Gewebes mit Schonung der Primordial- und Primärfollikel bei jungen Frauen ist.

Bei malignen Ovarialtumoren ist die individuelle Entscheidung zum operativen und onkologischen Vorgehen bei jungen Frauen mit Kinderwunsch schwieriger. Ovarialtumoren sind unterschiedlichen biologischen Ursprungs und weisen auch ein unterschiedliches biologisches Verhalten auf.

2.4.2 Stadiumabhängige Prognose

Borderline-Tumoren des Ovars

Etwa 10–20 % aller malignen Erkrankungen des Ovars sind Borderline-Tumoren des Ovars (BOT). Die Diagnose wird zumeist in frühen Stadien gestellt (2). BOT weisen im Vergleich zum Ovarialkarzinom eine sehr gute Prognose mit 5-Jahres-Überlebensraten > 95 % in allen Stadien auf. Ein Drittel der betroffenen Patientinnen ist jünger als 40 Jahre und somit von der Beeinträchtigung der ovariellen Reserve durch Erkrankung und Therapie direkt betroffen. Beim BOT ist der Nachweis invasiver peritonealer Implantate der wichtigste Prognosefaktor (3).

Epitheliale Ovarialkarzinome

Das epitheliale Ovarialkarzinom kommt zwar eher bei Frauen im höheren, aber auch bei Frauen im reproduktiven Lebensalter vor. Es stellt insgesamt die größte Gruppe der malignen Tumoren des Ovars bei jungen Frauen dar (Tab. 1). Im Gegensatz zu anderen gynäkologischen Tumoren ist bis heute eine effektive Früherkennung nicht möglich. Bedingt durch die Diagnose im höheren Krankheitsstadium ist die 5-Jahres-Überlebensrate gering und lag 2013–14 bei 41 %. Im Stadium FIGO I hingegen ist die Prognose mit über 90 % exzellent (4).

Die wichtigsten Prognosefaktoren des Ovarialkarzinoms sind der postoperative Tumorrest und das Tumorstadium. Weitere etablierte Prognosefaktoren stellen – neben Alter und Allgemeinzustand – das Tumorgrading, der histologische Typ und die leitliniengerechte Therapie dar (5).

Maligne Keimzelltumoren und maligne Keimstrangstromatumore

Maligne Keimzelltumoren und Keimstrangstromatumoren machen bis zu 10 % der malignen Ovarialtumoren aus (6). Sie betreffen besonders Mädchen und junge Frauen. Diese malignen Ovarialtumoren haben eine wesentlich bessere Prognose als das epitheliale Ovarialkarzinom (7).

Art des Tumors	Charakteristika	Relative 5-Jahres-Über-lebensrate	Therapie
Gutartige Tumoren des Ovars	Ovarialtumoren unterschiedlichen Ursprungs: Dermoid, Endometriom, muzinöses und seröses Kystom	Keine Verkürzung der Lebenszeit	Tumorexzision unter Schonung des funktionellen Ovargewebes
Borderline-Tumoren des Ovars	Mittleres Erkrankungsalter: 45 Jahre; 1,8–4,8/100.000 Frauen; Bei Diagnose: in 7–30 % beidseitiger Befall	95–97 % FIGO I 65–87 % FIGO III	Fertilitätserhaltende Stagingoperation im Frühstadium möglich, ansonsten Staging-Operation mit bilaterateraler Salpingo-Oophorektomie, Omentektomie, Peritonealbiopsien mit makroskopischer Komplettresektion, nur operative Therapie, keine Chemotherapie nötig
Maligne Keimzelltumoren	5 % der malignen Ovarialtumore, Diagnose < 30. Lj., 75 % mit FIGO I, hohe Chemosensibilität, meist unilateraler Befall	85–94 %	Fertilitätserhaltende Operation möglich, Staging, Chemotherapie ab Stadium > FIGO IA, 3 Zyklen Platinhaltige Kombination (PEB)

Art des Tumors	Charakteristika	Relative 5-Jahres-Über-lebensrate	Therapie
Maligne Keimstrang-stromatu-more	5 % aller malignen Ovarialtumore	Gute Prognose, > 95 %	Fertilitätserhaltende Operation möglich, Staging, bei Uterus-erhalt Hysteroskopie und fraktionierte Abrasio, ggf. Chemo-therapie ab FIGO IC
Ovarial-karzinom	Mittleres Erkrankungsalter: 70 Jahre, nur 20 % FIGO I, 60 % FIGO III, BRCA-Mutation bei 20 %	41 % alle Stadien	Leitlinien-gerechte Operation, Platin-haltige Chemothera-pie ab FIGO >IA G1, Platin-Taxanhaltige Chemotherapie ab FIGO IIb, ab FIGO IIIB zusätzlich Bevacizu-mab, bei BRCA-Mu-tation und FIGO III u. IV Platin-Taxan-haltige Chemothera-pie und anschließend als Erhaltungsthera-pie PARP-Inhibitort-herapie

Tab. 1
Charakteristika der Ovarialtumoren, 5-Jahres-Überlebensrate und Therapie (3–7)

2.4.3 Einfluss der Therapien auf die Fertilität

Die S3-Leitlinie zu malignen Ovarialtumoren in der Version 3.0 gibt die aktuellen konsensusbasierten Empfehlungen zur onkologischen Therapie vor (5). Grundsätzlich gilt es, bei malignen Ovarialtumoren sowohl die Biologie der Erkrankung als auch das individuelle Stadium zur Entscheidung hinsichtlich fertilitätserhaltender Maßnahmen zu berücksichtigen. Die AWMF-S2k-Leitlinie zum Fertilitätserhalt bei onkologischen Erkrankungen verweist bzgl. maligner Ovarialtumoren auf die AWMF-S3-Leitlinie (8).

Eine aktuelle retrospektive Studie aus Italien mit 548 Frauen nach Fertilitätsprotektion bei malignen Ovarialtumoren und einer Nachbeobachtungszeit von etwa 15 Jahren zeigte bei Kinderwunsch nach Erkrankung normale Fertilitätsraten mit fast 90 % (9).

Borderline-Tumoren des Ovars

Trotz sehr guter Prognose der Borderline-Tumoren des Ovars bei jungen Frauen umfasst die Empfehlung zum operativen Vorgehen grundsätzlich zunächst die komplette Tumorentfernung mit Salpingo-Oophorektomie und das adäquate chirurgische Staging, da der postoperative Tumorrest den bedeutendsten prognostischen Faktor darstellt. Oberstes Ziel der operativen Behandlung ist – wie beim Ovarialkarzinom – die Komplettresektion. Zum Staging gehören die Inspektion des Abdomens mit Gewinnung einer Spülzytologie, Resektion aller auffälligen Areale und exemplarische peritoneale Biopsien auch von unauffälligem Peritoneum sowie Omentektomie und Appendektomie bei invasivem muzinösen Ovarialkarzinom oder bei Befall. Bei nicht bestehendem Kinderwunsch sollte zusätzlich die kontralaterale Salpingo-Oophorektomie erfolgen.

Bei gewünschter Fertilitätsprotektion ist die Erhaltung des kontralateralen Ovars oder bei beidseitigem Befall eines Teils des Ovars und des Uterus vertretbar (10). Die AWMF-S3-Leitlinie zu malignen Ovarialtumoren (5) betont die Notwendigkeit des leitliniengemäßen Stagings bei Vorliegen eines BOT und der Aufklärung zum erhöhten Rezidivrisiko bei fertilitätserhaltenden Operationen.

Epitheliales Ovarialkarzinom

Das Ziel der operativen Behandlung beim Ovarialkarzinom ist die makroskopisch vollständige Tumorresektion. Die leitliniengetreue operative Therapie mit Längsschnittlaparotomie umfasst die beidseitige Salpingo-Oophorektomie, Hysterektomie, Omentektomie, Appendektomie nur bei invasivem muzinösem Subtyp oder Befall, peritoneale Probeexzisionen und in Frühstadien oder bei Befall die beidseitige pelvine und paraaortale Lymphonodektomie bis zu den Nierenstielen.

Nur bei einem low grade und unilateralem Tumorstadium FIGO I kann unter bestimmten Voraussetzungen bei Kinderwunsch nach adäquatem Staging ein fertilitätserhaltendes operatives Vorgehen gewählt werden.

Bei Patientinnen mit FIGO IA ist keine adjuvante Chemotherapie indiziert. Bei FIGO IA G2, IB G1–2 kann eine Chemotherapie mit Carboplatin mono über sechs Zyklen erfolgen (Tab. 2). Frauen ab FIGO-Stadium IC oder IA/B G3 sollen eine platinhaltige Chemotherapie erhalten, ab FIGO IIb zusätzlich mit Paclitaxel. Eine additive Behandlung mit dem monoklonalen Antikörper Bevacizumab ist bei fortgeschrittenem Ovarialkarzinom ab FIGO IIIB zu erwägen, da dadurch eine signifikante Verlängerung des progressionsfreien Intervalls erreicht werden kann. Bei nachgewiesener BRCA1 oder -2 Mutation und Stadium III oder IV konnte in einer prospektiv randomisierten, placebo-kontrollierten Phase-III-Studie nach Ansprechen auf platin-/taxanhaltige Chemotherapie mit einer Erhaltungstherapie mit dem PARP-Inhibitor Olaparib eine Reduktion des Rezidivrisikos um 70 % nach drei Jahren gezeigt werden (11).

Maligner Keimzelltumor

Maligne Keimzelltumoren werden, wenn möglich, fertilitätserhaltend mit einer einseitigen Salpingo-Oophorektomie, Omentektomie und Peritoneal-Biopsien therapiert. Eine adjuvante Kombinationschemotherapie, zumeist nach dem BEP-Schema (Tab. 2), wird bei Tumorrest oder ab einem Stadium FIGO > IA empfohlen. In 70 % ist die Chemotherapie-induzierte Amenorrhoe reversibel, sodass in Studien eine recht gute Prognose für die Fertilität trotz Kombination von chirurgischer und gonadotoxischer Reduktion der ovariellen Reserve beschrieben ist (12).

Zur Gonadotoxizität platinhaltiger Chemotherapien gibt es keine verlässlichen Studien. Sie kann jedoch vermutlich – altersangepasst – im mittleren Bereich der Gonadotoxizität im Vergleich mit anderen Chemotherapien angesiedelt werden.

Maligner Keimstrangstromatumor

Bei Keimstrangstromatumoren wird bei Uteruserhaltung eine Hysteroskopie und fraktionierte Abrasio empfohlen, da ein erhöhtes Risiko für eine Endometriumhyperplasie und ein -karzinom vorliegt. Ansonsten entspricht die operative Therapie der beim malignen Keimzelltumor. Eine platinhaltige adjuvante Chemotherapie kann ab Stadium FIGO IC und höher sowie bei Tumorrest erwogen werden.

Chemotherapie-Schema	Indikation	Chemotherapie-induzierte Amenorrhoe-Rate
BEP – Bleomycin, Etoposid, Cisplatin	maligne Keimzelltumoren	95 %, nur in 30 % persistierend (12)
6 Zyklen Carboplatin mono	„kann": ab FIGO IA G2, IB/C G1-2 „soll": ab FIGO IC, IA/B G3	noch keine Daten
6 Zyklen Carboplatin und Paclitaxel über 6 Zyklen	Ovarialkarzinom ab FIGO IIb, ab FIGO IB G1/2 individuell	noch keine Daten

Tab. 2
Gonadotoxizität üblicher Chemotherapie-Schemata bei malignen Ovarialtumoren

2.4.4 Effektivität und Risiken einer fertilitätsprotektiven Therapie

Borderline-Tumoren des Ovars

Bei Borderline-Tumoren ist der Ovar- und Uteruserhalt bei exzellenter Prognose im Stadium I nach suffizientem operativem Staging nicht mit einer starken Risikoerhöhung verbunden (Tab. 3). Jedoch zeigen mehrere retrospektive Beobachtungsstudien, dass vor allem bei Zystektomie des BOT ein erhöhtes Rezidivrisiko resultiert. Die weltweit größte multizentrische retrospektive Studie mit 280 jungen deutschen Patientinnen mit BOT weist aktuell auf ein erhöhtes Rezidivrisiko im verbliebenen Ovargewebe hin, wenngleich sich die Risiken für ein BOT-Rezidiv und auch für eine invasive Transformation nicht in einer signifikanten Verschlechterung der Überlebensraten widerspiegeln (2). Falls es zu einem Rezidiv kommt, liegt dann in bis zu 30 % der Fälle ein invasives epitheliales Ovarialkarzinom vor.

Die Fertilität nach BOT und Ovarerhalt ist durch die operativ reduzierte Ovarialreserve eingeschränkt. Daten zu Schwangerschaften werden jedoch selten in Registern oder longitudinalen Beobachtungsstudien dokumentiert. Eine retrospektive multizentrische Studie aus Frankreich ergab eine Fertilitätsrate von 32,3 % bei 65 Frauen mit Kinderwunsch von zunächst 162 fertilitätserhaltend operierten Frauen mit BOT (13).

Epitheliale Ovarialkarzinome

Beim epithelialen Ovarialkarzinom verschlechtert eine fertilitätserhaltende Operation nach guter Vorselektion der Patientin das rezidivfreie Intervall und Überleben nicht signifikant (14). Dies zeigt die 5-Jahres-Überlebensrate in einer großen amerikanischen Kohortenstudie mit 825 Frauen nach Fertilitätserhalt im Vergleich zu Frauen mit leitliniengemäßer Operation (15). Voraussetzung dafür ist ein suffizientes operatives Staging durch die damit verbundene gute Risikoabschätzung und -aufklärung sowie eine engmaschige Nachkontrolle bis zur Geburt (Tab. 3). Nach abgeschlossener Familienplanung sollte die komplettierende Operation erfolgen.

Daten zu Schwangerschaften nach Ovarialkarzinom und Fertilitätsprotektion lassen sich schwer finden. Erst in den letzten Jahren werden onkologische Patientinnen bzgl. Ihrer Fertilität langfristig und konsequent nachverfolgt. Eine aktuelle Studie aus Italien verweist auf dieses Problem (16).

Art des Tumors	Fertilitätserhaltendes Vorgehen	Risiko
Borderline-Tumoren des Ovars	Erhaltung von Uterus und Ovarialgewebe nach der Operation hormonelle Stimulation zur Kryokonservierung von Oozyten	Leichte Erhöhung des Rezidivrisikos, aber vermehrtes Risiko bei alleiniger Zystenentfernung Fraglich leicht erhöhtes Rezidivrisiko
Ovarial-karzinom	FIGO IA G1 fertilitätserhaltende Operation	Kein erhöhtes Rezidivrisiko, Bei Indikation zur Chemotherapie keine fertilitätserhaltende Operation
Maligne Keimzell-tumoren	Fertilitätserhaltende Operation GnRH-Agonisten während Kombinations-Chemotherapie mit Platin	Nur geringes Risiko für Rezidiv bei suffizientem operativen Staging, hohe Chemosensitivität Keine Reduktion der Effektivität der Chemotherapie, ggf. sogar Verstärkung der antiproliferativen Wirkung

Tab. 3
Maligne Ovarialtumoren und Risiken des fertilitätserhaltenden Vorgehens

Hormonelle Stimulation und Kryokonservierung von Oozyten

Bei Frauen mit Ovarialtumoren ist zu beachten, dass durch Operationen an den Ovarien mit Gewebeverlust die Ovarreserve grundsätzlich verringert wird. Dieser funktionelle Verlust an Ovargewebe durch Voroperationen zeigt sich bei einer ovariellen Stimulation zur Gewinnung von Oozyten. Bei Frauen mit Ovarialkarzinom wurden durchschnittlich 7,3 Oozyten im Vergleich zu 13,3 Oozyten bei Frauen mit anderen Malignomen gewonnen (17). Somit sind die zu erwartende Effektivität einer ovariellen Stimulation pro Stimulationszyklus geringer und möglicherweise sogar mehrere Stimulationszyklen erforderlich (Kap. 3.1), um eine ausreichend hohe Chance auf eine Lebendgeburt zu erzielen (Kap. 3.2, Abb. 1).

Bislang gibt es keine eindeutigen Hinweise, dass eine IVF mit kontrollierter ovarieller Stimulation bei zuvor gesunden Frauen das Risiko für ein BOT und ein Ovarialkarzinom erhöht (18). Offen ist jedoch, ob die ovarielle Stimulation nach der Behandlung eines BOT das Risiko für ein Rezidiv geringgradig erhöht (19).

Kryokonservierung von Ovargewebe

Eine Ovarkryokonservierung bei Ovarialkarzinom ist derzeit nicht zu empfehlen. Durch das theoretisch deutlich erhöhte Risiko der Autotransplantation von Tumorzellen, die im entnommenen, kryokonservierten und später autotransplantierten Gewebe verblieben sind, ist das onkologische Risiko für die Patientin als zu hoch einzuschätzen.

Nur wenn statt der Autotransplantation des Gewebes die noch experimentellen und damit hinsichtlich ihrer Effektivität nicht einzuschätzenden Techniken zur Generierung von Oozyten durch Xenotransplantation in anderen Spezies, In-vitro-Reifung oder Bildung eines artifiziellen Ovars (Kap. 3.9) möglich werden, wird eine Kryokonservierung von Ovargewebe sinnvoll.

GnRH-Agonisten

Falls begleitend zur fertilitätserhaltenden Operation eine Chemotherapie induziert wird, sind GnRH-Agonisten (GnRHa) zur medikamentösen Ovarprotektion zu erwägen. Es ist davon auszugehen, dass GnRHa bei Frauen mit Ovarialkarzinom genauso effektiv sind wie beim Mammakarzinom (Kap. 2.1.4, Kap. 3.6). Eine Beeinträchtigung der Effektivität der Chemotherapie durch GnRHa bei hormonsensitiven Tumoren wird diskutiert, ist aber sehr unwahrscheinlich (20).

Besonderheit der BRCA1/2-Mutation

Ein besonderer Aspekt bei Beratung von Frauen mit Ovarialkarzinom und Kinderwunsch ist die genetische Prädisposition bei nachgewiesener BRCA1/2-Mutation. Neu ist die Empfehlung im Rahmen des Konsortiums familiärer Brust- und Eierstockkrebs, dass alle Patienten mit einem Ovarialkarzinom bis zum 80. Lebensjahr eine genetische Beratung und eine BRCA1/2-Testung auch ohne weitere familiäre Häufung erhalten sollen (21). Gemäss der AWMF-Leitlinie „Diagnostik, Therapie und Nachsorge maligner Ovarialtumoren" sollten Frauen in Risikokonstellationen genetisch beraten werden und bei

Nachweis der BRCA1/2-Mutation nach abgeschlossener Familienplanung die prophylaktische bilaterale Salpingo-Oophorektomie erhalten (5). Das individuell erhöhte Risiko durch eine Ovarerhaltung und das Risiko, die familiäre Belastung an eigene Kinder weiterzuvererben, sollten im Beratungsgespräch zur Fertilitätsprotektion ebenfalls angesprochen werden.

Sollen die Frauen nach der Therapie eines Ovarialkarzinoms und bei einer BRCA-Mutation stimuliert werden, um Oozyten zu kryokonservieren, ist neben der oben genannten Einschränkung der Ovarreserve durch die chirurgische Intervention auch die erniedrigte Ovarreserve durch die BRCA-Mutation (s. Kap. 2.1.4) zu berücksichtigen.

2.4.5 Praktische Vorgehensweise

Nach sorgfältiger Auswahl und guter Risikoberatung kann auch bei Frauen mit malignen Ovarialtumoren eine fertilitätserhaltende Operation durchgeführt werden. Sinnvoll und onkologisch sicher erscheint die fertilitätserhaltende Operation mit komplettem Staging nur bei Frauen unter 40 Jahren mit Kinderwunsch bei einseitigem Tumorbefall FIGO IA G1 bei Ovarialkarzinom und bei Borderline-Ovarialtumoren.

Bei malignen Keimzelltumoren und Keimstrangstromatumoren ist dies stadienangepasst in Kombination mit der adjuvanten Chemotherapie zu erwägen. Bei diesen Frauen kann begleitend zur Chemotherapie die medikamentöse Ovarprotektion mit GnRHa sinnvoll sein.

Alle Frauen müssen darüber aufgeklärt werden, dass grundsätzlich nach erfülltem Kinderwunsch die Komplettierungsoperation erfolgen soll.

In Abb. 1 wird orientierend die Vorgehensweise zur Durchführung fertilitätsprotektiver Maßnahmen bei Ovarialtumoren dargestellt.

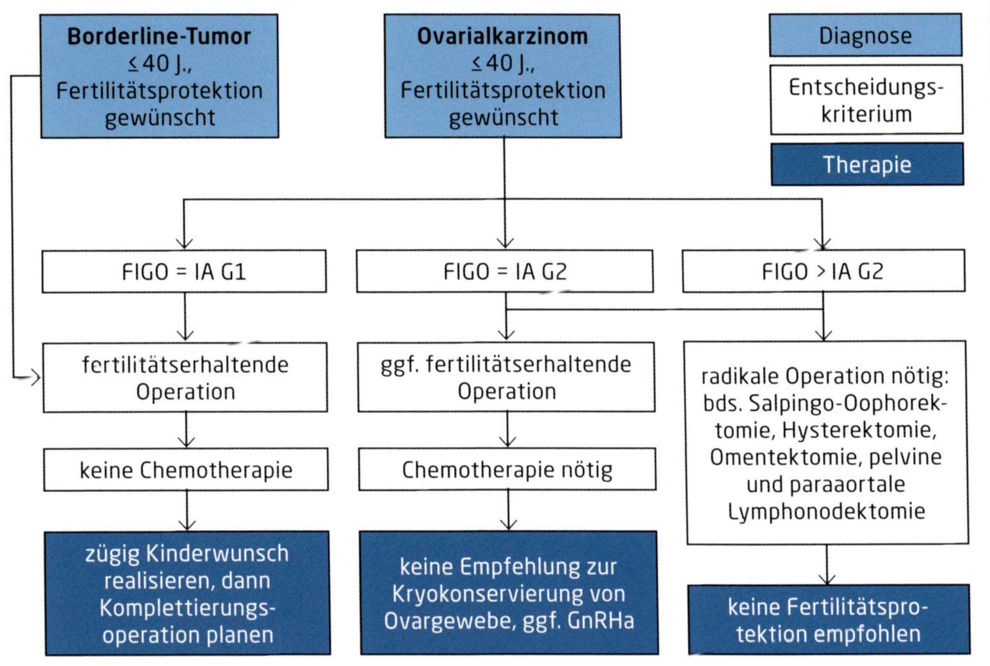

Abb. 1
Orientierende Vorgehensweise zur Durchführung fertilitätsprotektiver Maßnahmen bei Ovarialtumoren

Referenzen

1. **von Wolff M, Dittrich R, Liebenthron J, Nawroth F, Schüring AN, Bruckner T, Germeyer A.** Fertility preservation counselling and treatment for medical reasons: data from a multinational network of over 5000 women. Reprod Biomed Online 2015;31:605-12.

2. **Trillsch F, Mahner S, Woelber L, Vettorazzi E, Reuss A, Ewald-Riegler N, de Gregorio N, Fotopoulou C, Schmalfeldt B, Burges A, Hilpert F, Fehm T, Meier W, Hillemanns P, Hanker L, Hasenburg A, Strauss HG, Hellriegel M, Wimberger P, Baumann K, Keyver-Paik MD, Canzler U, Wollschlaeger K, Forner D, Pfisterer J, Schroeder W, Muenstedt K, Richter B, Kommoss F, Hauptmann S, du Bois A.** Age-dependent differences in borderline ovarian tumours (BOT) regarding clinical characteristics and outcome: results from a sub-analysis of the Arbeitsgemeinschaft Gynaekologische Onkologie (AGO) ROBOT study. Ann Oncol 2014;25:1320-7.

3. **Seong SJ, Kim DH, Kim MK, Song T.** Controversies in borderline ovarian tumors. J Gynecol Oncol 2015;26:343-9.

4. **https://www.krebsdaten.de/Krebs/DE/Content/Publikationen/Krebs_in_Deutschland/kid_2017/kid_2017_c56_eierstoecke.pdf?__blob=publicationFile**, letzter Aufruf 25.4.2019

5. **S3-Leitlinie.** Diagnostik, Therapie und Nachsorge maligner Ovarialtumoren, Langversion 3.0 2019, AWMF-Registernummer: 032/035OL.

6. **Reid BM, Permuth JB, Sellers TA.** Epidemiology of ovarian cancer: a review. Cancer Biol Med 2017;14:9-32.

7. **Park JY, Kim DY, Suh DS, Kim JH, Kim YM, Kim YT, Nam JH.** Outcomes of pediatric and adolescent girls with malignant ovarian germ cell tumors. Gynecol Oncol 2015;137:418-22.

8. **Deutsche Gesellschaft für Gynäkologie und Geburtshilfe (DGGG), Deutsche Gesellschaft für Reproduktionsmedizin (DGRM), Deutsche Gesellschaft für Urologie (DGU).** Leitlinie: Fertilitätserhaltung bei onkologischen Therapien. Level S2k, AWMF Register Nr. 015/082, November 2017. http://www.awmf.org/leitlinien/detail/ll/015-082.html.

9. **Ceppi L, Galli F, Lamanna M, Magni S, Dell'Orto F, Verri D, Delle Marchette M, Lissoni AA, Sina F, Giuliani D, Grassi T, Landoni F, Bonazzi CM, Fruscio R.** Ovarian function, fertility, and menopause occurence after fertility-sparing surgery and chemotherapy for ovarian neoplasms. Gynecol Oncol 2019;152:346-52.

10. **Darai E, Fauvet R, Uzan C, Gouy S, Duvillard P, Morice P.** Fertility and borderline ovarian tumor: a systematic review of conservative management, risk of recurrence and alternative options. Hum Reprod Update 2013;19:151-66.

11. **Moore K, Colombo N, Scambia G, Kim BG, Oaknin A, Friedlander M, Lisyanskaya A, Floquet A, Leary A, Sonke GS, Gourley C, Banerjee S, Oza A, González-Martín A, Aghajanian C, Bradley W, Mathews C, Liu J, Lowe ES, Bloomfield R, DiSilvestro P.** Maintenance Olaparib in patients with newly diagnosed advanced ovarian cancer. N Engl J Med 2018;379:2495-505.

12. **Gadducci A, Lanfredini N, Tana R.** Menstrual function and childbearing potential after fertility-sparing surgery and platinum-based chemotherapy for malignant ovarian germ cell tumours. Gynecol Endocrinol 2014;30:467-71.

13. **Fauvet R, Poncelet C, Boccara J, Descamps P, Fondrinier E, Darai E.** Fertility after conservative treatment for borderline ovarian tumors: a French multicenter study. Fertil Steril 2005;83:284-90.

14. **Wright JD, Shah M, Mathew L, Burke WM, Culhane J, Goldman N, Schiff PB, Herzog TJ.** Fertility preservation in young women with epithelial ovarian cancer. Cancer 2009;115:4118-26.

15. **Melamed A, Rizzo AE, Nitecki R, Gockley AA, Bregar AJ, Schorge JO, Del Carmen MG, Rauh-Hain JA.** All-cause mortality after fertility-sparing surgery for stage I epithelial ovarian cancer. Obstet Gynecol 2017;130:71-9.

16. **Massarotti C, Scaruffi P, Lambertini M, Sozzi F, Remorgida V, Anserini P.** Beyond fertility preservation: role of the oncofertility unit in the reproductive and gynecological follow-up of young cancer patients. Hum Reprod 2019;34:1462-9.

17. **Von Wolff M, Bruckner T, Strowitzki T, Germeyer A.** Fertility preservation: ovarian response to freeze oocytes is not affected by different malignant diseases-an analysis of 992 stimulations. J Assist Reprod Genet 2018;35:1713-9.

18. **Siristatidis C, Sergentanis TN, Kanavidis P, Trivella M, Sotiraki M, Mayromatis I, Psaltopoulou T, Skalkidou A, Petridou ET.** Controlled ovarian hyperstimulation for IVF: impact on ovarian, endometrial and cervical cancer – a systematic review and meta-analysis. Hum Reprod Update 2013;19:105-23.

19. **Denschlag D, von Wolff M, Amant F. Kesic V, Reed N, Schneider A, Rodolakis A.** Clinical recommendation on fertility preservation in borderline ovarian neoplasm: ovarian stimulation and oocyte retrieval after conservative surgery. Gynecol Obstet Invest 2010;70:160-5.

20. **Lin QY, Wang YV, Wenig HN, Sheng XJ, Jiang QP, Yang ZY.** Influence of gonadotropin-releasing hormone agonist on the effect of chemotherapy upon ovarian cancer and the prevention of chemotherapy-induced ovarian damage. J Zhejiang Univ Sci B 2012;13:894-903.

21. **Hauke J, Hahnen E, Schneider S, Reuss A, Richters L, Kommoss S, Heimbach A, Marmé F, Schmidt S, Prieske K, Gevensleben H, Burges A, Borde J, De Gregorio N, Nürnberg P, El-Balat A, Thiele H, Hilpert F, Altmüller J, Meier W, Dietrich D, Kimmig R, Schoemig-Markiefka B, Kast K, Braicu E, Baumann K, Jackisch C, Park-Simon TW, Ernst C, Hanker L, Pfisterer J, Schnelzer A, du Bois A, Schmutzler RK, Harter P.** Deleterious somatic variants in 473 consecutive individuals with ovarian cancer: results of the observational AGO-TR1 study (NCT02222383). J Med Genet 2019;56:574-80.

2.5 Zervixkarzinom

Maren Goeckenjan, Pauline Wimberger

2.5.1 Besonderheiten des Zervixkarzinoms in Bezug auf die Fertilität

Bis heute ist das Zervixkarzinom weltweit die zweithäufigste Krebserkrankung der Frau. Im Netzwerk *Ferti*PROTEKT erfolgten ca. 1,5 % der Beratungen aufgrund eines Zervixkarzinoms (1). Weltweit ist etwa jede vierte Frau bei Erstdiagnose unter 35 Jahre alt (2). Seit Jahrzehnten nimmt jedoch die Inzidenz des Zervixkarzinoms in entwickelten Ländern nach Einführung des gesetzlichen Frünerkennungsprogramms kontinuierlich ab. Gleichzeitig werden frühzeitig maligne Veränderungen der Zervix in früheren Stadien erkannt: Ein Drittel aller Zervixkarzinome in entwickelten Ländern wird heute im FIGC Stadium I diagnostiziert (3).

Die Humane-Papillomaviren-(HPV-)Impfung senkt das Risiko für das Carcinoma in situ der Zervix und das Zervixkarzinom (4). Es ist zu erwarten, dass die aktuell von der Ständigen Impfkommission (STIKO) in Deutschland empfohlene Impfung von Mädchen und Jungen gegen HPV mit dem neunvalenten Impfstoff (5) das Auftreten von Zervixkarzinomen perspektivisch noch weiter als bislang berechnet senken wird. Hierzu sind jedoch eine gute und flächendeckende Impfnutzung nötig.

In ca. 80 % der Fälle handelt sich beim Zervixkarzinom um ein Plattenepithelkarzinom. Andererseits betrifft das Adenokarzinom, der histologische Subtyp mit einer schlechteren Prognose, besonders junge Frauen und wird schlechter durch Früherkennung erfasst (6).

2.5.2 Stadiumabhängige Prognose

Das Tumorstadium ist beim Zervixkarzinom einer der wichtigsten Parameter zur Abschätzung der Prognose. In frühen Stadien weist das Zervixkarzinom eine sehr gute Prognose auf (Tab. 1). Weitere klare Prognose- und Risikofaktoren beim Zervixkarzinom sind Lymphknotenbefall, Lymph-, Hämangiosis, Tumorgrading, histologischer Subtyp und die Resektionsränder. Patientinnen ohne Lymphknotenbefall zeigen eine 5-Jahres-Überlebensrate von 90 %, während der nachgewiesene pelvine Lymphknotenbefall diese je nach Lokalisation auf 20–60 % reduziert (6).

	Erkrankungen in Deutschland 2011 (n)	Mittleres Erkrankungsalter (Karzinom)	Relative 5-Jahres-Überlebensrate	Mittleres Erkrankungsalter (Carcinoma in situ)
Zervixkarzinom	4647	53 Jahre	FIGO I: 93 % FIGO II: 75 % FIGO III: 58 % FIGO IV: 21 %	34 Jahre

Tab. 1
Charakteristika und stadiumabhängige Prognose des Zervixkarzinoms nach Daten des Zentrums für Krebsregisterdaten (7) und den Daten des Krebsregisters Bayern nach S3-LL (8)

2.5.3 Einfluss der Therapien auf die Fertilität

Carcinoma in situ der Zervix
Das Carcinoma in situ der Zervix schränkt die Fertilität per se nicht ein. Die Therapie sollte so erfolgen, wie es therapeutisch sinnvoll ist. Eine Anpassung des Konus und der Technik, optimal mit Large loop excision of the transformation zone (LLETZ), verringert den negativen Effekt auf die Verschlussfunktion der Zervix in nachfolgenden Schwangerschaften und damit insbesondere das Risiko der Frühgeburt (9).

Zervixkarzinom
Grundsätzlich kann die onkologische Therapie beim Zervixkarzinom die weibliche Fertilität in vielfältiger Weise beeinflussen (Abb. 1).

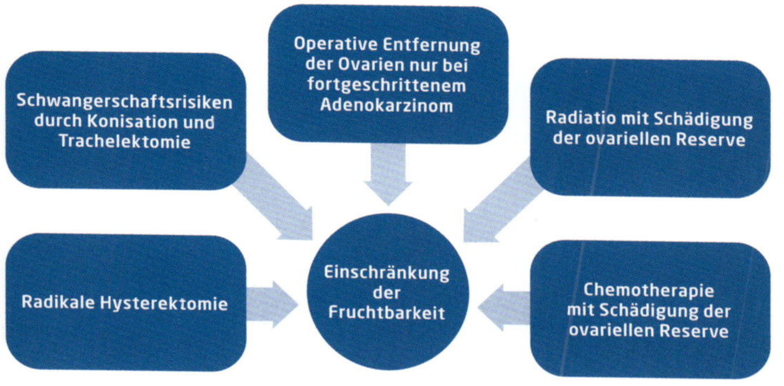

Abb. 1

Einschränkung der Fertilität durch die onkologische Therapie beim Zervixkarzinom

Operation

In frühen Stadien des Zervixkarzinoms ist die Operation primär als kurative Therapie indiziert bei Äquieffektivität einer primären kombinierten Radio-chemotherapie. Nur in frühen Tumorstadien bis maximal IB1/IIA1 und Tumorausdehnung < 2 cm kann die zervix- und damit fertilitätserhaltende Therapie ermöglicht werden. Die folgenden Empfehlungen basieren auf den aktuell gültigen Leitlinien der AWMF zum Zervixkarzinom und dem Fertilitätserhalt bei onkologischen Erkrankungen (8, 10).

- Im mikroinvasiven Stadium FIGO IA1 mit einem Risikofaktor erlaubt die Konisation – optimalerweise als LLETZ (Schlingenkonisation) mit R0-Resektion – primär die Erhaltung der Fruchtbarkeit.

- Bei FIGO IA1 mit zwei Risikofaktoren und ab FIGO IA2 mit einem Risikofaktor steigt das Risiko des Lymphknotenbefalls auf bis zu 5 %. Ab diesen Stadien soll das Lymphknotenstaging erfolgen, sinnvollerweise vor Entschluss zur Fertilitätsprotektion. Die radikale Trachelektomie nach Dargent (11) als Kombination aus Tumorresektion und komplettem Staging sowie permanenter Cerclage ist ein besonderes Beispiel für eine explizit an der Fertilität orientierte operative Tumortherapie. Die postoperative

Restzervix mit einer funktionellen Länge von < oder > 10 mm ist der wichtigste Einflussparameter für spätere geburtshilfliche Komplikationen. Vaginalsonographisch und mit MRT kann eine Abschätzung des Frühgeburtsrisikos erfolgen (12).

- Bei FIGO IB1 und FIGO IIA1 kann unter bestimmten Voraussetzungen – keine weitere Risikofaktoren und kleines Tumorvolumen (Tumor < 2 cm) – ebenfalls eine radikale Trachelektomie durchgeführt werden. Nach der Schwangerschaft ist die Komplettierungsoperation empfohlen.

- Bei neuroendokrinen Tumoren oder bei nicht HPV-assoziierten Adenokarzinomen der Zervix sollte keine Trachelektomie empfohlen werden.

- Ab FIGO IB1 ≥ 2 cm sollte das Corpus uteri nicht mehr erhalten werden. Es ist die radikale Hysterektomie, z. B. als totale mesometriale Resektion (TMMR), indiziert (13). Hierbei operiert man entsprechend den embryologisch entwickelten Kompartimenten und nervenschonend. Selbst bei Risikofaktoren erfolgt beim Therapiekonzept der TMMR keine adjuvante Radiochemotherapie, sondern dann nur eine adjuvante Chemotherapie. Bei Indikation zur radikalen Hysterektomie sollte eine beidseitige Salpingektomie durchgeführt werden, da die Tuben zum Müllerschen Kompartiment gehören.

Die Erhaltung der Ovarien wird beim Zervixkarzinom möglichst angestrebt. Auch bei Nachweis eines Adenokarzinoms kann bei Frühstadien nach Risikoabschätzung ovarerhaltend operiert werden. Verschiedene größere retrospektive Analysen von Frauen mit Ovarerhaltung bei Adenokarzinom der Zervix im FIGO Stadium I und II zeigten keine signifikanten Unterschiede in Bezug auf die Mortalität (14). Ab FIGO IB2 und Adenokarzinom sollte eine bilaterale Salpingo-Oophorektomie angesprochen werden.

Kombinierte Radiochemotherapie

Wird eine kombinierte Radiochemotherapie des kleinen Beckens nötig, sollten die Ovarien zum Schutz der endokrinen Funktion aus dem Strahlenfeld nach lateral und kranial verlagert werden. Mittlerweile ist jedoch auch bekannt, dass die Lateralverlagerung selbst zu einer Einschränkung der Ovarreserve führen kann (15). Der gonadotoxische Effekt der Strahlentherapie im kleinen Becken ist abhängig von der Gesamtdosis und der im Bereich der Ovarien zu berechnenden Lokaldosis sowie dem Alter der Frau bei Bestrahlung. Im Alter von 30 Jahren beträgt die Strahlendosis, bei der 97,5 % der behandelten Frauen eine komplette Ovarialinsuffizienz (Sterilisierung) erfahren, 14,3 Gy (16). Bei Uteruserhalt und durchgeführter Radiatio ist der Uterus nicht mit einer späteren Schwangerschaft zu vereinbaren. Eine Uterustransplantation wäre dann ein experimenteller Ansatz, der jedoch gerade bei voroperierten Frauen besondere Schwierigkeiten birgt (17).

Bei der kombinierten Radiochemotherapie werden typischerweise zumeist platinhaltige Schemata zur Sensibilisierung genutzt. Der gonadotoxische Effekt potenziert sich jedoch mit der gleichzeitigen Bestrahlung des kleinen Beckens.

Neoadjuvante Chemotherapie

Aktuell erfolgt nur in Einzelfällen eine neoadjuvante Chemotherapie, um den Uteruserhalt nach Downstaging zu ermöglichen (18). Hierbei kann – begleitend zum laparoskopischen Lymphknotenstaging (19) vor Beginn der Chemotherapie – die Entnahme von Ovargewebe erfolgen. Dies muss jedoch als ein experimentelles Vorgehen angesehen werden.

In höheren Stadien ist der aktive Fertilitätserhalt nicht sinnvoll und gefährdet die onkologische Sicherheit.

2.5.4 Effektivität und Risiken einer fertilitätsprotektiven Therapie

Eine fertilitätsprotektive Therapie beschränkt sich beim Zervixkarzinom im Wesentlichen auf eine ovar- und corpus-uteri-erhaltende Therapie. Es besteht zwar die Möglichkeit der Durchführung der in Tab. 2 genannten fertilitätsprotektiven Maßnahmen, die allerdings oft mit erheblichen Risiken durch die erhöhte Rezidivwahrscheinlichkeit verbunden sind.

Eine Metastasierung des frühen Zervixkarzinoms in die Ovarien ist seiten und findet sich eher bei Risikofaktoren wie tiefer Infiltration und Beteiligung des Uterus. Dennoch besteht gerade bei Adenokarzinomen der jungen Frau ein erhöhtes Risiko für eine ovarielle Metastasierung (20). Auf dieses Risiko muss vor allem beim Adenokarzinom bei jeder Ovarerhaltung und Kryokonservierung hingewiesen werden. Bislang findet sich in einer Metaanalyse von Studien zu kryokonserviertem Ovargewebe zwar kein erhöhtes Risiko bei Frauen mit Zervixkarzinom, aber die Aussage ist aufgrund der geringen Fallzahl und histologischen Aussagekraft eingeschränkt (21).

Andere mögliche Risiken, die individuell sowohl mit der Patientin als auch interdisziplinär mit den betreuenden Disziplinen (Onkologie, Strahlentherapie und Reproduktionsmedizin) diskutiert werden müssen, zeigt Tab. 2.

Als Corpus uteri-erhaltende und somit primär fertilitätserhaltende Maßnahmen können eine Konisation und eine Trachelektomie erfolgen.

Mittlerweile gibt es einige internationale Studien der letzten 15 Jahre mit höheren Fallzahlen, die das onkologische Outcome und den Schwangerschaftseintritt nach Trachelektomie beschreiben. Rezidivraten nach Trachelektomie werden nach einer kanadischen Publikation mit < 5 % angegeben (22). Das Risiko für ein Rezidiv steigt jedoch nach Trachelektomie bei Frauen mit Primärtumoren > 2 cm auf 11 %. Schwangerschaften nach Trachelektomie sind möglich und resultierten nach dieser Analyse von mehr als 1200 behandelten Frauen in einer Lebendgeburtenrate von 66,7 %. Auch eine französische Studie (23) gibt nach Trachelektomie eine vergleichbare Lebendgeburtenrate (70 %) bei einem hohen Anteil an Frühgeburten (38 %) an.

Therapeutisches Vorgehen	Fertilitätsprotektive Therapien	Mögliche Risiken
radikale Hysterektomie	Uteruserhaltung durch Konisation, Trachelektomie	Wurde trotz Wunsch nach Fertilitätserhalt onkologisch adäquat operiert? Erhöhtes Rezidivrisiko. Konisation und Trachelektomie mit Risiko für Fehl- und Frühgeburt in späteren Schwangerschaften
Adnexektomie	Ovarerhaltung	Risiko der ovariellen Metastasierung
Radiatio des kleinen Beckens	Lateralverlagerung der Ovarien	Einschränkung der ovariellen Reserve durch die Verlagerung
Radiatio des kleinen Beckens	Kryokonservierung von Ovargewebe	Ovarielle Metastasierung bei Adenokarzinom und onkologisches Risiko bei Autotransplantation
Chemotherapie	Kryokonservierung von Ovargewebe	ovarielle Metastasierung bei Adenokarzinom und onkologisches Risiko bei Autotransplantation
	GnRH-Agonisten	wirksam bei gleichzeitiger Strahlentherapie?

Tab. 2
Mögliche Risiken fertilitätsprotektiver Therapien beim Zervixkarzinom

2.5.5 Praktische Vorgehensweise

Bei Kinderwunsch und neu diagnostiziertem frühen Zervixkarzinom FIGO IA1 mit Risikofaktoren bis IA2 ohne Risikofaktoren ist eine fertilitätserhaltende Operation mit Konisation und bis FIGO IB1 und FIGO IIA1 < 2 cm ohne Risikofaktoren mit radikaler Trachelektomie und Ovarerhaltung möglich. Dabei ist ein erhöhtes Rezidivrisiko im Einzelfall abzuschätzen. Vor einer geplanten

Strahlentherapie kann die Lateralverlagerung der Ovarien zum Erhaltung der endokrinen Funktion erfolgen.

Lässt sich beim Zervixkarzinom die Eizellreserve (ggf. auch durch Kryokonservierung), nicht aber der Uterus erhalten oder muss eine Strahlentherapie erfolgen, so besteht – wenngleich nicht in Deutschland – theoretisch die Möglichkeit einer Leihmutterschaft. Diese ist aber besonders wegen ihrer ethischen Implikationen gegen gesetzliche Regularien in Deutschland mit der Patientin bzw. dem Paar sehr detailliert zu besprechen.

Inzwischen wurde auch über die experimentelle Transplantation des Uterus berichtet (24, 25) (Kap. 3.9), die jedoch beim Zervixkarzinom bisher keine Option darstellt.

Ebenfalls kontrovers diskutiert und als hoch experimentell einzustufen, ist die neoadjuvante Chemotherapie beim Zervixkarzinom in höheren Stadien, die eine fertilitätserhaltende Operation nach Downstaging ermöglichen soll.

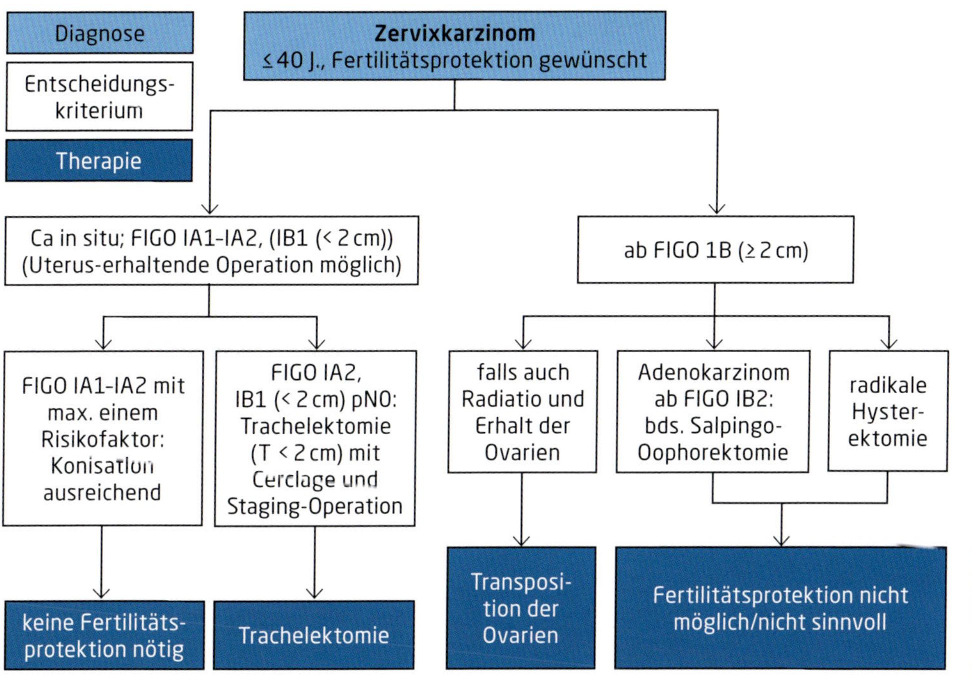

Abb. 2

Therapie beim Zervixkarzinom und Optionen der Fertilitätsprotektion

Referenzen

1. **von Wolff M, Dittrich R, Liebenthron J, Nawroth F, Schüring AN, Bruckner T, Germeyer A.** Fertility preservation counselling and treatment for medical reasons: data from a multinational network of over 5000 women. Reprod Biomed Online 2015;31:605-12.

2. **Rob L, Skapa P, Robova H.** Fertility-sparing surgery in patients with cervical cancer. Lancet Oncol 2011;12:192-200.

3. **Kyrgiou M, Shafi, MI.** Invasive cancer of the cervix. Obstet Gynaecol Reprod 2010;20:147-57.

4. **Arbyn M, Xu L, Simoens C, Martin-Hirsch PP.** Prophylactic vaccination against HPV to prevent cervical cancer and its precursors. Cochrane Database Syst Rev 2018;5:CD009069.

5. **https://www.rki.de/DE/Content/Infekt/Impfen/ImpfungenAZ/HPV/HPV.html**, letzter Aufruf 04.05.2019.

6. **Waggoner SE. Cervical cancer.** Lancet 2003;361:2217–25.

7. **http://www.krebsdaten.de/Krebs/DE/Content/Krebsarten/Gebaermutterhalskrebs/gebaermutterhalskrebs_node.html**, letzter Aufruf 04.05.2019.

8. **S3-Leitlinie.** Diagnostik, Therapie und Nachsorge der Patientin mit Zervixkarzinom Version 1.0 – September 2014, AWMF-Registernummer 032/033OL

9. **Kyrgiou M, Athanasiou A, Paraskevaidi M, Mitra A, Kalliala I, Martin-Hirsch P, Arbyn M, Bennett P, Paraskevaidis E.** Adverse obstetric outcomes after local treatment for cervical preinvasive and early invasive disease according to cone depth: systematic review and meta-analysis. BMJ 2016;354:i3633.

10. **Deutsche Gesellschaft für Gynäkologie und Geburtshilfe (DGGG), Deutsche Gesellschaft für Reproduktionsmedizin (DGRM), Deutsche Gesellschaft für Urologie (DGU).** Leitlinie: Fertilitätserhaltung bei onkologischen Therapien. Level S2k, AWMF Register Nr. 015/082, November 2017. http://www.awmf.org/leitlinien/detail/ll/015-082.html.

11. **Dargent D, Martin X, Sacchetoni A, Mathevet P.** Laparoscopic vaginal radical trachelectomy: a treatment to preserve the fertility of cervical carcinoma patients. Cancer 2000;88:1877-82.

12. **Alvarez RM, Biliatis I, Rockall A, Papadakou E, Sohaib SA, deSouza NM, Butler J, Nobbenhuis M, Barton D, Shepherd JH, Ind T.** MRI measurement of residual cervical length after radical trachelectomy for cervical cancer and the risk of adverse pregnancy outcomes: a blinded imaging analysis. BJOG 2018;125:1726-33.

13. **Höckel M, Horn LC, Manthey N, Braumann UD, Wolf U, Teichmann G, Frauenschläger K, Dornhöfer N, Einenkel J.** Resection of the embryologically defined uterovaginal (Müllerian) compartment and pelvic control in patients with cervical cancer: a prospective analysis. Lancet Oncol 2009;10:683-92.

14. **Chen J, Wang R, Zahng B, Lin X, Wei J, Jia Y, Yin Y, Ye S, Zhu T, Chen G, Yuan Y, Lu W, Li K.** Safety of ovarian preservation in women with stage I and II cervical adenocarcinoma: a retrospective study and meta-analysis. Am J Obstet Gynceol 2016;215:460.e1-e13.

15. **Buekers TE, Anderson B, Sorosky JI, Buller RE.Pahisa J, Martinez-Roman S, Martinez-Zamora MA, Torne A, Caparros X.** Ovarian function after surgical treatment for cervical cancer. Gynecol Oncol 2001;80:85-8.

16. **Wallace WH, Thomson AB, Saran F, Kelsey TW.** Predicting age of ovarian failure after radiation to a field that includes the ovaries. Int J Radiat Oncol Biol Phys 2005;62:738–44.

17. **Castellon LAR, Amador MIG, Gonzales RED, Eduardo MSJ, Díaz-García C, Kvarnström N, Bränström M.** The history behind successful uterine transplantation in humans. JBRA Assist Reprod 2017;21:126-34.

18. **Laios A, Kasius J, Tranoulis A, Gryparis A, Ind T.** Obstetric outcomes in women with early bulky cervical cancer downstaged by neoadjuvant chemotherapy to allow for fertility-sparing surgery: a meta-analysis and metaregression. Int J Gynaecol Cancer 2018;28:794-801.

19. **Vercellino GF, Piek JM, Schneider A, Köhler C, Mangler M, Speiser D, Chiantera V.** Laparoscopic lymph node dissection should be performed before fertility preserving treatment of patients with cervical cancer. Gynecol Oncol 2012;126:325-9.

20. **Ronnett BM, Yemelyanova AV, Vang R, Gilks CB, Miller D, Gravitt PE, Kurman RJ.** Endocervical adenocarcinomas with ovarian metastases: analysis of 29 cases with emphasis on minimally invasive cervical tumors and the ability of the metastases to simulate primary ovarian neoplasms. Am J Surg Pathol 2008;32:1835-53.

21. **Bastings L, Beerendonk CC, Westphal JR, Massuger LF, Kaal SE, van Leeuwen FE, Braat DD, Peek R.** Autotransplantation of cryopreserved ovarian tissue in cancer survivors and the risk of reintroducing malignancy: a systematic review. Hum Reprod Update 2013;19:483-506.

22. **Willows K, Lennox G, Covens A.** Fertility-sparing management in cervical cancer: balancing oncologic outcomes with reproductive success. Gynecol Oncol Res Pract 2016;3:9.

23. **Bentivegna E, Maulard A, Pautier P, Chargari C, Gouv S, Morice P.** Fertility results and pregnancy outcomes after conservative treatment of cervical cancer: a systematic review of cervical cancer: a systematic review of the literature. Fertil Steril 2016;106:1195-1211.e5.

24. **Brännström M, Enskog A, Kvarnström N, Ayoubi JM, Dahm-Kähler P.** Global results of human uterus transplantation and strategies for pre-transplantation screening of donors. Fertil Steril 2019;112:3-10.

25. **Brännström M, Dahm-Kähler P.** Uterus transplantation and fertility preservation. Best Pract Res Clin Obstet Gynaecol 2019;55:109-16.

2.6 Endometriale Hyperplasie und Endometriumkarzinom

Maren Goeckenjan, Michael von Wolff, Pauline Wimberger

2.6.1 Stadiumabhängige Prognose

Die spätere Entscheidung zur aktiven Familienplanung in entwickelten Ländern gepaart mit der Überernährung und dem hohen Anteil von übergewichtigen Frauen führt zur Zunahme der komplexen endometrialen Hyperplasien mit Atypien und des Endometriumkarzinoms auch bei Frauen im reproduktiven Alter. Die endometriale Hyperplasie ohne Atypien resultiert unbehandelt in ca. 1 % der Fälle und jene mit Atypien in ca. 30 % in einem Endometriumkarzinom (1) (Tab. 1).

Das Typ-I-Karzinom ist östrogenabhängig und hat die typischen Risikofaktoren, die auch im Zusammenhang mit unerfülltem Kinderwunsch häufig vorkommen wie Nulliparität, polyzystisches Ovarsyndrom, Diabetes mellitus, arterieller Hypertonus und Adipositas.

Wenngleich das Endometriumkarzinom selten prämenopausal diagnostiziert wird, beträgt der Anteil von Frauen unter dem 45. Lebensjahr an allen Patientinnen mit der Diagnose Endometriumkarzinom etwa 6 % (2).

Typischerweise findet sich bei jungen Frauen ein endometrioides Endometriumkarzinom mit niedrigem Tumorstadium und -grading und damit guter Prognose. Tritt das Endometriumkarzinom bei jungen Frauen auf, so sollte eine genetische Prädisposition zur Tumorentwicklung des hereditären Tumorsyndrom HNPCC (hereditäres nicht polypöses kolroektales Karzinom oder Lynch-Syndrom) abgeklärt werden. Hierbei besteht ein Lebenszeitrisiko, an einem Endometriumkarzinom zu erkranken von 40–60 % (1).

	Prognose	Therapiestandard nach Leitlinien	Therapie bei Kinderwunsch
Hyperplasie des Endometriums ohne Atypien	Risiko für Endometriumkarzinom: 1 %	keine Hysterektomie nötig, 10–20 mg MPA/d zyklisch, Kontrolle alle 3–6 Monate mit HSK und Abrasio bis zur Schwangerschaft	Verzicht auf Gestagentherapie, Schwangerschaft zeitnah realisieren, Kontrollen
Hyperplasie des Endometriums mit Atypien	Risiko für Endometriumkarzinom: 30 % endgültige Pathologie des Operationspräparates in 20–40 % mit invasivem Karzinom	100 mg MPA/d oder Gestagen-freisetzendes IUD, histologische Kontrolle alle 3–6 Monate bis zur Schwangerschaft	nach Gestagentherapie und Kontrollen Schwangerschaft zeitnah anstreben, anschließend Komplettierungsoperation
endometrioides Endometriumkarzinom	erhöhtes Rezidivrisiko bei Uteruserhalt: 15 % in allen Stadien, Lymphknotenmetastasierung je nach myometraner Infiltration, 5-Jahres-Überlebensrate bei allen Stadien 75–83 %	Standardtherapie bei pT1a, G1 oder G2 (low risk Endometrium-Ca): Hysterektomie und beidseitige Salpingo-Ooophorektomie, ab höherem Stadium zusätzlich pelvine u. paraaortale Lymphonodektomie, bei low risk-Endometrium-Ca keine adjuvante Therapie nötig	bei Wunsch nach Fertilitätserhalt bei endometrioidem Endometriumkarzinom pT1a, G1 und positiven Progesteronrezeptoren: unter Gestagentherapie (z. B. 250 mg MPA/d oder Gestagen-freisetzendes IUD) Kontroll-HSK und Kürettage alle 3 Monate, wenn kein Rezidiv innerhalb eines Jahres: Kinderwunsch zeitnah angehen, nach Abschluss der Familienplanung Komplettierungsoperation

Tab. 1

Endometriale Hyperplasie und Endometriumkarzinom: Prognose und therapeutisches Vorgehen bei Frauen mit und ohne Kinderwunsch (1, 3)

2.6.2 Gonadotoxizität der Therapien

Eine gonadotoxische Chemotherapie ist im Frühstadium nicht erforderlich.
Entweder werden Gestagene zur medikamentösen Therapie angewandt
(die keine Gonadotoxizität aufweisen) oder es erfolgt eine Hysterektomie
mit beidseitiger Salpingo-Oophorektomie. Bei Typ-I-Endometriumkarzinom
pT1a, G1/2 ist aufgrund der guten Prognose keine systematische Lymphadenektomie bei klinisch unauffälligen Lymphknoten indiziert (1). Bei einem
pelvinen und/oder paraaortalen Lymphknotenbefall wird zusätzlich eine
adjuvante Chemotherapie empfohlen. Der Nachweis von Lymphknoten-
metastasen – vor allem makroskopisch auffälligen Lymphknoten – ist beim
Endometriumkarzinom für die Prognose besonders ungünstig und resultiert in
der Stadieneinteilung FIGO IIIc. Bei diesen Frauen besteht die Therapie in einer
makroskopischen Komplettresektion einschließlich der Hysterektomie, Salpingo-Oophorektomie bds. und systematischen Lymphonodektomie, ebenso
besteht dann die Indikation für eine adjuvante Chemotherapie mit Carboplatin
und Paclitaxel. Für die Senkung des Lokalrezidivrisikos wird überdies eine adjuvante Strahlentherapie empfohlen. Im fortgeschrittenen Stadium ist daher
ein fertilitätserhaltendes Vorgehen nicht durchführbar.

2.6.3 Therapien und Effekte auf die Fertilität

Der therapeutische Standard bei der endometrialen Hyperplasie mit Atypien
ist eine Gestagentherapie mit hysteroskopischen und histologischen Kontrollen. Die Therapie beim Endometriumkarzinom umfasst grundsätzlich die
Hysterektomie, Salpingo-Oophorektomie (Tab. 1).

Bei einem frühem Endometriumkarzinom pT1a, G1/G2 ist die Prognose nach Hysterektomie und beidseitiger Salpingo-Oophorektomie mit einer 5-Jahres-Überlebenszeit von 99 % exzellent (1). Ab höheren Stadien ist zusätzlich eine systematische pelvine und paraaortale Lymphadenektomie angezeigt. Diese kurative Therapie macht naturgemäß eine spätere Schwangerschaft unmöglich.

Daten zum Uteruserhalt und den Risiken bei Frauen mit dringendem Kinderwunsch und Endometriumkarzinom gibt es nur wenige. Grundsätzlich ist dieses Vorgehen nur vertretbar bei gut differenziertem, endometrioidem Endometriumkarzinom, pT1a, G1 und Progesteronrezeptor-Nachweis sowie auf das Endometrium begrenztem Stadium ohne Infiltration des Myometriums. Begleitend wird eine Hormontherapie mit Gestagenen und zumeist hochdosiertem Medroxyprogesteronacetat 250 mg/d über mindestens sechs bis neun Monate empfohlen (4). Eine Gestagentherapie ist bei frühem Endometriumkarzinom mit hohen Remissionsraten verbunden, nach neunmonatiger Gestagentherapie ist nicht mehr mit weiteren Remissionen zu rechnen (1).

In den letzten Jahren wurden einige zumeist retrospektive Studien mit geringen Fallzahlen zum fertilitätserhaltenden Vorgehen mit endokriner Therapie bei Endometriumkarzinom Ia, G1 und Endometriumhyperplasie mit Atypien, die als Präkanzerose des Endometriumkarzinoms gilt, veröffentlicht. Eine aktuelle Metaanalyse mit 54 Beobachtungsstudien zeigt hohe Geburtenraten von über 50 % und niedrige Rezidivraten bei Gestagentherapie und regelmäßigen hysteroskopischen Kontrollen mit Kürettage (5). Eine Übersicht der Studien zum Fertilitätserhalt bei Endometriumhyperplasie mit Atypien und Endometriumkarzinom der letzten fünf Jahre zeigt Tab. 2.

	Studiendesign	Vorgehen	Studienkollektiv	Bemerkungen
Gonthier et al. 2015 (6)	retrospektive Multicenterstudie (Frankreich)	Gestagentherapie	n=32 EC G1, n=111 AH, Alter ≤ 40 Jahre, Vergleich Fertilitätserhalt (n=32) und Hysterektomie	Risiko für Karzinomrezidiv nach Fertilitätserhalt im Vergleich zur Hysterektomie erhöht, Risiko für Rezidiv nach Fertilitätserhalt bei AH (atypischer Endometriumhyperplasie) nicht eindeutig erhöht
De Marzi et al. 2015 (7)	retrospektive Beobachtungsstudie, keine Kontrollen (Italien)	hysteroskopische Resektion und anschließend Gestagentherapie 160 mg MPA/d	n=3 mit EC G1, n=20 AH, Alter ≤ 45 Jahre	52 % Komplettremission nach 3 Monaten, 39 % nach 6 Monaten, mediane Nachbeobachtungszeit von 25 Monaten, 7 Schwangerschaften bei 6 Frauen
Chen et al. 2015 (8)	retrospektive Studie, keine Kontrolle (China)	Gestagentherapie mindestens 6 Monate	n=37 EC FIGO IA G1, n=16 AH, Alter ≤ 41 Jahre	75 % Komplettremission nach 6 Monaten, 5-Jahres-Rezidivfreiheit 71 %, 17 Schwangerschaften bei 33 Frauen mit Kinderwunsch (52 %)
Pronin et al. 2015 (9)	prospektive Studie, keine Kontrollen (Russland)	Behandlung mit Levenorgestrel-IUD und GnRH-Agonisten für mindestens 6 Monate	n=32 EC G1, n=38 AH, Alter ≤ 42 Jahre	72 % Komplettremission bei EC und 92 % mit AH, 8 Frauen schwanger

	Studiendesign	Vorgehen	Studienkollektiv	Bemerkungen
Zhou et al. 2015 (10)	retrospektive Studie, keine Kontrollen (China)	Gestagentherapie, bei erhöhtem HbA1c gleichzeitige Metformintherapie mindestens 12 Wochen, regelmäßige Kontrollen	n=19 EC G1, n=13 AH, Alter ≤ 40 Jahre	84 % Komplettremission, Nachbeobachtungszeit von 32,5 Monaten, 9 von 21 Frauen schwanger, Insulinresistenz scheint Wahrscheinlichkeit für Komplettremission zu senken, Prognoseverbesserung durch Metformin
Yang et al. 2019 (11)	retrospektive Studie mit AH und EC, keine Kontrollen (China)	orale Gestagentherapie und Kontrollen alle 3 Monate per Hysteroskopie und Kürettage	n=40 EC FIGO IA, n=120 AH, mittleres Alter 32 Jahre	mittlere Dauer der Gestagentherapie 6,7 Monate bis Komplettremission, 45 % Schwangerschafts- und 25 % Lebendgeburtenrate

Tab. 2
Studien zu Optionen des Fertilitätserhalts bei Frauen < 45 Jahre mit Endometriumkarzinom (EC) und atypischer Hyperplasie des Endometriums (AH). (MEDLINE-Literatursuche: englischsprachige Publikationen, 2015–2019, prospektive oder retrospektive Studien mit mindestens 20 eingeschlossenen Frauen)

Aufgrund fehlender Studien mit großen Fallzahlen zum einheitlichen Vorgehen ist der Fertilitätserhalt bei Frauen mit Endometriumkarzinom und Kinderwunsch weiterhin eine Einzelfallentscheidung. Die deutschen AWMF-Leitlinien geben zum fertilitätserhaltenden Vorgehen bei Endometriumkarzinom folgendes Vorgehen vor (1, 3):

- Indikation gut differenziertes, endometrioides Endometriumkarzinom (pT1a, G1) mit Expression von Progesteronrezeptoren, dringender Kinderwunsch

- Ausschluss von Adnexbefall bzw. myometraner Infiltration

- Aufklärung über bewussten Verzicht auf die operative Standardbehandlung mit kurativer Hysterektomie und den damit verbundenen Risiken (Progression der Erkrankung, Metastasierung)

- Aufklärung über notwendige engmaschige Kontrollen und Hysterektomie nach Abschluss des Kinderwunsches

- Suffiziente medikamentöse Behandlung mit Gestagenen (Medroxyprogesteronacetat oder Megestrolacetat) oder LNG-IUS

- Nachsorge alle sechs Monate mit Kontrollhysteroskopien und Strichkürettagen

- Möglichst geringe Zeit bis zum Schwangerschaftseintritt nach Absetzen der Gestagentherapie, ggf. Kooperation mit einem Reproduktionsmediziner

- Aufgrund der hohen Rezidivrisikos nach Erfüllung des Kinderwunsches stadienangepasste Therapie (Hysterektomie und beidseitige Salpingo-Oophorektomie)

Ein erhöhtes onkologisches Risiko durch inadäquates Staging liegt beim Verzicht auf Hysterektomie und Salpingo-Oophorektomie vor. Die Chance für eine Komplettremission liegt je nach Studie bei 50–84 % (1). Der Verbleib der Ovarien verschlechtert in niedrigen Stadien bei endometrioidem Endometriumkarzinom das Überleben und das rezidivfreie Intervall jedoch nicht (12). Das Risiko des späteren Ovarialkarzinoms oder Metastasierung in das Ovar muss jedoch mitberücksichtigt werden, wenn die Ovarien bei jungen Frauen verbleiben. Auf das Risiko eines mit dem Endometriumkarzinom in zeitlichem Zusammenhang auftretenden Ovarialkarzinoms bei jungen Frauen mit genetischer Prädisposition (HNPCC) wird hingewiesen (13).

2.6.4 Praktische Vorgehensweise

Obwohl auch beim frühen Endometriumkarzinom die Hysterektomie zur Standardtherapie gehört, kann bei jungen Frauen mit Kinderwunsch bei FIGO IA G1, bei frühem gut differenzierten Endometriumkarzinom mit Expression von Progesteronrezeptoren ohne Myometriumbeteiligung ein vorübergehender Uteruserhalt erfolgen (Abb. 1). Typischerweise wird eine Gestagentherapie mit Medroxyprogesteronacetat (MPA) oder Megestrolacetat begonnen. Trotz Gestagentherapie ist die Rezidivrate zwar ohne Verschlechterung der Mortalität aber so hoch, dass eine Hysterektomie nach Erfüllung des Kinderwunsches erfolgen sollte. Engmaschige, mindestens dreimonatige Nachsorgen mit Kontrollhysteroskopien und Strichkürettage während der endokrinen Therapie sind angezeigt. Nur bei stabiler Situation kann nach einer mehr-, am besten zwölfmonatigen Gestagentherapie die Medikation abgesetzt und zeitnah der Kinderwunsch realisiert werden.

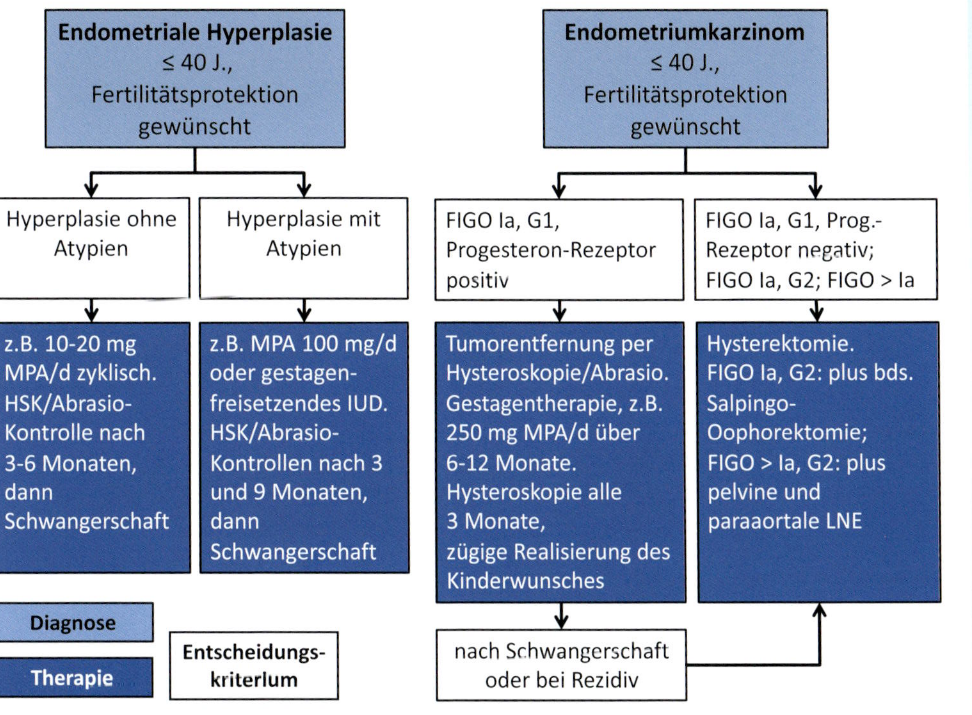

Abb. 1

Therapie bei endometrialer Hyperplasie und Endometriumkarzinom
(MPA = Medroxyprogesteronacetat)

Referenzen

1. **S3-Leitlinie.** Endometriumkarzinom; Diagnostik, Therapie und Nachsorge, Langfassung 1.0 2018, AWMF-Registernummer: 032/034 OL.

2. **Gerstl B, Sullivan E, Vallejo M, Koch J, Johnson M, Wand H, Webber K, Ives A, Anazodo A.** Reproductive outcome following treatment for a gynecological cancer diagnosis: a systematic review. J Cancer Surviv 2019;13:269-81.

3. **S2k-Leitlinie.** Fertilitätserhalt bei onkologischen Erkrankungen, Langversion V 1.0 2017, AWMF-Registernummer 015/082.

4. **Simpson AN, Feigenberg T, Clarke BA, Gien LT, Ismiil N, Laframboise S, Massey C, Ferguson SE.** Fertility sparing treatment of complex atypical hyperplasia and low grade endometrial cancer using oral progestin. Gynecol Oncol 2014;133:229-33.

5. **Zhang Q, Qi G, Kanis MJ, Dong R, Cui B, Yang X, Kong B.** Comparison among fertility-sparing therapies for well differentiated early-stage endometrial carcinoma and complex atypical hyperplasie. Oncotarget 2017;8:57642-53.

6. **Gonthier C, Piel B, Touboul C, Walker F, Cortez A, Luton D, Darai E, Koskas M.** Cancer incidence in patients with atypical endometrial hyperplasia managed by primary hysterectomy of fertility-sparing treatment. Anticancer Res 2015;35:6799-804.

7. **De Marzi P, Bergamini A, Luchini S, Petrone M, Taccagni GL, Mangili G, Colombo G, Candiani M.** Hysteroscopic resection in fertility-sparing surgery for atypical hyperplasia and endometrial cancer: safety and efficacy. J Minim Invasive Gynecol 2015;22:1178-82.

8. **Chen M, Jin Y, Li Y, Bi Y, Shan Y, Pan L.** Oncologic and reproductive outcomes after fertility-sparing management with oral progestin for women with complex endometrial hyperplasia and endometrial cancer. Int J Gynaecol Obstet 2016;132:34-8.

9. **Pronin SM, Novikova OV, Andreeva JY, Novikova EG.** Fertility-Sparing Treatment of Early Endometrial Cancer and Complex Atypical Hyperplasia in Young Women of Childbearing Potential. Int J Gynecol Cancer 2015;25:1010-4.

10. **Zhou R, Yang Y, Lu Q, Wang J, Miao Y, Wang S, Wang Z, Zhao C, Wei L.** Prognostic factors of oncological and reproductive outcomes in fertility-sparing treatment of complex atypical hyperplasia and low-grade endometrial cancer using oral progestin in Chinese patients. Gynecol Oncol 2015;139:424-8.

11. **Yang B, Xu Y, Zhu Q, Xie L, Shan W, Ning C, Xie B, Shi Y, Luo X, Zhang H, Chen X.** Treatment efficiency of comprehensive hysteroscopic evaluation and lesion resetion combined with progestin therapy in young women with endometrial atypical hyperplasia and endometrial cancer. Gynecol Oncol 2019;153:55-62.

12. **Gu H, Li J, Gu Y Tu H, Zhou Y, Liu J.** Survival impact of ovarian preservation on women with early-stage endometrial cancer: a systematic review and meta-analysis. Int J Gynecol Cancer 2017;27:77-84.

13. **Dogan A, Schultheis B, Rezniczek GA, Hilal Z, Cetin C, Häusler G, Tempfer CB.** Synchronous endometrial and ovarian cancer in young women: case report and review of the literature. Anticancer Res 2017;37:969-78.

2.7 Kinderonkologische Erkrankungen

Magdalena Balcerek, Michael von Wolff, Anja Borgmann-Staudt

2.7.1 Stadiumabhängige Prognose

In der Kinderonkologie stellen akute Leukämien die häufigsten malignen Tumoren mit 30,3 % dar, gefolgt von Hirntumoren mit 23,8 % und Lymphomen mit 14,3 %. Seltener sind Weichteilsarkome (5,8 %), Tumoren der peripheren Nervenzellen (5,6 %), Knochen- (5,2 %), Nieren- (4,7 %) und Keimzelltumoren (4,0 %) (1). Mit der Durchführung von Therapieoptimierungsstudien (TOS) der Deutschen Gesellschaft für pädiatrische Onkologie und Hämatologie (GPOH) seit den 70er-Jahren haben sich die Überlebensraten für Mädchen und Jungen mit malignen Erkrankungen stetig gebessert. So liegt die 15-Jahres-Überlebensrate aktuell bei 82 % der Betroffenen mit einer pädiatrisch-onkologischen Erkrankung, welche vor dem 15. Lebensjahr diagnostiziert wurde (1). Derzeit befinden sich ca. 35.000 ehemalige kinderonkologische Patienten in der Langzeitnachbeobachtung des Deutschen Kinderkrebsregisters (1) (Tab. 1).

Diagnosen	International Classification of Childhood Cancer (ICCC-3)	Anteil 2004–2013	Überlebensrate		Therapieprotokolle der GPOH
			5 Jahre	15 Jahre	
gesamte Kinderonkologie	–	100 %	85 %	82 %	
Leukämien und myeloproliferative Erkrankungen	I	30,3 %	89 %	86 %	
ALL	I(a)		92 %	90 %	AIEOP-BFM ALL, ALL-BFM, Co-ALL

Diagnosen	International Classification of Childhood Cancer (ICCC-3)	Anteil 2004–2013	Überlebensrate		Therapieprotokolle der GPOH
			5 Jahre	15 Jahre	
AML	I(b)		73%	71%	AML-BFM
CML	I(c)		96%	96%	CML-paed II
MDS, andere myeloproliferative Erkrankungen	I(d)		82%	76%	EWOG-MDS 2006
Lymphome	**II**	**14,3%**	**94%**	**92%**	
Hodgkin-Lymphom	II(a)		99%	97%	Euro-NET-PHL-C1, HD
Non-Hodgkin-Lymphom	II(b)		89%	96%	NHL-BFM, B-NHL BFM, NHL-BFM
Burkitt-Lymphom	II(c)		93%	92%	NHL-BFM, B-NHL BFM, NHL-BFM
ZNS-Tumoren	**III**	**23,8%**	**77%**	**71%**	
Ependymome und Choroid-Plexus-Tumoren	III(a)		81%	69%	HIT, HIT-MED; HIT-SKK
Astrozytome	III(b)		81%	77%	SIOP LGG,
intrakranielle/-spinale Embryonaltumoren (z.B. Medulloblastom, PNET)	III(c)		67%	56%	HIT, HIT-MED; HIT-SKK
andere Gliome	III(d)		46%	43%	HIT-GBM, HIT-HGG

Diagnosen	International Classification of Childhood Cancer (ICCC-3)	Anteil 2004–2013	Überlebensrate		Therapieprotokolle der GPOH
			5 Jahre	15 Jahre	
andere intrakranielle/ -spinale Neoplasien (z. B. Hypophysenadenome, Kraniopharyngiom)	III(e)		96 %	91 %	**Kraniopharyngeom, HIT-Endo**
Neuroblastome und Ganglioneuroblastome	IV	5,6 %	80 %	76 %	**NB**
Knochentumoren	VIII	5,2 %	72 %	67 %	Ewing-Sarkome: **Ewing, Euro EWING, EICESS, CESS** Osteosarkome: **EURAMOS-1, COSS**
Weichteiltumoren	IX	5,8 %	73 %	69 %	**CWS-SoTiSaR, CWS**
Keimzelltumoren	X	4,0 %	94 %	93 %	**MAHO, MAKEI**
andere (Retinoblastome, renale Tumoren, Hepatoblastome, Karzinome)	V, VI, VII, XI	–	–	–	**Retinoblastomregister** renale Tumoren: **SIOP 2001/ GPOH** Hepatoblastome: **HB**

Tab. 1
Überlebensraten und Therapieprotokolle bei verschiedenen Diagnosen und Tumorstadien

Im Netzwerk *Ferti*PROTEKT wurden in den Jahren 2016–2018 in 2,5 % der Fälle Kinder und Jugendliche unter 14 Jahren beraten. Diese Beratungen erfolgten zu etwa einem Drittel wegen eines Hodgkin-Lymphoms und zu etwa einem Viertel wegen einer Leukämie. Grund für weitere Beratungen waren Medulloblastome, myelodysplastische Syndrome, Sarkome, Neuroblastome und Astrozytome (2).

2.7.2 Gonadotoxizität der Therapien

Bei bis zu einem Drittel der Mädchen und Jungen ist die Fruchtbarkeit nach einer Chemo- und/oder Strahlentherapie beeinträchtigt (3–5), nach einer Stammzelltransplantation bei über zwei Dritteln (6). In einzelnen Fällen ist innerhalb einiger Jahre nach einer Chemo- und Strahlentherapie eine Erholung der Gonadenfunktion möglich (7). Fast alle ehemaligen Patienten wünschen sich ein eigenes Kind (8). Während die Fehlgeburtenrate bei ehemaligen Patientinnen etwas erhöht sein kann (8), ist die Rate an Schwangerschaftsabbrüchen signifikant niedriger als in der deutschen Allgemeinbevölkerung (9).

Im Folgenden werden die Risikofaktoren für eine relevante Funktionsbeeinträchtigung der Gonaden beschrieben. Für eine schnellere Orientierung werden auch die jeweiligen Therapiearme der in der Kinderonkologie verwendeten Therapieprotokolle (TOS-Protokolle) nach dem Risiko für eine relevante Funktionsbeeinträchtigung der Gonaden aufgeführt.

Bei einem hohen Risiko sind fertilitätsprotektive Maßnahmen vor Beginn der gonadotoxischen Therapie dringend zu empfehlen. Prinzipiell lässt sich jedoch nicht immer vor Therapie erkennen, welcher Risikogruppe die Patientin bzw. der Patient zuzuordnen ist. Daher sind fertilitätserhaltende Maßnahmen auch bei Kindern und Jugendlichen mit initial mittlerem Risiko zu erwägen und können gegebenenfalls auch bei Patienten mit niedrigerem Risiko gemeinsam mit den Familien diskutiert werden. Hierbei sind stets die Risiken der fertilitätserhaltenden Maßnahmen, die Durchführbarkeit in Zusammenhang mit der onkologischen Therapie sowie der Wunsch der Betroffenen zu berücksichtigen.

Einteilung nach Therapie- und Studienprotokollen

Ein **hohes** Risiko für eine spätere Fruchtbarkeitsstörung haben Patienten nach einer hämatopoetischen Stammzelltransplantation, für deren Konditionierungstherapie Busulfan oder eine Ganzkörperbestrahlung (total body irradiation, TBI) verwendet wurde. Auch eine lokale Beckenbestrahlung ist hochgonadotoxisch (6, 7, 10–12) (Tab. 2).

Beckenbestrahlung und Ganzkörperbestrahlung (6, 10–12) (s. auch Kap. 2.9.2)	• **Ovarielle** Bestrahlungsdosis ≥ 10 Gy (Risiko altersabhängig!, postpubertäres Organ ist strahlensensibler [10]) • Bestrahlung unterhalb LWK 5: erhöhtes Risiko; iliakale Bestrahlung: hohes Risiko; inguinale Bestrahlung: Risiko individuell unterschiedlich • **Testikuläre** Bestrahlungsdosis ≥ 4 Gy
Chemotherapie	• bei **Mädchen**: Busulfan ≥ 14 mg/kg KG kumulative Dosis (6, 7) • bei **Jungen**: Procarbazin ≥ 6 g/m² (13)

Tab. 2
Therapien mit einem hohen gonadotoxischen Risiko

Ein **mittleres** Risiko für eine spätere Fruchtbarkeitsstörung liegt bei folgenden Chemotherapeutika vor (6, 7, 10, 11, 13–15) (Tab. 3):

Busulfan	> 0,4 g/m²
Carboplatin	> 2 g/m² (unsichere Datenlage)
Cisplatin	> 0,5 g/m²
Cyclophosphamid	> 10 g/m²
Etoposid	> 5 g/m²
Ifosfamid	> 42 g/m²
Melphalan	> 0,14–0,24 g/m²
Procarbazin bei **Mädchen**	> 6 g/m²
Procarbazin bei **Jungen**	> 3 g/m²

Tab. 3
Chemotherapeutika und Dosierungen mit einem mittleren gonadotoxischen Risiko

Die in Tab. 3 genannten Chemotherapeutika werden in folgenden TOS-Protokollen und Studienarmen in den entsprechenden Dosen verwendet (zugehörige Diagnosen siehe Tab. 1) (Tab. 4):

CWS-SoTiSaR: RMS Subgroup C1, D-H; Other „RMS-like", „Non-RMS-like" in HR, Metastatic STS; **CWS 02:** SR B, HR; **96:** SR, HR; **91:** SR, HR HR; **86; 81**

EURAMOS-1: MAPIE; **COSS 96:** HR; **91:** IOR; **86:** LRV-VI, HR

Ewing 2008; Euro EWING 99; EICESS 92; CESS 86; 81

HB 1999: HB III SD/PD, IV PR; HCC: III/IV PR

EuroNET-PHL-C1: TG2+3 random 07-11; **HD 2002 Pilot TG3, HD 95:** TG3; **90:** TG3; **82:** TG3

HIT 2000: HIT2000-AB4, HIT2000-BIS4 -RT; MET-HIT2000-BIS4 CR/PR, P-HIT2000-AB4, P-HIT2000-BIS4-RT; E-HIT2000-AB4, E-HIT2000-BIS4 -RT

NB 2004: MR <6M, HR; **97:** HR+Mega, HR+DT <6M; **90:** RG2+3 A/B-CR, RG3 C-D+4; **82:** III +LK, IV

SIOP LGG 2004: Standard/Intensivierte Induktion; **96**

SIOP 2001/GPOH: II-IV + HR; **93-01:** I-V + HR, IV Non-CR

Tab. 4
Therapieoptimierungsstudien (TOS) – Protokolle und Studienarme mit Chemotherapeutika-Dosierungen mit einem mittleren gonadotoxischen Risiko

Ein **geringes Risiko** haben Patienten, die eine Therapie gemäß der in Tab. 5 dargestellten TOS-Protokolle erhalten:

- **AIEOP-BFM ALL 2009, ALL-BFM 2000, 95, 90, 86, 83, 81, 79, 77**

- **AML-BFM 2004, 02, 98, 93, 87, 83, 78**

- **Co-ALL-08-09, 03, 97, 92, 89, 85, 82, 80**

- **CWS-SoTiSaR 2009:** RMS Subgroup A, B, C2; **02:** LR, SR A; **96:** LR; **91:** LR, HR LR

- **EURAMOS-1:** MAP, MAPifn; **COSS 96:** LR, S1, S2; **91:** COSS, COSS/IOR; **90; 89; 86** LR I-IV; **85; 82; 80; 77**

- **EuroNET-PHL-C1** 2007–2011 TG1, TG2 + 3 random, seit 2012 TG1-3; **EuroNET-PHL-LP1; HD 2002 Pilot; HD 95:** TG1; 90: TG1; 87; 85

- **HB 99:** I + II; III PR; HCC: I/II; III/IV PR operabel; SD/PD; PR (operabel, SD/PD); **94; 89**

- **HIT-GBM D, C, B, A**

- **HIT-HGG 2007**

- **HIT 2000:** HIT2000-BIS4 + RT; MET-HIT2000-BIS4 SD/PD, MET-HIT2000-AB4; PHIT2000-BIS4 + RT; E-HIT2000- BIS4 + RT; **HIT-MED 99; HIT-SKK 92; HIT 91; 89; 88; HIT-SKK 87**

- **Kraniopharyngeom 2007, 2000; HIT-Endo 99, 96**

- **NB 2004:** Observation, MR N 6M; **97:** SR, HR + DT N 6M; **90:** RG2 + 3 A/B + CR, RGS-C 85; 82: II-II, III-LK; **79**

- **NHL-BFM Registry 2012, B-NHL BFM 04, NHL-BFM 95, 90, 86, 83, 81, 79, 77, 76, 75**

- **MAHO 98; 94; 92; 88; 82**

- **MAKEI 96; 89; 86; 83**

- **SIOP 2001/GPOH:** I, II–IV ohne HR; **93-01** I–V ohne HR; **89; 82; 80; 79**

Tab. 5
Therapieoptimierungsstudien (TOS) – Protokolle und Studienarme mit einem geringen gonadotoxischen Risiko

Einteilung nach Patientenfaktoren und Therapien

Ein präpubertäres Alter bei Therapie geht bei Mädchen und Jungen mit einem niedrigeren Risiko für eine spätere Beeinträchtigung der Fruchtbarkeit einher (10). Bei einer präpubertären Bestrahlung der Hypophysen-Hypothalamus-Achse der Mädchen ist eine Abweichung des Menarchealters sowohl im Sinne einer Pubertas praecox (zur Behandlung siehe [17]) als auch einer Pubertas tarda (zur Behandlung siehe [17]), wobei die Mehrzahl der untersuchten ehemaligen Patientinnen ein normales Alter bei der Menarche nach Chemo- und/oder Strahlentherapie aufweist (18).

Ein Mangel an GnRH bzw. FSH und/oder LH kann bei Patientinnen und Patienten nach einer Bestrahlung der Hypothalamus-Hypophysen-Achse mit einer Hypophysendosis ≥ 30 Gy auftreten und hier zur Funktionsstörung der Gonaden im Sinne eines hypogonadotropen Hypogonadismus führen (3, 19). Dieser ist, auch nach längerem Bestehen, mit einer Hormonersatztherapie behandelbar (zur Behandlung siehe [20]). Eine Androgendefizienz wurde auch nach hochdosierten Gaben von Procarbazin und nach einer testikulären Bestrahlung ≥ 20 Gy beschrieben (21).

Nach einer abdominellen Bestrahlung mit mehr als 14 Gy können Schädigungen des Uterus auftreten, welche zu einer erhöhten Wahrscheinlichkeit für Schwangerschaftskomplikationen wie Fehlgeburten, Frühgeburtlichkeit, niedriges Geburtsgewicht und erhöhte perinatale Sterblichkeit führen (3, 14, 22) (siehe auch Kap. 4.3) (Tab. 6).

Organ/ Funktion	Risikofaktoren – Patient	Risikofaktoren – Therapie fertilitätsprotektive Maßnahmen zu empfehlen
Ovar: Sterilität, endokrine Dysfunktion	Alter > 12 Jahre, postpubertär (4)	• bilaterale ovarielle Tumoren • Therapie mit Alkylantien (10, 11) • Radiatio der Ovarien (23) (s. auch Kap. 1.5, Tab. 1): ≥ 10–15 Gy (präpubertär), ≥ 5–10 Gy (pubertär)
Hoden: endokrine Dysfunktion	niedriges Alter, präpubertär	• Hodenkarzinome mit unilateraler Orchidektomie • Therapie mit Alkylantien • Radiatio der Hoden: subklinisch: < 12 Gy; klinisch: > 20 Gy (präpubertär) und 30 Gy (postpubertär)
Hoden: Sterilität	postpubertär (4)	• Hodenkarzinome mit Orchidektomie • Therapie mit Alkylantien (10, 13) • Radiatio der Hoden (s. auch Kap. 1.5, Tab. 1): ≥ 2 Gy; potenziell reversibel: < 1,5 Gy; irreversibel ≥ 4 Gy (24)

Tab. 6
Relevante Risikofaktoren für einen Hypogonadismus nach einer onkologischen Erkrankung im Kindesalter (modifiziert nach [16])

2.7.3 Wahrscheinlichkeit der gonadalen Metastasierung

Das Risiko einer gonadalen Metastasierung ist bei Kindern und Jugendlichen grundsätzlich besonders zu beachten. So ist das Risiko für maligne Zellen in den Gonaden bei systemischen Erkrankungen, wie den Leukämien und blastären- und Burkitt-Lymphomen hoch (25, 26). Kamiyama et al. (22) fanden in 99 Leukämieautopsien von Kindern in 49 % eine testikuläre Infiltration und in 58 % eine ovarielle Infiltration. Reid et al. (25) untersuchten Patienten mit Leukämien und Lymphomen post mortem und fanden in 42/65 (65 %) Fällen eine testikuläre Infiltration sowie in 20/31 (66 %) Fällen eine ovarielle Infiltration. Doch auch bei soliden Tumoren, wie dem Neuroblastom, dem Rhabdomyosarkom, Ewingsarkom und Karzinomen, sind gonadale Metastasierungen beschrieben. Hierbei metastasieren am häufigsten das Neuroblastom und von den Sarkomen das Rhabdomyosarkom in die Gonaden (26–28). Weitere Daten zum Risiko einer gonadalen Metastasierung bei Erwachsenen finden sich im Kap. 3.3 und in der Übersichtsarbeit von Basting et al. (29).

Aufgrund der potenziellen gonadalen Metastasierung ist eine Retransplantation von kryokonserviertem gonadalem Gewebe in vielen Fällen nicht möglich. Darüber müssen Patienten und ihre Eltern bereits vor Entnahme des Gewebes informiert werden. Es werden derzeit Techniken entwickelt (Kap. 3.9), die möglicherweise auch eine Verwendung des Gewebes bei einer Metastasierung erlauben. Diese sind jedoch experimentell und es kann derzeit noch nicht abgeschätzt werden, ob sie überhaupt und, wenn ja, wann sie klinisch nutzbar sein werden.

2.7.4 Fertilitätsprotektive Maßnahmen

Die zur Verfügung stehenden fertilitätsprotektiven Maßnahmen für Mädchen und Jungen vor einer pädiatrisch-onkologischen Therapie unterscheiden sich darin, ob der Therapiebeginn vor oder nach Eintritt der Pubertät liegt. Neben etablierten Maßnahmen stehen auch noch experimentelle (insbesondere bei präpubertären Kindern) zur Verfügung (20).

Fertilitätsprotektive Maßnahmen bei Mädchen

GnRH-Agonisten (Kap 3.6)
GnRH-Agonisten sind bei Kindern nicht indiziert und die Wirksamkeit bei Adoleszenten nur fraglich gegeben.

Transposition der Ovarien (Kap. 3.7)
Liegen die Ovarien bei einer Radiotherapie im Strahlenfeld, ist je nach Strahlendosis (Kap. 4.3) eine Transposition zu erwägen, deren Nutzen belegt ist, wenn die Ovarien weit genug aus dem Strahlenfeld herausluxiert werden können. Neben bekannten Komplikationen wie Durchblutungsstörungen und Zystenbildung des verlagerten Ovars ist zu beachten, dass bei einer Transposition der Ovarien unter das Diaphragma die Tuben durchtrennt werden müssen, was eine spätere In-vitro-Fertilisation erforderlich macht. Auch muss bei einer zeitgleichen Bestrahlung je nach Bestrahlungsdosis darauf hingewiesen werden, dass erhöhte Schwangerschaftsrisiken resultieren können oder eine Schwangerschaft durch eine Schädigung des Uterus gar unmöglich wird (s. Kap. 4.3).

Ovarielle Stimulation und Kryokonservierung von Oozyten (Kap. 3.1, 3.2)
Die bei einer Kryokonservierung von Oozyten erforderliche vorausgehende ca. 14-tägige hormonelle Stimulation ist, wegen Dringlichkeit der onkologischen Therapie, nicht immer möglich. Eine solche Maßnahme ist nur bei Adoleszenten mit einer bereits aktivierten Follikulogenese durchführbar. Sie erfordert regelmäßige vaginale Ultraschalluntersuchungen und eine vaginale Follikelpunktion, die nur möglich ist, wenn die Größe des Hymenalsaumes eine solche Untersuchung zulässt. Auch ist die psychologische Belastung der vaginalen Manipulationen zu bedenken.

Entnahme und Kryokonservierung von Ovargewebe (Kap. 3.3, 3.4)
Eine Kryokonservierung ist unter Beachtung der Risiken für eine gonadale Metastasierung (s. oben) möglich und erfordert eine Laparoskopie. Zwei Fallberichte zur Pubertätsinduktion mit retransplantiertem Ovargewebe, welches in der Kindheit kryokonserviert wurde (30, 31), und der Bericht über eine erste Geburt nach der Retransplantation von Ovargewebe, welches am Pubertätsbeginn entnommen wurde (32), zeigen, dass eine Aktivierung des Gewebes nach einer

Retransplantation möglich ist. Da die spätere Schwangerschaftsrate nach Retransplantation von Ovargewebe mit einer hohen Follikeldichte (wie sie bei Kindern vorliegt) besonders hoch ist, erscheint diese Maßnahme bei Kindern gut geeignet. Zu beachten ist jedoch das Risiko für eine Retransplantation von malignen Zellen.

Fertilitätsprotektive Maßnahmen bei Knaben

Kryokonservierung von Spermien (Kap. 3.8)

Eine Kryokonservierung von Spermien nach der Pubertät (Ejakulation, Elektrostimulation, Hodenbiopsie [TESE]) als Fertilitätsreserve für eine spätere assistierte reproduktive Maßnahmen ist ab dem 13. Lebensjahr, Tanner 3 und einem Hodenvolumen ≥ 10 ml möglich (33).

Kryokonservierung von immaturem Hodengewebe (Kap. 3.8)

Die Kryokonservierung von immaturem, vor der Pubertät operativ entnommenem Hodengewebe, ist noch experimentell. Die erforderliche anschließende Spermienreifung aus den testikulären Stammzellen ist beim Menschen noch nicht möglich. Auch besteht, je nach maligner Erkrankung, das Risiko für eine Retransplantation von malignen Zellen.

2.7.5 Praktische Vorgehensweise

Zunächst sollte das Risiko für eine Gonadenschädigung anhand der Daten in Kap. 2.7.2 evaluiert werden. Wie in diesem Kapitel bereits dargestellt, sind bei Kindern Indikationen für oder gegen eine fertilitätsprotektive Maßnahme nicht immer eindeutig zu definieren. Bei einem hohen Risiko für eine Gonadotoxizität sind fertilitätsprotektive Maßnahmen vor Beginn der gonadotoxischen Therapie jedoch dringend zu empfehlen. Bei einem mittleren Risiko sollten und bei einem niedrigen Risiko können fertilitätsprotektive Maßnahmen auch diskutiert werden. Jugendliche Patienten sollten aktiv in die Entscheidungsfindung einbezogen werden.

Das Risiko für eine Fertilitätsstörung sollte den Betroffenen und Angehörigen ausführlich erklärt werden. Auch müssen die Risiken der fertilitätsprotektiven

Maßnahmen erläutert werden und auf spätere Alternativen, z. B. eine Samen-
spende und eine Eizellspende (falls im entsprechenden Land erlaubt) eingegangen werden. Bei einer Bestrahlung des Beckens sind die Risiken für eine
spätere Schwangerschaft zu nennen (Kap. 4.3). Wichtig ist der Hinweis, dass
gonadotoxische Therapien nicht zu einem erhöhten Risiko für Fehlbildungen
oder nicht hereditär bedingten Krebserkrankungen der Nachkommen führen
(34–36).

Nach Abschluss der onkologischen Therapie ist auf eine regelrechte Pubertätsentwicklung zu achten. Postpubertär oder spätestens im jungen Erwachsenenalter sollte eine Fertilitätsabklärung durchgeführt werden.

Referenzen

1. **Deutsches Kinderkrebsregister.** Jahresbericht 2017. http://www.kinder‹rebsre-
   gister.de/typo3temp/secure_downloads/22605/0/bd894cced68c7950a69875d-
   c2588a29281fd6fbc/jb2017_s.pdf

2. **von Wolff M, Dittrich R, Liebenthron J, Nawroth F, Schüring AN, Bruckner
   T, Germeyer A.** Fertility-preservation counselling and treatment for medical reasons: data from a multinational network of over 5.000 women. Reprod Biomed Online 2015;31:605-12.

3. **Green DM, Kawashima T, Stovall M, Leisenring W, Sklar CA, Mertens AC, Donaldson SS, Byrne J, Robison LL.** Fertility of female survivors of childhood cancer: a report from the childhood cancer survivor study. J Clin Oncol 2009;27:2677-85.

4. **Rendtorff R, Hohmann C, Reinmuth S, Müller A, Dittrich R, Beyer M, Wick-
   mann L, Keil T, Henze G, Borgmann-Staudt A.** Hormone and sperm analy-
   ses after chemo- and radiotherapy in childhood and adolescence. Klin Padiatr
   2010;222:145-9.

5. **Balcerek M, Reinmuth S, Hohmann C, Keil T, Borgmann-Staudt A.** Suspec-
   ted infertility after treatment for leukemia and solid tumors in childhood and adolescence. Dtsch Arztebl Int 2012;109:126-31.

6. **Borgmann-Staudt A, Rendtorff R, Reinmuth S, Hohmann C, Keil T, Schuster
   FR, Holter W, Ehlert K, Keslova P, Lawitschka A, Jarisch A, Strauss G.** Fertility after allogeneic haematopoietic stem cell transplantation in childhood and adolescence. Bone Marrow Transplant 2012;47:271-6.

7. **Pfitzer C, Orawa H, Balcerek M, Langer T, Dirksen U, Keslova P, Zubarovskaya N, Schuster FR, Jarisch A, Strauss G, Borgmann-Staudt A.** Dynamics
   of fertility impairment in childhood brain tumour survivors. J Cancer Res Clin Oncol
   2014;140:1759-67.

8. **Hohmann C, Borgmann-Staudt A, Rendtorff R, Reinmuth S, Holzhausen S, Willich SN, Henze G, Goldbeck L, Keil T.** Patient counselling on the risk of infertility and its impact on childhood cancer survivors: results from a national survey. J Psychosoc Oncol 2011;29:274-85.

9. **Hohmann C, Borgmann A, Keil T.** Re: Induced abortions in Danish cancer survivors: a population based cohort study. J Natl Cancer Inst 2011;103:698.

10. **Reinmuth S, Hohmann C, Rendtorff R, Balcerek M, Holzhausen S, Müller A, Henze G, Keil T, Borgmann-Staudt A.** Impact of chemotherapy and radiotherapy in childhood on fertility in adulthood: the FeCt-survey of childhood cancer survivors in Germany. J Cancer Res Clin Oncol 2013; 139:2071-8.

11. **Wallace WH, Anderson RA, Irvine DS.** Fertility preservation for young patients with cancer: who is at risk and what can be offered? Lancet Oncol 2005;6:209-18.

12. **Wasilewski-Masker K, Seidel KD, Leisenring W, Mertens AC, Shnorhavorian M, Ritenour CW, Stovall M, Green DM, Sklar CA, Armstrong GT, Robison LL, Meacham LR.** Male infertility in long-term survivors of pediatric cancer: a report from the childhood cancer survivor study. J Cancer Surviv 2014;8:437-47.

13. **Brämswig JH, Heimes U, Heiermann E, Schlegel W, Nieschlag E, Schellong G.** The effects of different cumulative doses of chemotherapy on testicular function. Results in 75 patients treated for Hodgkin's disease during childhood or adolescence. Cancer 1990;65:1298-302.

14. **AWMF S3 Leitlinie 025-030.** Endokrinologische Nachsorge nach onkologischen Erkrankungen im Kindes- und Jugendalter. http://www.awmf.org/uploads/tx_szleitlinien/025-030l_S3_Endokrinologische_Nachsorge_nach_onkologischen_Erkrankungen_Kindes_Jugendalter_2014_03.pdf

15. **Jahnukainen K, Ehmcke J, Hou M, Schlatt S.** Testicular function and fertility preservation in male cancer patients. Best Prac Res Clin Endocrinol Metab 2011;25:287–302.

16. **AWMF S1 Leitlinie 027-025.** Pubertas tarda. http://www.awmf.org/uploads/tx_szleitlinien/027-025l_S1_Pubertas_tarda_Hypogonadismus_2011-01.pdf

17. **Wessel T, Balcerek M, Reinmuth S, Hohmann C, Keil T, Henze G, Borgmann-Staudt A.** Age at menarche in childhood cancer survivors: results of a nationwide survey in Germany. Horm Res Paediatr 2012;77:108–114.

18. **Koustenis E, Pfitzer C, Balcerek M, Reinmuth S, Zynda A, Stromberger C, Hohmann C, Keil T, Borgmann-Staudt A.** Impact of cranial irradiation and brain tumor location on fertility: a survey. Klin Padiatr 2013;225:320-4.

19. **AWMF S1 Leitlinie 025-034.** Beeinträchtigung der Gonadenfunktion nach Chemo- und Strahlentherapie im Kindes- und Jugendalter: Risiken, Diagnostik, Prophylaxe- und Behandlungsmöglichkeiten. http://www.awmf. org/uploads/tx_ szleitlinien/025-034_I_S1_Beeinträchtigung_Gonadenfunktion_ nach_Krebs_im_ Kindesalter_2015-03.pdf

20. **Howell SJ, Shalet SM.** Effect of cancer therapy on pituitary-testicular axis. Int J Androl 2002;25:269-76.

21. **Reulen RC, Zeegers MP, Wallace WH, Frobisher C, Taylor AJ, Lancashire ER, Winter DL, Hawkins MM.** Pregnancy outcomes among adult survivors of childhood cancer in the British Childhood Cancer Survivor Study. Cancer Epidemiol Biomarkers Prev 2009;18:2239-47.

22. **Kamiyama R, Funata N.** A study of leukemic cell infiltration in the testis an ovary. Bull Tokyo Med Dent Univ 1976; 23:203-10.

23. **Wallace WH, Thomson AB, Sarana F, Kelsey TW.** Predicting age of ovarian failure after radiation to a field that includes the ovaries. Int J Radiot Oncol Bio Biol Phys 2005;62:738-44.

24. **Dörr W, Herrmann T.** Prophylaxe von Fertilitätsstörungen nach Strahlentherapie. Focus Onkologie 2005;9:58-60.

25. **Reid H, Marsden HB.** Gonadal infiltration in children with leukaemia and lymphoma. J Clin Pathol 1980;33:722-729.

26. **Somjee S, Kurkure PA, Chinoy RF, Deshpande RK, Advani SH.** Metastatic ovarian neuroblastoma: a case report. Pediatr Hematol Oncol 1999;16:459-62.

27. **Young RH, Kozakewich HP, Scully RE.** Metastatic ovarian tumors in children: a report of 14 cases and review of the literature. Int J Gynecol Pathol 1993;12:8-19.

28. **Wei C, Crowne E.** The impact of childhood cancer and its treatment on puberty and subsequent hypothalamic pituitary and gonadal function, in both boys and girls. Best Pract Res Clin Endocrinol Metab 2019;33:101291.

29. **Bastings L, Beerendonk CC, Westphal JR, Massuger LF, Kaal SE, van Leeuwen FE, Braat DD, Peek R.** Autotransplantation of cryopreserved ovarian tissue in cancer survivors and the risk of reintroducing malignancy: a systematic review. Hum Reprod Update 2013;19:483-506.

30. **Ernst E, Kjaersgaard M, Birkebaek NH, Clausen N, Andersen CY.** Case report: stimulation of puberty in a girl with chemo- and radiation therapy induced ovarian failure by transplantation of a small part of her frozen/thawed ovarian tissue. Eur J Cancer 2013;49:911-4.

31. **Demeestere I, Simon P, Dedeken L, Moffa F, Tsépélidis S, Brachet C, Delbaere A, Devreker F, Ferster A.** Live birth after autograft of ovarian tissue cryopreserved during childhood. Hum Reprod 2015;30:2107-9.

32. **Poirot C, Abirached F, Prades M, Coussieu C, Bernaudin F, Piver P.** Induction of puberty by autograft of cryopreserved ovarian tissue. Lancet 2012;37:588.

33. **Nielsen CT, Skakkebaek NE, Richardson DW, Darling JA, Hunter WM, Jørgensen M, Nielsen A, Ingerslev O, Keiding N, Müller J.** Onset of the release of spermatozoa (spermarche) in boys in relation to age, testicular growth, pubic hair, and height. J Clin Endocrinol Metab 1986;62:532-5.

34. **Nagarajan R, Robison LL.** Pregnancy outcomes in survivors of childhood cancer. J Natl Cancer Inst Monogr 2005:72-6.

35. **Winther JF, Boice JD Jr, Frederiksen K, Bautz A, Mulvihill JJ, Stovall M, Olsen JH**. Radiotherapy for childhood cancer and risk for congenital malformations in offspring: a population-based cohort study. Clin Genet 2009;75:50-6.

36. **Winther JF, Boice JD Jr, Christensen J, Frederiksen K, Mulvihill JJ, Stovall M, Olsen JH.** Hospitalizations among children of survivors of childhood and adolescent cancer: a population-based cohort study. Int J Cancer 2010 15;127:2879-87.

2.8 Andere maligne Erkrankungen

Michael von Wolff, Martin Fey

2.8.1 Allgemeines

Bei ca. 40 % der Frauen, die sich in den Jahren 2013–2018 im Netzwerk *Ferti-PROTEKT* für eine fertilitätskonservierende Technik vorstellten, erfolgte die Konsultation wegen eines Mammakarzinoms und bei 17 % wegen eines Hodgkin-Lymphoms. Auch erfolgten viele Beratungen wegen Non-Hodgkin-Lymphomen, Ovartumoren und Leukämien (jeweils ca. 4 %). Die restlichen 30 % der Beratungen verteilten sich auf ca. 200 weitere Diagnosen.

Dieses Buch geht im Kapitelblock 2 auf Erkrankungen ein, die ca. 70 % der Beratungen indizieren. Gegenstand dieses Kapitel sind alle Erkrankungen und Erkrankungsgruppen, die mit einer Häufigkeit von mindestens 1:500 dokumentiert und nicht bereits ausführlich in den Kapiteln des Kapitelblocks 2 behandelt wurden (12 % der Beratungen). Somit können die Erkrankungen von ca. 20 % der Beratungen aufgrund der großen Vielzahl nicht dargestellt werden. Daten dazu müssen bei einer Beratung individuell recherchiert werden.

Gesamtzahl der Beratungen (n)	6664		
Mammakarzinome	2695	40,4 %	(Kap. 2.1)
Hodgkin-Lymphome	1138	17,1 %	(Kap. 2.2)
Ovarialtumore	271	4,1 %	(Kap. 2.4)
Non-Hodgkin-Lymphome	262	3,9 %	(Tab. 2)
Akute Leukämien	236	3,5 %	(Kap. 2.3)
Hirntumoren	128	1,9 %	(Tab. 3)
kolorektale und Analkarzinome	124	1,9 %	(Tab. 4)
Autoiummunerkrankungen	97	1,6 %	(Kap. 2.10)
Ewing-Sarkome	93	1,4 %	(Tab. 5)
Osteosarkome	84	1,3 %	(Tab. 6)
benigne hämatologische Erkrankungen	80	1,2 %	(Kap. 2.9)
Weichteil-, inkl. Liposarkome	42	0,6 %	(Tab. 7)
Magenkarzinome	30	0,5 %	(Tab. 8)
Turner-Syndrome	29	0,4 %	(Kap. 2.12)
Endometriose	19	0,3 %	(Kap. 2.11)
Endometriumkarzinome	13	0,2 %	(Kap. 2.6)
weitere Erkrankungen	1323	19,9 %	(nicht beschrieben)

Tab. 1
Erkrankungen und Anzahl der in den Jahren 2013–2018 im Netzwerk *Ferti*PROTEKT erfolgten Beratungen (1). Gelistet sind nur Erkrankungen und Erkrankungsgruppen mit einer Beratungshäufigkeit von ≥1:500 (≥0,02 %). Dargestellt sind die Anzahl der Beratungen/Erkrankung, die relative Häufigkeit bezogen auf alle registrierten Beratungen sowie die Kapitel, in denen die Erkrankungen behandelt werden. Die Erkrankungen ohne Kapitelverweis werden in diesem Buchkapitel tabellarisch behandelt.

In diesem Kapitel wird auf die Erkrankungen nur tabellarisch eingegangen. Die Tabellen können nur eine grobe Orientierung für den/die Reproduktionsmediziner/-in geben. Weitere Informationen müssen individuell von jeder Patientin/jedem Patienten einbezogen und bewertet werden.

Hinsichtlich der Angaben der Gonadotoxizität gilt grob orientierend:

- niedrig: < ca. 20 % Amenorrhoe-/Azoospermierisiko, somit ehe⁻ keine fertilitätsprotektiven Maßnahmen zu empfehlen.

- mittel: > ca. 20 % Amenorrhoe-/Azoospermierisiko, somit fertilitätsprotektive Maßnahmen erwägen.

- hoch: überwiegend Amenorrhoe/Azoospermie, somit fertilitätsprotektive Maßnahme dringend zu empfehlen.

Hinsichtlich des Risikos für eine Metastasierung in das Ovar wird zusätzlich auf Kap. 3.3.2, Tab. 2 verwiesen.

Häufigkeit	5-Jahres-Überlebensrate	Gonadotoxizität der onkologischen Therapie	Risiko für eine Metastasierung in das Ovar	Empfohlene fertilitätsprotektive Maßnahmen bei kurativem Therapieansatz
Neuerkrankungen ca. 20/100.000, eher im höheren Alter hochmaligne Lymphome (blastäre Formen und Burkitt-Lymphome): rasch fortschreitend, Heilung möglich, sofortige Therapie niedrigmaligne Lymphome: langsam fortschreitend, Therapie erst bei Symptomen	alle Stadien: 65 % schlechte Prognosefaktoren: Alter > 60 Jahre, reduzierter Allgemeinzustand, erhöhte LDH-Konzentration i.S., > 1 extranodale Manifestation, Stadium III oder IV hochmaligne NHL: falls 4–5 schlechte Prognosefaktoren: 50 %, falls keine schlechten Prognosefaktoren: hohe Heilungsrate niedrig-maligne NHL: nur in den Stadien I–II wirklich heilbar, in den häufigen Stadien III–IV Verläufe oft lang und indolent	mittel: bei niedrigmalignen Formen: z. B. Chemotherapie-Schema R-CHOP, R-COP (2, 3) mittel/hoch: bei hochmalignen Formen: Therapie ähnlich wie bei Leukämien (Kap. 2.3).	hoch: bei blastären Formen und Burkitt-Lymphomen (ähnlich wie bei Leukämien, Kap. 2.3) mittel: bei anderen Non-Hodgkin-Lymphomen Untersuchung von Ovargewebe: Briseno-Hernandez et al. (4): eine Frau: Nachweis eines Burkitt-Lymphoms in beiden Ovarien, Meirow et al. (5): 2 Frauen: ovarielle Metastasen per Bildgebung festgestellt, deswegen keine Kryokonservierung von Ovargewebe, 14 Frauen: histologische Untersuchung von Ovargewebe: kein Tumornachweis, Hoekmann et al. (6): 2 Frauen: kein Tumornachweis. Dolmanns et al. (7): maligne Zellen bei 2/26 Frauen	hochmaligne, blastäre und Burkitt-Lymphome: s. Leukämie, Kap. 2.3 niedrig-maligne Formen: individuelle Entscheidung je nach Therapie: Frau: GnRH-Agonisten, Kryokonservierung von Oozyten nach Stimulation, Kryokonservierung von Ovargewebe unter Vorbehalt wegen des Risikos einer ovariellen Metastasierung Mann: Kryokonservierung von Spermien, Kryokonservierung von Hodengewebe unter Vorbehalt wegen des Risikos einer testikulären Metastasierung

Tab. 2

Non-Hodgkin-Lymphom

Häufigkeit	Überlebensrate	Effekt der onkologischen Therapie auf die Fertilität	Risiko für eine Metastasierung in das Ovar	Empfohlene fertilitätsprotektive Maßnahmen bei kurativem Therapieansatz
Neuerkrankungen: 6/ 100.000 WHO Grad I: pilozytisches Astrozytom: niedrig-maligner Tumor im Kindesalter, WHO Grad II: Astrozytom, Oligodendrogliom, Oligoastrozytom, WHO Grad III: anaplastisches Astrozytom, WHO Grad IV: Glioblastom	5-Jahres-Überlebensrate: alle Formen: 40–50 % Prognose unter anderem abhängig davon, ob Mutation der Isocitrat-Dehydrogenase (IDH) vorliegt (IDHmut) oder nicht (Wildtyp, IDHwt) mittleres Überleben: WHO II: IDHmut: 10 J., IDHwt: bis 3 J. WHO III: IDHmut: 6-8 J., IDHwt: 1–4 J. WHO IV: 14–23 J.	WHO I: nur lokale chirurgische Therapie, kein Effekt WHO II–IV: meist Operation plus Radiochemotherapie Radiatio (8): Postpubertäre Bestrahlung des Hypothalamus und der Hypophyse mit 39–70 Gy (Mittel 53 Gy) führte bei 70 % zu einer Oligomenorrhoe und bei 50 % zu einer Hyperprolaktinämie. Insbesondere die Radiatio des Hypothalamus scheint relevant zu sein. bei präpubertären Mädchen (30 Gy) tendenziell nur vorzeitige Pubertät und verkürzte Lutealphasen Chemotherapie: Temozolomid (Risiko niedrig) oder Procarbazin (Risiko mittel)	niedrig	falls Chemotherapie mit Temozolomid: keine Maßnahmen, falls Chemotherapie mit Procarbazin: Frau: GnRH-Agonisten, Kryokonservierung von Oozyten nach Stimuation, Kryokonservierung von Ovargewebe Mann: Kryokonservierung von Spermien, ggf. Kryokonservierung von Hodengewebe Eine radiotherapeutisch induzierte hypothalamisch-hypophysäre Infertilität kann bei späterem Kinderwunsch mit Gonadotropinen behandelt werden.

Tab. 3
Hirntumor – Gliom

Häufigkeit	5-Jahres-Überlebensrate	Gonadotoxizität der onkologischen Therapie	Risiko für eine Metastasierung in das Ovar	Empfohlene fertilitätsprotektive Maßnahmen bei kurativem Therapieansatz
kolorektales Karzinom: Neuerkrankungen ca. 20–40/ 100.000 (30 % Rektum, 70 % Kolon) Analkarzinom: 1/ 100.000 eher im höheren Alter	kolorektales Karzinom: nach kurativer Resektion (pR0): Kolonkarzinom: 70–80 %, Rektumkarzinom: 60–70 %, je nach Tumorstadien (pT1–3) für R0-Resektionen: 90, 80, 60 % (Kolon), 90, 70, 40 % (Rektum) Analkarzinom: 80 % – falls behandelbar nur mit Radiochemotherapie, 30–60 % – falls zusätzlich Rektumamputation erforderlich	kurative adjuvante Therapie: niedrig: falls Chemotherapie mit 5-Fluoruracil/ Capecitabine, niedrig/mittel: Kombinationen mit Oxaliplatin (kolorektales Karzinom, Mitomycin-C (nur Analkarzinom) hoch: falls Radiotherapie des Beckens unter Einschluss der Ovarien (Kap. 1.5.1) (Rektum- und Analkarzinom) Cave: Eine hochdosierte Bestrahlung des Uterus ist nicht mit einer späteren Schwangerschaft vereinbar (Kap. 4.3.2). bei metastasiertem kolorektalem Karzinom palliative Chemotherapien mit Oxaliplatin oder Irinitecan und diversen Antikörpern: mittlere Gonadotoxizität	niedrig: falls Stadium I–III Untersuchung von Ovargewebe: Hoeckmann et al. (6): eine Frau mit Rektumkarzinom: kein Tumornachweis	Frau: bei Bestrahlung des Beckens / Ovarien: Transposition der Ovarien bei Chemotherapie: GnRH-Agonisten bei Risiko der Gonadotoxizität mittel/hoch: Kryokonservierung von Oozyten nach Stimulation, Kryokonservierung von Ovargewebe nur, wenn keine Radiatio des Beckens Mann: bei Risiko der Gonadotoxizität mittel/hoch: Kryokonservierung von Spermien, ggf. Kryokonservierung von Hodengewebe

Tab. 4
kolorektales und Analkarzinom

Häufigkeit	5-Jahres-Überlebensrate	Gonadotoxizität der onkologischen Therapie	Risiko für eine Metastasierung in das Ovar	Empfohlene fertilitätsprotektive Maßnahmen bei kurativem Therapieansatz
Neuerkrankungen: 0,3/ 100.000 Kinder < 15 Jahre; 0,24/ 100.000 Heranwachsende und junge Erwachsene	<u>Risikoklasse „Standard":</u> <u>70–75 %:</u> lokalisierter Tumor und initiales Tumorvolumen ≤ 200 ml und gutes histologisches Ansprechen auf neoadjuvante Chemotherapie <u>Risikoklasse „hoch":</u> <u>ca. 50 %:</u> lokalisierter Tumor und initiales Tumorvolumen > 200 ml oder schlechtes histologisches Ansprechen auf neoadjuvante Chemotherapie oder Lungenmetastasen als einzige Lokalisation der Metastasierung <u>Risikoklasse „sehr hoch":</u> <u>ca. 20–40 %:</u> alle anderen	<u>mittel:</u> falls nur Chemotherapie <u>hoch:</u> falls in Kombination mit einer Radiotherapie des Beckens oder einer autologen Stammzelltransplantation (9) <u>Cave:</u> Eine hochdosierte Bestrahlung des Uterus ist nicht mit einer späteren Schwangerschaft vereinbar (Kap. 4.3.2).	<u>in Einzelfällen möglich</u> Untersuchung von Ovargewebe: Greve et al. (10): 9 Frauen: kein Tumornachweis, Abir et al. (11): 8 Frauen, 7 Frauen ohne, eine Frau mit Tumornachweis, Hoekmann et al. (6): 4 Frauen: kein Tumornachweis, Dolmans et al. (12): 14 Frauen: kein Tumornachweis, Sörensen et al. (13) (überwiegend bildgebende, nicht aber histologische Diagnostik): 514 Frauen in 3 Studien: eine Frau mit ovarieller Metastasierung	<u>Frau:</u> GnRH-Agonisten, Kryokonservierung von Oozyten nach Stimulation, Kryokonservierung von Ovargewebe <u>Mann:</u> Kryokonservierung von Spermien, ggf. Kryokonservierung von Hodengewebe

Tab. 5
Ewing-Sarkom

Häufigkeit	5-Jahres-Überlebensrate	Gonadotoxizität der onkologischen Therapie	Risiko für eine Metastasierung in das Ovar	Empfohlene fertilitätsprotektive Maßnahmen bei kurativem Therapieansatz
Neuerkrankungen: ca. 0,2–0,3/ 100.000	klassisches zentrales (hochmalignes) Osteosarkom: ausschließlich operativ behandelt: maximal 20 %, mit (neo-)adjuvanter Chemotherapie: 50–70 % parossales Osteosarkom: in 70–80 % der Fälle niedriger Malignitätsgrad, dabei 80 % nach adäquater Operation	mittel: Chemotherapie: POI bei 6/90 jungen Frauen (14)	in Einzelfällen möglich Untersuchung von Ovargewebe: Greve et al. (10): 4 Frauen: kein Tumornachweis, Hoekmann et al. (6): 7 Frauen: kein Tumornachweis	Frau: GnRH-Agonisten, Kryokonservierung von Oozyten nach Stimulation, Kryokonservierung von Ovargewebe Mann: Kryokonservierung von Spermien, ggf. Kryokonservierung von Hodengewebe

Tab. 6
Osteosarkom

Häufigkeit	5-Jahres-Überlebensrate	Gonadotoxizität der onkologischen Therapie	Risiko für eine Metastasierung in das Ovar	Empfohlene fertilitätsprotektive Maßnahmen bei kurativem Therapieansatz
Neuerkrankungen: Weichteilsarkom: ca. 2–3/ 100.000 Liposarkom: ca. 0,25/ 100.000	Weichteilsarkom: Stadium I, II, III: 99 %, 82 %, 52 % Liposarkom: gut differenziert: knapp 100 %, Myxoid: 88 %, schlecht differenziert oder rundzellig: 50 %	primär: operative Entfernung, ggf. zusätzlich: Radio- und/ oder Chemotherapie, Gonadotoxizität je nach Chemotherapie und Bestrahlungslokalisation	in Einzelfällen möglich Untersuchung von Ovargewebe: Greve et al. (10): 3 Frauen: kein Tumornachweis, Dolmans et al. (12): 12 Frauen: kein Tumornachweis	Frau: GnRH-Agonisten, Kryokonservierung von Oozyten nach Stimulation, Kryokonservierung von Ovargewebe Mann: Kryokonservierung von Spermien, ggf. Kryokonservierung von Hodengewebe

Tab. 7
Weichteil- und Liposarkom

Häufigkeit	5-Jahres-Überlebensrate	Gonadotoxizität der onkologischen Therapie	Risiko für eine Metastasierung in das Ovar	Empfohlene fertilitätsprotektive Maßnahmen bei kurativem Therapieansatz
Neuerkrankungen: ca. 11/ 100.000, eher im höheren Alter	alle Stadien: ca. 30 % Magen-Frühkarzinom, Stadium I (auf Mukosa und Submukosa beschränkt, einzelne Lymphknotenmetastasen möglich): >80 %	keine: Stadium Ia: nur operative Therapie niedrig/mittel: Stadium IB-III: Operation plus (meist präoperative) platinhaltige Chemotherapie	niedrig: falls Stadium I-III	nur bei guter Prognose und gonadotoxischer Chemotherapie: Frau: GnRH-Agonisten, Kryokonservierung von Oozyten nach Stimulation, Kryokonservierung von Ovargewebe Mann: Kryokonservierung von Spermien, ggf. Kryokonservierung von Hodengewebe

Tab. 8

Magenkarzinom

Häufigkeit	5-Jahres-Überlebensrate	Gonadotoxizität der onkologischen Therapie	Empfohlene fertilitätsprotektive Maßnahmen bei kurativem Therapieansatz
Neuerkrankungen: ca. 8–10/ 100.000 Männer Seminome: 40–55 %, Nicht-Seminome: 45–60 %	Seminom: keine Fernmetastasen: 90 %, Fernmetastasen: 70–80 % Nicht-Seminome: keine Fernmetastasen und Tumormarker nur leicht erhöht: 90 %, keine Fernmetastasen und Tumormarker mäßig erhöht: 70–80 %, Fernmetastasen oder Tumormarker stark erhöht: 50 %	mittel: Nach Chemo- und/ oder Radiotherapie versuchten 207 Männer, ein Kind zu zeugen: 77 % erfolgreich, 5 % nach Sterilitätsbehandlung, 18 % erfolglos (Sterilitätsfaktoren der Frauen nicht berücksichtigt) (15). oft krankheitsbedingt eingeschränktes Spermiogramm	Kryokonservierung von Spermien oder im Einzelfall von Hodengewebe (TESE), bei präpubertären Knaben ggf. Kryokonservierung von Hodengewebe mit Spezialmedium zur Gewinnung von Spermatogonien (Kap. 3.8)

Tab. 9

Hodenkarzinom

Referenzen

1. **Germeyer A, Dittrich R, Liebenthron J, Nawroth F, Sänger N, Suerdieck M, von Wolff M.** *Ferti*PROTEKT-Auswertungen 2018. J Reproduktionsmed Endokrinol 2019;16:41-4.

2. **Elis A, Tevet A, Yerushalmi R, Blickstein D, Bairy O, Dann EJ, Blumenfeld Z, Abraham A, Manor Y, Shpilberg O, Lishner M.** Fertility status among women treated for aggressive non-Hodgkin's lymphoma. Leuk Lymphoma 2006;47:623-7.

3. **Gini G, Annibali O, Lupasco D, Bocci C, Tomarchio V, Sampaolo M, Trappolini S, Tafuri MA, Cacciagiù S, Ciccarone M, Barucca A, Sarlo C, Vincenzi B, Avvisati G, Leoni P, Olivieri A.** Gonadal function recovery and fertility in women treated with chemo- and/or radiotherapy for Hodgkin's and Non-Hodgkin lymphoma. Chemotherapy 2019;64:36-41.

4. **Briseño-Hernández AA, Quezada-López DR, Castañeda-Chávez A, Dassaejv Macías-Amezcua M, Pintor-Belmontes JC.** Bilateral ovarian Burkitt's lymphoma. A case presentation. Cir Cir 2014;82:212-8.

5. **Meirow D, Hardan I, Dor J, Fridman E, Elizur S, Ra'anani H, Slyusarevsky E, Amariglio N, Schiff E, Rechavi G, Nagler A, Ben Yehuda D.** Searching for evidence of disease and malignant cell contamination in ovarian tissue stored from hematologic cancer patients. Hum Reprod 2008;23:1007-13.

6. **Hoekman EJ, Smit VT, Fleming TP, Louwe LA, Fleuren GJ, Hilders CG.** Searching for metastases in ovarian tissue before autotransplantation: a tailor-made approach. Fertil Steril 2015;103:469-77.

7. **Dolmans MM, Jadoul P, Gilliaux S, Amorim CA, Luyckx V, Squifflet J, Donnez J, Van Langendonckt A.** A review of 15 years of ovarian tissue bank activities. J Assist Reprod Genet 2013;30:305-14.

8. **Wo JY, Viswanathan AN.** Impact of radiotherapy on fertility, pregnancy, and neonatal outcomes in female cancer patients. Int J Radiat Oncol Biol Phys 2009;73:1304-12.

9. **Raciborska A, Bilska K, Filipp E, Drabko K, Rogowska E, Chaber R, Pogorzała M, Połczyńska K, Adrianowska N, Rodriguez-Galindo C, Maciejewski T.** Ovarian function in female survivors after multimodal Ewing sarcoma therapy. Pediatr Blood Cancer 2015;62:341-5.

10. **Greve T, Wielenga VT, Grauslund M, Sørensen N, Christiansen DB, Rosendahl M, Yding Andersen C.** Ovarian tissue cryopreserved for fertility preservation from patients with Ewing or other sarcomas appear to have no tumour cell contamination. Eur J Cancer 2013;49:1932-8.

11. **Abir R, Feinmesser M, Yaniv I, Fisch B, Cohen IJ, Ben-Haroush A, Meirow D, Felz C, Avigad S.** Occasional involvement of the ovary in Ewing sarcoma. Hum Reprod 2010;25:1708-12.

12. **Dolmans MM, Iwahara Y, Donnez J, Soares M, Vaerman JL, Amorim CA, Poirel H.** Evaluation of minimal disseminated disease in cryopreserved ovarian tissue from bone and soft tissue sarcoma patients. Hum Reprod 2016;31:2292-302.

13. **Sørensen SD, Greve T, Wielenga VT, Wallace WH, Andersen CY.** Safety considerations for transplanting cryopreserved ovarian tissue to restore fertility in female patients who have recovered from Ewing's sarcoma. Future Oncol 2014;10:277-83.

14. **Longhi A, Pignotti E, Versari M, Asta S, Bacci G.** Effect of oral contraceptive on ovarian function in young females undergoing neoadjuvant chemotherapy treatment for osteosarcoma. Oncol Rep 2003;10:151-5.

15. **Huddart RA, Norman A, Moynihan C, Horwich A, Parker C, Nicholls E, Dearnaley DP.** Fertility, gonadal and sexual function in survivors of testicular cancer. Br J Cancer 2005;93:200-7.

2.9 Stammzelltransplantationen bei nicht-malignen Erkrankungen

Andrea Jarisch, Ariane Germeyer

2.9.1 Rationale

Die hämatopoetische Stammzelltransplantation (HSZT) ist eine etablierte und häufig die einzige kurative Behandlungsmethode für gravierende hämatologische Erkrankungen. So stieg auch die Zahl der Stammzelltransplantation bei nicht-malignen Erkrankungen in den letzten Jahrzehnten kontinuierlich an und führte insgesamt zu einem besseren Überleben der Patienten mit angeborenen und erworbenen nicht-malignen Erkrankungen (1–3). Fortschritte in der Transplantationsmedizin sowie verbesserte Möglichkeiten zur Diagnostik und damit Indikationsstellung für eine HSZT sind für diesen Trend verantwortlich. Mit dieser Entwicklung rücken zunehmend Themen wie Lebensqualität und Langzeitfolgen der HSZT in den Vordergrund, da die für die HSZT notwendige Konditionierung bei 80–100% der Patienten, je nach verwendetem Konditionierungsprotokoll, zu einer Infertilität führt (4, 5). Viele Studien heben die Bedeutung der Fertilität für die Lebensqualität der langzeitüberlebenden Patienten hervor. Der Wunsch der Patienten, nach einer HSZT ein Kind zu bekommen, entspricht dem Kinderwunsch in der Normalbevölkerung (6). Viele HSZT bei Patienten mit nicht-malignen Erkrankungen werden im frühen Kindesalter, d. h. lange vor der Pubertät, durchgeführt. Erfreulicherweise eröffnen Fortschritte in der Reproduktionsmedizin insbesondere für präpubertäre Patienten neue Perspektiven durch den Einsatz fertilitätserhaltender Maßnahmen (7).

Eine Übersicht der häufigsten nicht-malignen Erkrankungen, die durch eine HSZT behandelt werden können, stellt Tab. 1 dar.

Hereditäre Erkrankungen	
Erkrankungen der Erythropoese	Thalassämia major
	Sichelzellerkrankung
	kongenitale erythropoetische Porphyrie (M. Günther)

	kongenitale dyserythropoetische Anämie (Typ I und II)
Bone marrow failure syndrome	
Panzytopenie	Fanconi-Anämie
	Shwachman-Diamond-Syndrom
	Dyskeratosis congenita
Red cell aplasia	Diamond-Blackfan-Anämie
Neutropenie	schwere angeborene Neutropenie
Thrombozytopenie	kongenitale amegakaryozytische Thrombozytopenie
Makrophagenaktivierungssyndrom	Hämophagozytische Lymphohistiozytose (HLH)
	Criscelli-Syndrom
	Chediak-Higashi-Syndrom
Immundefekte	
Schwere kombinierte Immundefekte (SCID)	SCID +/- B/- T-Zellen ADA defizienter SCID
Non-SCID-Immundefekte	Omenn-Syndrom
Hereditäre Erkrankungen	
	Wiskott-Aldrich-Syndrom
	CD40-Liganden-Defizienz
	Leukozyten-Adhäsions-Defekt (LAD)
	chronische granulomatöse Erkrankung (CDG)
	X-linked proliferative Erkrankungen
Stoffwechselerkrankungen	Hurler-Syndrom
	X-linked Adrenoleukodystropie (ALD)

	Metachromatische Leukodystrophie (MLD)
	maligne infantile Osteopetrosis
Erworbene Erkrankungen	
	schwere aplastische Anämie (SAA)
	MDS Typ RC

Tab. 1
Übersicht nicht-maligner Erkrankungen, für die eine allogene Stammzelltransplantation eine kurative Therapie bedeutet (modifiziert nach [26])

2.9.2 Gonadotoxizität der Therapie

Hämatopoetische Stammzelltransplantation

Gonadotoxische Effekte von Chemotherapie und Bestrahlung sind bekannt (8–10). Insbesondere alkylierende Substanzen führen zu einer partiellen oder kompletten Schädigung der Gonadenfunktion bei beiden Geschlechtern mit dem möglichen Verlust der Keimzellen oder einer verkürzten reproduktiven Phase bei den betroffenen Mädchen und Frauen (10, 11).

Das Risiko der Infertilität nach einer HSZT hängt von der Grunderkrankung, einer möglicherweise bereits vor Beginn der Therapie reduzierten ovariellen Reserve, Vortherapien, den verwendeten Konditionierungsmedikamenten und dem Alter des Patienten zum Zeitpunkt der HSZT ab (5, 8, 10).

Nur 1–5 % aller stammzelltransplantierten Patienten haben Kinder. Allerdings gibt es nur wenige publizierte Daten von Erwachsenen, die als Kinder oder Jugendliche transplantiert wurden (5, 10). Einige Untersuchungen berichten von einer höheren residualen Fertilität, wenn die HSZT in jüngerem Alter erfolgte (8).

Hinsichtlich der verwendeten Regime zeigte Cyclophosphamid mono den geringsten gonadotoxischen Effekt (11). Allerdings wird dieses Protokoll nur bei Patienten mit schwerer aplastischer Anämie verwendet. Patienten, die busulphanbasierte Protokolle oder eine Ganzkörperbestrahlung (TBI) erhielten, wiesen eine Geburtenrate von < 1 % auf (5, 10–12).

Pädiatrische Konditionierungsprotokolle sind häufig myeloablativ (87 %), aber es gibt einen Trend, die Konditionierungen mit reduzierter Intensität bzw. Toxizität zu erzielen (von 8 % im Jahre 2000 auf 16 % in 2015) (4). Diese Protokolle finden bevorzugt im nicht-malignen Setting Anwendung. Weitere Langzeituntersuchungen sind notwendig, um den vermuteten reduzierten gonadotoxischen Effekt dieser Protokolle zu beweisen (13, 14). Zwei Schwangerschaften wurden kürzlich bei einer Frau berichtet, die im Alter von 19 Jahren mit einem reduziert intensiveren Protokoll behandelt wurde (15).

Aufgrund der unzureichenden Datenlage zur Fertilität nach Konditionierung mit reduzierter Toxizität sollte aktuell bei allen Patienten, die eine HSZT nach Konditionierung erhalten, eine Beratung über fertilitätserhaltende Maßnahmen erfolgen.

Gentherapie

2018 wurde der erste Zulassungsantrag für eine Gentherapie für Patienten mit Thalassämia major bei der Europäischen Arzneimittelagentur (EMA) gestellt. Diese empfiehlt, die neue Gentherapie für Thalassämie-Patienten zuzulassen. Mit einer Umsetzung ist in den nächsten Monaten zu rechnen.

Auch Immundefekte, Stoffwechselstörungen und die zystische Fibrose zählen zu den Erkrankungen, die für eine Gentherapie potenziell in Frage kommen. Vor der Retransfusion der autologen gentechnisch veränderten Stammzellen ist eine Konditionierung, derzeit meist mit Busulphan, notwendig. Auch diese Patienten sollten bezüglich einer gonadotoxischen Wirkung der Konditionierung beraten und fertilitätserhaltende Maßnahmen angeboten werden.

2.9.3 Beratung über fertilitätsprotektive Maßnahmen

Experten der Paediatric Diseases Working Party (PDWP) der European Society for Blood and Marrow Transplantation (EBMT) veröffentlichten 2016 Empfehlungen zur Beratung und Durchführung fertilitätserhaltender Maßnahmen bei

Kindern und Jugendlichen mit einer geplanten HSZT (3). Allen Patienten im präpubertären oder postpubertären Alter sollte eine Beratung über die Möglichkeiten der für sie in Frage kommenden fertilitätserhaltenden Maßnahmen angeboten werden. Die Beratung sollte Informationen über das Risiko einer Fertilitätseinschränkung in Folge der geplanten HSZT im Zusammenhang mit der Grunderkrankung, dem Alter, der Vortherapie und anderen Komorbiditäten enthalten. Auf Wunsch der Patienten oder deren Eltern sollte ein individuelles Konzept zum Erhalt der Fertilität integraler Bestandteil der Behandlungen sein.

Im Rahmen der Beratung sollte auf die Möglichkeit der Vererbung der Grunderkrankung, insbesondere bei autosomal-dominant oder x-linked vererbten Erkrankungen, hingewiesen werden. Essenziell ist die Information der Patienten über die mögliche Vererbung dieser defekten Gene an ihre Nachkommen trotz der nach HSZT klinisch geheilten Erkrankung. Eine Testung des Partners und eine Beratung vor Einleitung einer Sterilitätsbehandlung sind unerlässlich. Die Durchführung fertilitätserhaltender Maßnahmen bei mental retardierten Patienten sollte ausführlich mit den Eltern besprochen und abgewogen werden.

Auf den derzeit noch experimentellen Charakter fertilitätserhaltender Maßnahmen bei präpubertären Mädchen sollte hingewiesen werden. Allerdings gibt es erste Fallberichte über erfolgreiche Schwangerschaften nach Retransplantation von präpubertär entnommenem Ovarialgewebe, sodass diese Methode in den kommenden Jahren den experimentellen Charakter gegebenenfalls verlieren wird (7).

2.9.4 Einschränkungen fertilitätsprotektiver Maßnahmen in speziellen Situationen

Thrombozytopenie/Neutropenie
Patienten, die aufgrund ihrer Grunderkrankung eine Thrombozyto- oder Neutropenie aufweisen, haben ein erhöhtes Risiko für Blutungen oder Infektionen bei der Entnahme von Ovargewebe oder Oozyten. Entsprechend sollten präoperativ vorbeugende Maßnahmen, wie erforderliche Substitutionen, getroffen werden.

Sichelzellerkrankung (SCD)

Viele Patienten mit SCD erhalten Hydroxycarbamid (HC) als Dauertherapie. Hydroxycarbamid ist zur Prävention rekurrierender schmerzhafter vasookklusiver Krisen einschließlich akutem Thoraxsyndrom bei Erwachsenen, Jugendlichen und Kindern über zwei Jahren mit symptomatischer SCD indiziert (16). Die BABY-HUG-Studie hat randomisiert und placebokontrolliert nachgewiesen, dass auch bei zuvor asymptomatischen Säuglingen durch die Gabe von Hydroxycarbamid die Häufigkeit von Komplikationen verringert werden konnte (17). Viele Guidelines empfehlen den frühzeitigen Einsatz von HC. Daher ist mit einem erhöhten Anteil von SCD-Patienten zu rechnen, die vor allogener HSZT eine Vortherapie mit HC erhielten. Jungen und Männer, unabhängig davon, ob sie mit HC behandelt wurden, zeigen eine verringerte Spermatogenese. Bezüglich des negativen Einflusses von HC auf die Fertilität bei Mädchen und Frauen fehlen derzeit prospektive Studien (18). Eine retrospektive Untersuchung wies jedoch eine Reduktion des AMH-Wertes nach alleiniger HC-Therapie nach, sodass ein negativer Einfluss auf die ovarielle Reserve derzeit angenommen werden muss (19).

Ein Aussetzen der HC-Therapie wird vor der Durchführung fertilitätserhaltender Maßnahmen aufgrund der aktuellen Datenlage nicht empfohlen. Darum sollte man bei einer späteren Transplantation von unter HC-Therapie gewonnenem Ovargewebe eine Auswaschphase vor der Konzeption beachten.

Die Erythrozyten von Patienten mit SCD haben eine verkürzte Überlebenszeit und führen über Endothelschäden zu rezidivierenden Gefäßverschlusskrisen und Thrombosen. Die Kryokonservierung von Oozyten ist ein etabliertes Verfahren, setzt jedoch eine hormonelle Stimulation voraus. Diese kann bei SCD-Patientinnen zu Komplikationen führen, wie schweren Schmerzkrisen aufgrund erhöhter Östrogenspiegel während der Stimulation und dem Auftreten von Thrombosen, insbesondere einem akuten Thorax-Syndrom oder ZNS-Infarkten. Fallberichte über Komplikationen nach Stimulationen zur Eizellgewinnung wurden publiziert (20–22). Die persönliche Kommunikation mit Kollegen verschiedener europäischer Stammzelltransplantations-Zentren zeigte, dass sowohl bei prä- als auch postpubertären SCD-Patientinnen als fertilitätserhaltende Maßnahme meist Ovargewebe entnommen und kryokonserviert wird, um eine hormonelle Stimulation zu vermeiden. Aufgrund der fehlenden Daten sowie der möglichen schwerwiegenden Komplikationen unter der hormonellen Stimulation empfehlen wir, auf eine hormonelle Stimulation zu verzichten und diesen Patientinnen lediglich die Entnahme von Ovargewebe anzubieten.

Bei der Entnahme des Ovargewebes sollten die Empfehlungen der AWMF-Leitlinie Sichelzellkrankheit bezüglich des perioperativen Vorgehens bei SCD-Patienten beachtet werden (16).

Patienten mit Eisenüberladung

Patienten, die regelmäßig Erythrozytentransfusionen erhalten, können aufgrund der transfusionsbedingte Eisenüberladung u. a. Endokrinopathien, wie einen primären oder sekundären Hypogonadismus, entwickeln. Hämosiderose-bedingte Endokrinopathien kommen häufiger bei Patienten mit Thalassämie als mit SCD vor (23). Transfusionsabhängige Thalassämie-Patientinnen zeigen in 30–80 % Störungen der Ovulation und einen Hypogonadismus (24). Diese Veränderung sind u. a. vom Genotyp, vom Start und der Dauer einer Eisenüberladung aufgrund einer non-compliant durchgeführten Chelattherapie abhängig (25). Das Ausmaß der eisenbedingten Schädigung der Hypophyse und/oder des Ovargewebes kann nur ungefähr mittels sonographischer Bestimmung des antralen Follikelcounts (AFC) und der AMH-Messung abgeschätzt werden. Bei aufgrund einer stattgehabten Eisenüberladung nachweislich eingeschränkter ovarieller Reserve (AMH und AFC vermindert) ist weder eine ovarielle Stimulation noch eine Kryokonservierung von Ovargewebe zielführend und sinnvoll.

Sonstige Patientinnen

Bei allen sonstigen postpubertären Patientinnen kommen sowohl die ovarielle Stimulation als auch die Kryokonservierung von Ovargewebe in Frage. In nicht-malignen Situationen sind ggf. auch mehrfache Stimulationen bis zur gewünschten Zahl kryokonservierter Eizellen denkbar.

2.9.5 Praktische Vorgehensweise

Während im Rahmen onkologischer Erkrankungen (z. B. MDS) mögliche fertilitätsprotektive Maßnahmen durch den zeitlichen Rahmen limitiert sein können, ist bei Patienten mit nicht-malignen Erkrankungen meist genügend Zeit für eine ausführliche Beratung und Durchführung fertilitätserhaltender Therapien (bis hin zu wiederholten ovariellen Stimulationen, wenn aufgrund der Grunderkrankung zulässig). Eine Ausnahme können Kinder mit einem schweren kombinierten Immundefekt (SCID) oder einem Makrophagenaktivierungssyndrom (HLH) sein, deren Diagnose ggf. erst im Rahmen einer lebensbedrohlichen und intensivpflichtigen Exazerbation der Erkrankung gestellt wird. Auf die Durchführung fertilitätserhaltender Maßnahmen sollte in diesen Ausnahmefällen nach Risikoabschätzung verzichtet, die Eltern sollten allerdings dennoch beraten und in den Entscheidungsprozess einbezogen werden.

Fertilitätserhaltende Maßnahmen können häufig im Rahmen anderer geplanter operativer Eingriffe, wie der Implantation eines Dauerkatheters oder der Entnahme einer autologen Knochenmarksreserve (autologes Back-up) erfolgen.

Referenzen

1. **European Society for Blood and Marrow Transplantation.** Annual Report, 2017. EBMT: Leiden, The Netherlands, 2017.

2. **Passweg JR, Baldomero H, Peters C, Gaspar HB, Cesaro S, Dreger P, Duarte RF, Falkenburg JH, Farge-Bancel D, Gennery A, Halter J, Kröger N, Lanza F, Marsh J, Mohty M, Sureda A, Velardi A, Madrigal A; European Society for Blood and Marrow Transplantation EBMT.** Hematopoietic SCT in Europe: data and trends in 2012 with special consideration of pediatric transplantation. Bone Marrow Transplant 2014;49:744–50.

3. **Dalle JH, Lucchini G, Balduzzi A, Ifversen M, Jahnukainen K, Macklon KT, Ahler A, Jarisch A, Ansari M, Beohou E, Bresters D, Corbacioglu S, Dalissier A, Diaz de Heredia Rubio C, Diesch T, Gibson B, Klingebiel T, Lankester A, Lawitschka A, Moffat R, Peters C, Poirot C, Saenger N, Sedlacek P, Trigoso E, Vettenranta K, Wachowiak J, Willasch A, von Wolff M, Yaniv I, Yesilipek A, Bader P.** Fertility preservation issues in pediatric hematopoietic stem cell transplantation: practical approaches from the consensus of the pediatric diseases working party of the EBMT and the international BFM study group. Bone Marrow Transplant 2017;52:1406-15.

4. **Balduzzi A, Dalle JH, Jahnukainen K, von Wolff M, Lucchini G, Ifversen M, Macklon KT, Poirot C, Diesch T, Jarisch A, Bresters D, Yaniv I, Gibson B, Willasch AM, Fadini R, Ferrari L, Lawitschka A, Ahler A, Sänger N, Corbacioglu S, Ansari M, Moffat R, Dalissier A, Beohou E, Sedlacek P, Lankester A, Diaz De Heredia Rubio C, Vettenranta K, Wachowiak J, Yesilipek A, Trigoso E, Klingebiel T, Peters C, Bader P.** Fertility preservation issues in pediatric hematopoietic stem cell transplantation: practical approaches from the consensus of the pediatric diseases working party of the EBMT and the international BFM study group. Bone Marrow Transplant 2017;52:1406-15.

5. **Borgmann-Staudt A, Rendtorff R, Reinmuth S, Hohmann C, Keil T, Schuster FR, Holter W, Ehlert K, Keslova P, Lawitschka A, Jarisch A, Strauss G.** Fertility after allogeneic haematopoietic stem cell transplantation in childhood and adolescence. Bone Marrow Transplant 2012;47:271-6.

6. **Zynda A, Reinmuth S, Pfitzer C, Hohmann C, Keil T, Borgmann-Staudt A.** Childhood leukemia and its impact on graduation and having children: results from a national survey. Leuk Lymphoma 2012;53:2419-22.

7. **Matthews SJ, Picton H, Ernst E, Andersen CY.** Successful pregnancy in a woman previously suffering from β-thalassemia following transplantation of ovarian tissue cryopreserved before puberty. Minerva Ginecol 2018;70:432-5.

8. **Dvorak CC, Gracia CR, Sanders JE, Cheng EY, Scott Baker K, Pulsipher MA, Petryk A.** NCI, NHLBI/PBMTC first international conference on late effects after pediatric hematopoietic cell transplantation: endocrine challenges-thyroid dysfunction, growth impairment, bone health, & reproductive risks. Biol Blood Marrow Transplant 2011;17:1725–38.

9. **Chow EJ, Stratton KL, Leisenring WM, Oeffinger KC, Sklar CA, Donaldson SS, Ginsberg JP, Kenney LB, Levine JM, Robison LL, Shnorhavorian M, Stovall M, Armstrong GT, Green DM.** Pregnancy after chemotherapy in male and female survivors of childhood cancer treated between 1970 and 1999: a report from the Childhood Cancer Survivor Study cohort. Lancet Oncol 2016;17:567–76.

10. **Pfitzer C, Orawa H, Balcerek M, Langer T, Dirksen U, Keslova P, Zubarovskaya N, Schuster FR, Jarisch A, Strauss G, Borgmann-Staudt A.** Dynamics of fertility impairment and recovery after allogeneic haematopoietic stem cell transplantation in childhood and adolescence: results from a longitudinal study. J Cancer Res Clin Oncol 2015;141:135–42.

11. **Sanders JE, Hawley J, Levy W, Gooley T, Buckner CD, Deeg HJ, Doney K, Storb R, Sullivan K, Witherspoon R, Appelbaum FR.** Pregnancies following high-dose cyclophosphamide with or without high-dose busulfan or total-body irradiation and bone marrow transplantation. Blood 1996;87:3045–52.

12. **Vatanen A, Wilhelmsson M, Borgström B, Gustafsson B, Taskinen M, Saarinen-Pihkala UM, Winiarski J, Jahnukainen K.** Ovarian function after allogeneic hematopoietic stem cell transplantation in childhood and adolescence. Eur J Endocrinol 2014;170:211–8.

13. **Assouline E, Crocchiolo R, Prebet T, Broussais F, Coso D, Gamerre M, Vey N, Blaise D, Courbiere B.** Impact of reduced-intensity conditioning allogeneic stem cell transplantation on women's fertility. Clin Lymphoma Myeloma Leuk 2013;13:704–10.

14. **Panasiuk A, Nussey S, Veys P, Amrolia P, Rao K, Krawczuk-Rybak M, Leiper A.** Gonadal function and fertility after stem cell transplantation in childhood: comparison of a reduced intensity conditioning regimen containing melphalan with a myeloablative regimen containing busulfan. Brit J Haematol 2015;170:719-26.

15. **Faraci M, Matthes-Martin S, Lanino E, Morreale G, Ferretti M, Giardino S, Micalizzi C, Balduzzi A.** Two pregnancies shortly after transplantation with reduced intensity conditioning in chronic myeloid leukemia. Pediatr Transplant 2016;20:158–61.

16. **Cario H, Grosse R, Jarisch A, Kulozik A, Kunz J, Lobitz S.** AWMF-Leitlinie Sichelzellkrankheit; 025-016, Stand: 31.12.2014, gültig bis 30.12.2019, https://www.awmf.org/leitlinien/detail/ll/025-016.html

17. **Wang WC, Ware RE, Miller ST, Iyer RV, Casella JF, Minniti CP, Rana S, Thornburg CD, Rogers ZR, Kalpatthi RV, Barredo JC, Brown RC, Sarnaik SA, Howard TH, Wynn LW, Kutlar A, Armstrong FD, Files BA, Goldsmith JC, Waclawiw MA, Huang X, Thompson BW; BABY HUG investigators.** Hydroxycarbamide in very young children with sickle-cell anaemia: a multicentre, randomised, controlled trial (BABY HUG). Lancet 2011;377:1663-72.

18. **McGann PT, Ware RE.** Hydroxyurea therapy for sickle cell anemia. Expert Opin Drug Saf 2015;14:1749-58.

19. **Elchuri SV, Williamson RS, Clark Brown R, Haight AE, Spencer JB, Buchanan I, Hassen-Schilling L, Brown MR, Mertens AC, Meacham LR.** The effects of hydroxyurea and bone marrow transplant on Anti-Müllerian hormone (AMH) levels in females with sickle cell anemia. Blood Cells Mol Dis 2015;55:56-61.

20. **Matthews M, Pollack R.** Acute pain crisis in a patient with sickle cell disease undergoing ovarian simulation for fertility preservation prior to curative stem cell transplantation: case report and literature review. J Assist Reprod Genet 2017;34:1445-8.

21. **Dovey S, Krishnamurti L, Sanfilippo J, Gunawardena S, Mclendon P, Campbell M, Alway S, Efymow B, Gracia C.** Oocyte cryopreservation in a patient with sickle cell disease prior to hematopoietic stem cell transplantation: first report. J Assist Reprod Genet 2012;29:265-9.

22. **Smith-Whitley K.** Reproductive issues in sickle cell disease. Blood 2014; 124:3538-43.

23. **Fung EB, Harmatz PR, Lee PD, Milet M, Bellevue R, Jeng MR, Kalinyak KA, Hudes M, Bhatia S, Vichinsky EP; Multi-Centre Study of Iron Overload Research Group.** Increased prevalence of iron-overload associated endocrinopathy in thalassaemia versus sickle-cell disease. Br J Haematol 2006;135:574-82.

24. **Carlberg KT, Singer ST, Vichinsky EP.** Fertility and pregnancy in women with transfusion-dependent thalassemia. Hematol Oncol Clin North Am 2018;32:297-315.

25. **Skordis N, Gourni M, Kanaris C, Toumba M, Kleanthous M, Karatzia N, Pavlides N, Angastiniotis M.** The impact of iron overload and genotype on gonadal function in women with thalassaemia major. Pediatr Endocrinol Rev 2004;2(Suppl 2):292-5.

26. **Steward CG, Jarisch A.** Haemopoietic stem cell transplantation for genetic disorders. Arch Dis Child 2005;90:1259-63.

Melanie Henes, Michael von Wolff, Jörg Henes

2.10 Rheumatische Erkrankungen – Autoimmunerkrankungen

2.10.1 Indikationen und Prognose

Autoimmunerkrankungen betreffen häufig junge Frauen im reproduktiven Alter. Ca. 7 % aller bei *Ferti*PROTEKT vorgestellten Patientinnen sind an einer benignen Erkrankung erkrankt, zu denen die Autoimmunerkrankungen gezählt werden. Von diesen 7 % der Frauen sind ca. 25 % an einem systemischen Lupus erythematodes (SLE) und 8 % an einer Vaskulitis erkrankt (1).

Vor allem rheumatologische Systemerkrankungen wie Kollagenosen und Vaskulitiden, aber auch hämatologische oder neurologische Erkrankungen, wie die Enzephalitis disseminata stellen, trotz großer therapeutischer Fortschritte in den letzten Jahren, weiterhin häufig eine Indikation zum Einsatz von relativ ungerichteten, aber stark immunsuppressiven Zytostatika dar. Fast ausschließlich wird hierfür Cyclophosphamid (CYC) in oraler Darreichungsform oder als intravenöse Pulstherapie verwendet. Auch für eine autologe Stammzelltransplantation, als Maximaltherapie einer Immunsuppression bei Autoimmunerkrankungen, bildet CYC den zytostatischen Grundpfeiler.

Krankheitsbilder, bei welchen eine CYC-Therapie notwendig sein kann:

- Schwere Organmanifestationen (Glomerulonephritis, Alveolitis oder Manifestationen am Zentralnervensystem) bei Kollagenosen (SLE, Systemischer Sklerose, Sjögren-Syndrom, Sharp-Syndrom, Polymyositis oder Dermatomyositis)

- Schwere Organmanifestationen (meist pulmonal oder renal) bei Anti-Neutrophilen cytoplasmatischen Antikörpern (ANCA) assoziierten Vaskulitiden (Granulomatose mit Polyangiitis [früher: M. Wegener], Eosinophile Granulomatose mit Polyangiitis [früher: Churg-Strauss-Syndrom] oder Mikroskopische Polyangiitis)

- Therapierefraktäre Formen von Großgefäßvaskulitiden, wobei nur die Takayasu-Arteriitis im reproduktionsfähigen Alter auftritt

- Neurologische Autoimmunerkrankungen: z.B. Enzephalitis disseminata (Multiple Sklerose)

- Nicht-maligne hämatologische Erkrankungen: z.B. Immun-Thrombozyto-penien, Hemmkörperhämophilie, Auto-Immunhämolyse

Bis auf die ANCA assoziierten Vaskulitiden haben diese Erkrankungen ihren Krankheitsgipfel meist vor Abschluss der Familienplanung. Eine Heilung ist nicht möglich. Durch eine frühzeitige Diagnose und Einleitung der entsprechenden Therapien können die meisten Patienten heutzutage jedoch dauerhaft suffizient behandelt werden. Damit hat sich auch deren Lebenserwartung der Normalbevölkerung immer mehr angenähert, wodurch das Thema Kinderwunsch/Fertilitätserhalt auch für diese Patientinnen eine wichtige Rolle spielt.

2.10.2 Gonadotoxizität der Therapie

Die ovarielle Reserve, bestimmt anhand der Konzentration des Anti-Müller-Hormons (AMH), gilt bei vielen Autoimmunerkrankungen durch die chronische Erkrankung per se und gerade bei hoher Krankheitsaktivität als eingeschränkt (2–6). Daher sollte gerade auch bei Autoimmunerkrankungen eine Beratung zum Fertilitätserhalt vor einer CYC-Therapie erfolgen.

CYC erhöht das Risiko für eine prämature Ovarialinsuffizienz (POI) bei Auto-immunerkrankungen deutlich. Die Prozentzahlen schwanken in der Literatur zwischen 12–54 % und werden vor allem vom Alter der Patientinnen zum Zeitpunkt der Therapie und der kumulativen CYC-Dosis beeinflusst.

Studie	Herkunfts-land der Studie	Erkran-kungen	Anzahl un-tersuchter Frauen	POI-Rate %	Risikofaktoren
Boumpas et al. 1993 (7)	USA	SLE	39	12–39	Alter, CYC-Dosis
Mc Dermott et al. 1996 (8)	UK	SLE	52	54	Alter, CYC-Dosis
Mok et al. 1998 (9)	China	SLE	70	26	Alter, CYC-Dosis
Ioannidis et al. 2002 (10)	Griechenland	SLE	67	31,3	Alter, Krankheits-dauer, CYC-Dosis
Huong et al. 2002 (11)	Frankreich	SLE, GPA	84	22,6	Alter
Park et al. 2004 (12)	Südkorea	SLE	67	14,9	Alter
Singh et al. 2007 (13)	Indien	SLE	35	31,4	Cytochrom P450-Polymorphismus
Appenzeller et al. 2008 (14)	Kanada	SLE	57 (CYC 750 mg/m²)	17,5	Alter, CYC-Dosis
			50 (CYC 500 mg/m²)	0	
Alarfaj et al. 2014 (15)	Saudi Arabien	SLE	188	13,1	Alter, CYC-Dosis
Di Mario et al. 2019 (6)	Italien	SLE	14	—	Alter, CYC-Dosis

Tab. 1

Studien zur POI und AMH-Veränderungen nach CYC-Therapie (SLE = Systemischer Lupus erythematodes, GPA = Granulomatose mit Polyangiitis)

Die Alters- und Dosisabhängigkeit der Ovartoxizität von Cyclophosphamid wird in einer chinesischen Untersuchung von 216 Frauen und in der Studie von Di Mario et al. deutlich, bei der die Ovartoxizität anhand der AMH-Konzentration bestimmt wurde (6, 16). Andere bei der Behandlung des SLE verwendete Immunsupressiva wie Mycophenolat, Azathioprin, Prednisolon, Cyclosporin A, Tacrolismus und Hydroxychloroquin führen gemäß dieser Arbeiten zu keiner signifikanten Reduktion der AMH-Konzentration (6, 16).

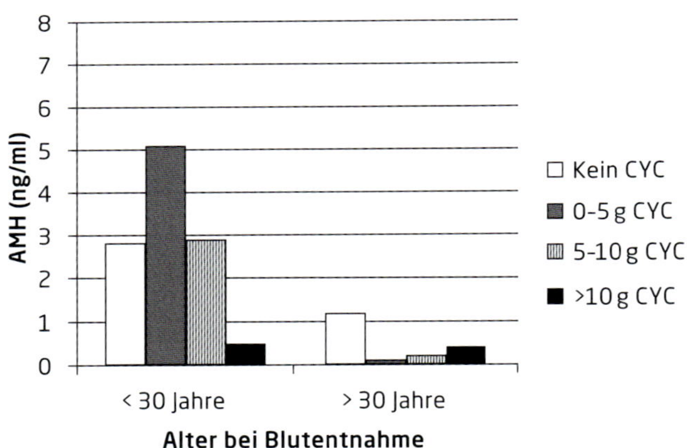

Abb. 1
AMH-Konzentration nach einer CYC-Therapie bei Frauen mit einem SLE in Abhängigkeit von der Dosierung und dem Alter (modifiziert nach [16])

2.10.3 Wahrscheinlichkeit einer Exazerbation der Grunderkrankung

Eine CYC-Therapie bei Autoimmunerkrankungen ist nur indiziert, wenn eine hohe Krankheitsaktivität vorliegt. Somit ist zum einen meist eine rasche Therapieeinleitung notwendig, zum anderen muss auch der Einfluss einer fertilitätserhaltenden Therapie auf die Grunderkrankung bedacht werden.

Aufgrund der Pathogenese und der Geschlechtsverteilung vieler Autoimmunerkrankungen muss davon ausgegangen werden, dass eine Erhöhung der weiblichen Hormone die Krankheit negativ beeinflusst, sodass es im Rahmen einer ovariellen Stimulation zur Eizellgewinnung zu einer weiteren Exazerbation der Grunderkrankung kommen kann. Des Weiteren legen andere Untersuchungen nahe, dass die Down-Regulation mit einem GnRH-Agonisten eine SLE-Erkrankung positiv beeinflusst (17). Eine Übertragung dieser Erkenntnisse auf andere Autoimmunerkrankungen liegt nahe, ist aber, aufgrund der Seltenheit der Erkrankungen, nicht ausreichend und abschließend untersucht.

Insgesamt existieren nur wenige Arbeiten/Empfehlungen zum Fertilitätserhalt speziell bei Autoimmunerkrankungen (18–21). Die weiteren Empfehlungen basieren meist auf Erkenntnissen aus der Behandlung von SLE-Patienten. Die Europäische Rheumatologische Gesellschaft (EULAR) bezieht in ihren Empfehlungen von 2017 auch den Fertilitätserhalt ein (22).

2.10.4 Effektivität und Risiken einer Fertilitätsprotektion

Bei Autoimmunerkrankungen ist die Ovarreserve oft reduziert. Lawrenz et al. (3) und Di Mario et al. (6) fanden eine um 32 % bzw. 29 % niedrigere AMH-Konzentration bei Frauen mit einem systemischen Lupus erythematodes im Vergleich zu einem Kontrollkollektiv. Erniedrigte AMH-Konzentrationen wurden auch bei Frauen mit einer rheumatoiden Arthritis, einem Morbus Behcet und einer Spondyloarthritis (2), einer Multiplen Sklerose (5) sowie Takayasu-Arteriitis (4) festgestellt. Allerdings scheint nach einer Studie bei Lupus-Patientinnen die AMH-Reduktion nur bei einer schweren Form einer Autoimmunerkrankung aufzutreten (6).

Fraglich ist aber, ob die erniedrigte AMH-Konzentration auch zu einer geringeren Effektivität fertilitätsprotektiver Maßnahmen führt. Sollen Oozyten kryokonserviert werden, kann oft die Stimulationsdosis angepasst werden. Falls Ovargewebe kryokonserviert wird, spielt die AMH-Konzentration eine eher untergeordnete Rolle. Wichtig hingegen ist die Dichte an Primordialfollikeln, die im Gegensatz zur AMH-Konzentration bei Frauen mit einem Hodgkin-Lymphom nicht erniedrigt ist (23).

GnRH-Agonisten

Die Effektivität von GnRH-Agonisten (GnRHa) wurde inzwischen bei Patientinnen mit einem Mammakarzinom bewiesen (Kap. 2.1, 3.6). Bei Autoimmunerkrankungen existieren nicht so viele Studien. Es ist aber davon auszugehen, dass die Daten zur Wirksamkeit beim Mammakarzinom auch auf Autoimmunerkrankungen übertragen werden können, da in beiden Krankheitsgruppen das POI-Risiko vergleichbar ist und mit CYC dasselbe Zytostatikum verwendet wird.

Somers et al. (24) und Koga et al. (25) behandelten Frauen mit einem Lupus erythematodes und verglichen die POI-Rate mit einem Kontrollkollektiv. Die applizierte kumulative CYC-Dosis betrug 12,9 g bzw. ca. 5,0 g. Die POI-Rate lag unter einer GnRHa-Therapie bei 5 % bzw. 6 % und in der Kontrollgruppe bei 30 % bzw. 50 %. Weitere Studien untersuchten anhand der AMH-Konzentration die Wirkung von GnRHa (26) und deren Verträglichkeit bei Kindern mit SLE (27).

GnRHa können somit in Einzelfällen auch als singuläre Maßnahme bei geplanter höherer kumulativer Cyclophosphamid-Dosis erwogen werden.

Ovarielle Stimulation

Im Falle einer Stimulationstherapie zur Kryokonservierung fertilisierter oder unfertilisierter Eizellen sollte das Vorgehen individuell diskutiert werden.

Grundsätzlich sind zwei Risiken hervorzuheben:

1. **Risiko der Exazerbation der Erkrankung unter der Stimulation**

   Insbesondere bei Kollagenosen, vor allem dem SLE, kann eine Stimulation zu einer Verschlechterung der Krankheitsaktivität führen. Allerdings ist die Datenlage begrenzt. Guballa et al. untersuchten 17 Frauen (10 mit einem Anti-Phospholipid-Antikörper-Syndrom (APS) und 7 mit einem SLE), bei denen eine Stimulation erfolgte (28). In der Auswertung wurden Stimulationen mit Clomifencitrat und mit hochdosierten Gonadotropinen subsummiert. Bei den Frauen mit einem APS wurde keine Exazerbation dokumentiert. Bei den Frauen mit einem SLE zeigte sich eine leichte Exazerbation bei 3/7 (43 %) Frauen in 3/16 (16 %) Stimulationszyklen.

2. Risiko von Thrombosen

Generell ist das Thromboserisiko bei einer Autoimmunerkrankung erhöht, insbesondere bei Kollagenosen und hier besonders beim SLE. Bei 40 % der SLE-Patienten finden sich Antiphospholipid-Antikörper, stark abhängig von der Ethnizität der Patientin (29–31). Das Thromboserisiko ist bei einem aktiven APS und einem aktiven SLE am höchsten. Wenn der Serummarker „Lupus-Antikoagulans" erhöht ist, steigt das Thromboserisiko gemäß einer Metaanalyse auch bei Patienten ohne SLE um das ca. sechsfache (32). Andere Marker wie Anticardiolipin-Antikörper, Anti-β2-Glycoprotein-Antikörper, Anti-Prothrombin-Antikörper, Anti-Phosphatidylserin-Antikörper und Anti-Phosphatidylethanolamin-Antikörper waren in dieser Studie nur mit einem geringen und nicht signifikanten Anstieg des Thromboserisikos assoziiert.

Daten zum Thromboserisiko unter einer Stimulation liegen nur wenige vor. In der oben genannten Studie von Guballa et al. (28) wurde bei keiner der 17 mit Clomifencitrat oder Gonadotropinen stimulierten Frauen eine Thrombose festgestellt. Allerdings erhielten alle Frauen eine Prophylaxe (Heparin, Aspirin oder Kortikosteroide). In der assistierten Reproduktion ist eine Stimulation auch bei SLE-Patientinnen unter besonderer Vorsicht möglich (28, 33). Im Falle einer akuten Verschlechterung der Grunderkrankung, mit der Notwendigkeit einer Therapieeskalation, sind die Grundvoraussetzungen für eine gefahrlose Stimulation nicht gegeben. Somit sollte diese Option bei einem aktiven APS oder SLE nur mit äußerster Zurückhaltung indiziert werden. Auf einen adäquaten Thromboseschutz, je nach Risikoprofil, ist unbedingt zu achten (34).

Kryokonservierung von Ovargewebe

Bei jungen Frauen bis zum Alter von 35 bis max. ca. 40 Jahren stellt die Kryokonservierung von Ovargewebe (Kap. 3.3 und 3.4) eine gute Option dar. Gerade bei Frauen bis 35 Jahre zeigen sich gute Schwangerschaftsraten, und die Methode ist auch bei SLE-Patientinnen erfolgreich durchführbar (35,

36). Da es sich bei Autoimmunerkrankungen um chronische Krankheiten handelt, bietet dieses Verfahren auch dann eine Fertilitätsprotektion, wenn eine erneute CYC-Therapie notwendig sein sollte. Aufgrund der oft reduzierten ovariellen Reserve sollte jedoch zuvor eine ausreichende Reserve durch die AMH-Messung und die sonographische Bestimmung des AFC sichergestellt werden. Grenzwerte, bis zu denen eine Kryokonservierung durchgeführt werden kann, existieren jedoch nicht.

Mittlerweile liegt auch der Fallbericht einer erfolgreichen Schwangerschaft bei einer Patientin mit SLE nach Retransplantation von kryokonserviertem Ovargewebe aus dem deutschsprachigen Raum vor (36).

2.10.5 Praktische Vorgehensweise

Die Wahl der fertilitätserhaltenden Maßnahme ist immer eine individuelle Entscheidung, die in enger Absprache mit der Patientin, den betreuenden Gynäkologen und Rheumatologen getroffen werden sollte.

Grundsätzlich sollten die Patienten möglichst früh in einem reproduktionsmedizinischen Zentrum vorgestellt werden, um ein möglichst großes Zeitfenster für die Durchführung der fertilitätsprotektiven Maßnahmen zu gewährleisten. In Abb. 2 wird orientierend die Vorgehensweise zur Durchführung fertilitätsprotektiver Maßnahmen bei Autoimmunerkrankungen dargestellt.

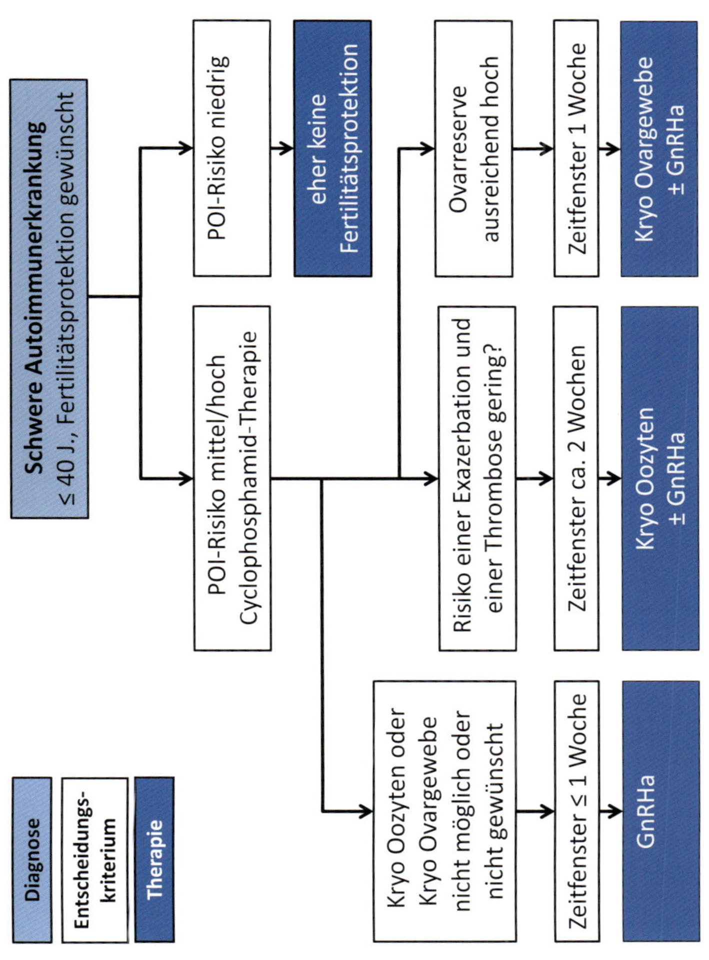

Abb. 2

Orientierende Vorgehensweise zur Durchführung fertilitätsprotektiver Maßnahmen bei Autoimmunerkrankungen

Referenzen

1. **von Wolff M, Dittrich R, Liebenthron J, Nawroth F, Schuring AN, Bruckner T, Germeyer A.** Fertility-preservation counselling and treatment for medical reasons: data from a multinational network of over 5000 women. Reprod Biomec Online 2015;31:605-12.

2. **Henes M, Froeschlin J, Taran FA, Brucker S, Rall KK, Xenitidis T, Igney-Oertel A, Lawrenz B, Henes JC.** Ovarian reserve alterations in premenopausal women with chronic inflammatory rheumatic diseases: impact of rheumatoid arthritis, Behcet's disease and spondyloarthritis on anti-Mullerian hormone levels. Rheumatology (Oxford) 2015;54:1709-12.

3. **Lawrenz B, Henes J, Henes M, Neunhoeffer E, Schmalzing M, Fehm T, Kötter I.** Impact of systemic lupus erythematosus on ovarian reserve in premenopausal women: evaluation by using anti-Muellerian hormone. Lupus 2011;20:1193-7.

4. **Mont'Alverne AR, Pereira RM, Yamakami LY, Viana VS, Baracat EC, Bonfa E, Silva CE.** Reduced ovarian reserve in patients with Takayasu arteritis. J Rheumatol 2014;41:2055-9.

5. **Thone J, Kollar S, Nousome D, Ellrichmann G, Kleiter I, Gold R, Hellwig K.** Serum anti-Mullerian hormone levels in reproductive-age women with relapsing-remitting multiple sclerosis. Mult Scler 2015;21:41-7.

6. **Di Mario C, Petricca L, Gigante MR, Barini A, Barini A, Varriano V, Paglionico A, Cattani P, Ferraccioli G, Tolusso B, Gremese E.** Anti-Mullerian hormone serum levels in systemic lupus erythematosus patients: Influence of the disease severity and therapy on the ovarian reserve. Endocrine 2019;63:369-75.

7. **Boumpas DT, Austin HA, 3rd, Vaughan EM, Yarboro CH, Klippel JH, Balow JE.** Risk for sustained amenorrhea in patients with systemic lupus erythematosus receiving intermittent pulse cyclophosphamide therapy. Ann Intern Med 1993;119:366-9.

8. **McDermott EM, Powell RJ.** Incidence of ovarian failure in systemic lupus erythematosus after treatment with pulse cyclophosphamide. Ann Rheum Dis 1996;55:224-9.

9. **Mok CC, Lau CS, Wong RW.** Risk factors for ovarian failure in patients with systemic lupus erythematosus receiving cyclophosphamide therapy. Arthritis Rheum 1998;41:831-7.

10. **Ioannidis JP, Katsifis GE, Tzioufas AG, Moutsopoulos HM.** Predictors of sustained amenorrhea from pulsed intravenous cyclophosphamide in premenopausal women with systemic lupus erythematosus. J Rheumatol 2002;29:2129-35.

11. **Huong DL, Amoura Z, Duhaut P, Sbai A, Costedoat N, Wechsler B, Piette JC.** Risk of ovarian failure and fertility after intravenous cyclophosphamide. A study n 84 patients. J Rheumatol 2002;29:2571-6.

12. **Park MC, Park YB, Jung SY, Chung IH, Choi KH, Lee SK.** Risk of ovarian failure and pregnancy outcome in patients with lupus nephritis treated with intravenous cyclophosphamide pulse therapy. Lupus 2004;13:569-74.

13. **Singh G, Saxena N, Aggarwal A, Misra R.** Cytochrome P450 polymorphism as a predictor of ovarian toxicity to pulse cyclophosphamide in systemic lupus erythematosus. J Rheumatol 2007;34:731-3.

14. **Appenzeller S, Blatyta PF, Costallat LT.** Ovarian failure in SLE patients using pulse cyclophosphamide: comparison of different regimes. Rheumatol Int 2008;28:567-71.

15. **Alarfaj AS, Khalil N.** Fertility, ovarian failure, and pregnancy outcome in SLE patients treated with intravenous cyclophosphamide in Saudi Arabia. Clin Rheumatol 2014;33:1731-6.

16. **Mok CC, Chan PT, To CH.** Anti-mullerian hormone and ovarian reserve in systemic lupus erythematosus. Arthritis Rheum 2013;65:206-10.

17. **Mok CC, Wong RW, Lau CS.** Ovarian failure and flares of systemic lupus erythematosus. Arthritis Rheum 1999;42:1274-80.

18. **Henes M, Henes JC, Neunhoeffer E, Von Wolff M, Schmalzing M, Kotter I, Lawrenz B.** Fertility preservation methods in young women with systemic lupus erythematosus prior to cytotoxic therapy: experiences from the *Ferti*PROTEKT network. Lupus 2012;21:953-8.

19. **Henes JC, Henes M, von Wolff M, Schmalzing M, Kotter I, Lawrenz B.** Fertility preservation in women with vasculitis: experiences from the *Ferti*PROTEKT network. Clin Exp Rheumatol 2012;30(1 Suppl 70):S53-6.

20. **Condorelli M, Demeestere I.** Challenges of fertility preservation in non-oncological diseases. Acta Obstet Gynecol Scand 2019;98:638-46.

21. **Elizur SE, Chian RC, Pineau CA, Son WY, Holzer HE, Huang JY, Gidoni Y, Levin D, Demirtas E, Tan SL.** Fertility preservation treatment for young women with autoimmune diseases facing treatment with gonadotoxic agents. Rheumatology (Oxford) 2008;47:1506-9.

22. **Andreoli L, Bertsias GK, Agmon-Levin N, Brown S, Cervera R, Costedoat-Chalumeau N, Doria A, Fischer-Betz R, Forger F, Moraes-Fontes MF, Khamashta M, King J, Lojacono A, Marchiori F, Meroni PL, Mosca M, Motta M, Ostensen M, Pamfil C, Raio L, Schneider M, Svenungsson E, Tektonidou M, Yavuz S, Boumpas D, Tincani A.** EULAR recommendations for women's health and the management of family planning, assisted reproduction, pregnancy and menopause in patients with systemic lupus erythematosus and/or antiphospholipid syndrome. Ann Rheum Dis 2017;76:476-85.

23. **Liebenthron J RJ, van der Ven H, Saenger N, Kruessel JS, von Wolff M.** Serum Anti-Mullerian hormone concentration and follicle density throughout reproductive life and in different diseases – implications in fertility preservation. Hum Reprod 2019;34:2513-22.

24. **Somers EC, Marder W, Christman GM, Ognenovski V, McCune WJ.** Use of a gonadotropin-releasing hormone analog for protection against premature ovarian failure during cyclophosphamide therapy in women with severe lupus. Arthritis Rheum 2005;52:2761-7.

25. **Koga T, Umeda M, Endo Y, Ishida M, Fujita Y, Tsuji S, Takatani A, Shimizu T, Sumiyoshi R, Igawa T, Fukui S, Nishino A, Kawashiri SY, Iwamoto N, Ichinose K, Tamai M, Nakamura H, Origuchi T, Murakami N, Kitajima M, Kawakami A.** Effect of a gonadotropin-releasing hormone analog for ovarian function preservation after intravenous cyclophosphamide therapy in systemic lupus erythematosus patients: a retrospective inception cohort study. Int J Rheum Dis 2018;21:1287-92.

26. **Marder W, McCune WJ, Wang L, Wing JJ, Fisseha S, McConnell DS, Christman GM, Somers EC.** Adjunctive GnRH-a treatment attenuates depletion of ovarian reserve associated with cyclophosphamide therapy in premenopausal SLE patients. Gynecol Endocrinol 2012;28:624-7.

27. **Brunner HI, Silva CA, Reiff A, Higgins GC, Imundo L, Williams CB, Wallace CA, Aikawa NE, Nelson S, Klein-Gitelman MS, Rose SR.** Randomized, double-blind, dose-escalation trial of triptorelin for ovary protection in childhood-onset systemic lupus erythematosus. Arthritis Rheumatol 2015;67:1377-85.

28. **Guballa N, Sammaritano L, Schwartzman S, Buyon J, Lockshin MD.** Ovulation induction and in vitro fertilization in systemic lupus erythematosus and antiphospholipid syndrome. Arthritis Rheum 2000;43:550-6.

29. **Chung WS, Lin CL, Chang SN, Lu CC, Kao CH.** Systemic lupus erythematosus increases the risks of deep vein thrombosis and pulmonary embolism: a nationwide cohort study. J Thromb Haemost 2014;12:452-8.

30. **Mok CC, Tang SS, To CH, Petri M.** Incidence and risk factors of thromboembolism in systemic lupus erythematosus: a comparison of three ethnic groups. Arthritis Rheum 2005;52:2774-82.

31. **Bazzan M, Vaccarino A, Marletto F.** Systemic lupus erythematosus and thrombosis. Thromb J 2015;13:16.

32. **Reynaud Q, Lega JC, Mismetti P, Chapelle C, Wahl D, Cathebras P, Laporte S.** Risk of venous and arterial thrombosis according to type of antiphospholipid antibodies in adults without systemic lupus erythematosus: a systematic review and meta-analysis. Autoimmun Rev 2014;13:595-608.

33. **Ragab A, Barakat R, Ragheb M, State O, Badawy A.** Subfertility treatment in women with systemic lupus erythematosus. J Obstet Gynaecol 2012;32:569-71.

34. **Ostensen M, Andreoli L, Brucato A, Cetin I, Chambers C, Clowse ME, Costedoat-Chalumeau N, Cutolo M, Dolhain R, Fenstad MH, Förger F, Wahren-Herlenius M, Ruiz-Irastorza G, Koksvik H, Nelson-Piercy C, Shoenfeld Y, Tincani A, Villiger PM, Wallenius M, von Wolff M.** State of the art: Reproduction and pregnancy in rheumatic diseases. Autoimmun Rev 2015;14:376-86.

35. **Van der Ven H, Liebenthron J, Beckmann M, Toth B, Korell M, Krussel J, Frambach T, Kupka M, Hohl MK, Winkler-Crepaz K, Seitz S, Dogan A, Griesinger G, Häberlin F, Henes M, Schwab R, Sütterlin M, von Wolff M, Dittrich R; _Ferti_PROTEKT network.** Ninety-five orthotopic transplantations in 74 women of ovarian tissue after cytotoxic treatment in a fertility preservation network: tissue activity, pregnancy and delivery rates. Hum Reprod 2016;31:2031-41.

36. **Chehab G, Krussel J, Fehm T, Fischer-Betz R, Schneider M, Germeyer A, Suerdieck MB, Kreuzer V, Liebenthron J.** Successful conception in a 34-year-old lupus patient following spontaneous pregnancy after autotransplantation of cryopreserved ovarian tissue. Lupus 2019;28:675-80.

2.11 Endometriose

Alexandra Kohl Schwartz, Sara Imboden, Michael von Wolff

2.11.1 Rationale

10 % der Frauen im fertilen Alter sind von einer Endometriose betroffen. 30 % bis 50 % dieser Frauen leiden unter einer Infertilität (1, 2). Bedingt durch die chronische Progredienz der Erkrankung besteht bei diesen Frauen das Risiko einer Verringerung der Ovarreserve, sowohl wegen der Pathophysiologie der Erkrankung als auch wegen der möglichen iatrogenen Verletzung der Ovarien durch einen chirurgischen Eingriff. Ein Endometriose-Rezidiv erleben ca. 40–50 % der jungen Frauen, bevor sie eine Schwangerschaft anstreben (3, 4). Eine Fertilitätsprotektion bei der Endometriose folgt anderen Prinzipien als bei malignen Erkrankungen, bei denen nur ein kurzes Zeitfenster bis zur Durchführung einer gonadotoxischen Therapie vorliegt.

Zur Fertilitätsprotektion gehört die sorgfältige Indikationsstellung für einen sanierenden und gleichzeitig fertilitätsschonenden operativen Eingriff. Das Ziel sollte auch sein, möglichst frühzeitig eine Schwangerschaft anzustreben. Nur bei jungen Frauen, bei denen das Risiko für eine relevante Minderung der Fertilität durch eine Progression der Erkrankung gegeben ist und die noch keinen aktuellen Kinderwunsch haben oder diesen noch nicht umsetzen können, sind fertilitätskonservierende Maßnahmen im Sinne einer ovariellen Stimulation und Kryokonservierung von Oozyten (Kap. 3.1, 3.2) relevant.

2.11.2 Klassifikation der Endometriose

rASRM- Klassifikation
Die Endometriose wird in Abhängigkeit von ihrer Ausbreitung in mehrere Stadien eingeteilt. Eine der bekanntesten Klassifikationen ist die rASRM-Klassifikation der American Society for Reproductive Medicine (ASRM) (Abb. 1). Mit einem Punktesystem werden vier Stadien unterschieden. Der sich daraus ableitende rASRM-Score zeigt nur eine schwache Korrelation mit den Beschwerden wie der Dysmenorrhoe und der Dyspareunie sowie mit dem Grad und dem Risiko einer Infertilität (5, 6).

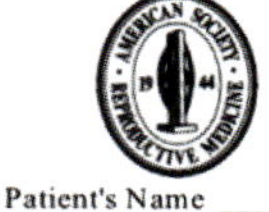

AMERICAN SOCIETY FOR REPRODUCTIVE MEDICINE
REVISED CLASSIFICATION OF ENDOMETRIOSIS

Patient's Name _________________________ Date_______________________________

Stage I (Minimal): 1-5
Stage II (Mild): 6-15
Stage III (Moderate): 16-40
Stage IV (Severe): >40
Total: _______________

Laparoscopy______ Laparotomy______Photography__
Laparoscopic Treatment_________________________________
____
Prognosis____

	ENDOMETRIOSIS		<1 cm	1-3 cm	>3 cm
PERITONEUM		Superficial	1	2	4
		Deep	2	4	6
OVARY	R	Superficial	1	2	4
		Deep	4	16	20
	L	Superficial	1	2	4
		Deep	4	16	20

	POSTERIOR CULDESAC OBLITERATION	Partial	Complete
		4	40

	ADHESIONS	< 1/3 Enclosure	1/3-2/3 Enclosure	> 2/3 Enclosure
OVARY	R Filmy	1	2	4
	Dense	4	8	16
	L Filmy	1	2	4
	Dense	4	8	16
TUBES	R Filmy	1	2	4
	Dense	4*	8*	16
	L Filmy	1	2	4
	Dense	4*	8*	16

*If the fimbriated end of the fallopian tube is completely enclosed, change the point assignment to 16.

Additional Endometriosis:_________________________

Associated Pathology:___________________________

To Be Used with Normal
Tubes and Ovaries

To Be Used with Abnormal
Tubes and Ovaries

Abb. 1

rASRM-Klassifikation der Endometriose, welche die Ausbreitung der Erkrankung beschreibt (7)

Nach der rASRM-Klassifikation wird die Endometriose in die folgenden vier Stadien unterteilt:

- Stadium I (minimal): 1–5 Punkte,

- Stadium II (mild): 6–15 Punkte,

- Stadium III (moderat): 16–40 Punkte,

- Stadium IV (schwer): > 40 Punkte.

ENZIAN-Klassifikation

Die ENZIAN-Klassifikation wurde entwickelt, da bei der rASRM-Klassifikation die Beschreibung retroperitonealer Strukturen im Sinne einer tief infiltrierenden Endometriose fehlt. Die tief infiltrierende Endometriose ist, bedingt durch die Einschränkung der Mobilität der Organe im kleinen Becken, häufig mit einer Infertilität assoziiert.

Die ENZIAN-Klassifikation sollte als eine ergänzende Klassifikation verstanden werden (8). Sie beschreibt analog einer onkologischen TNM (Tumor, Nodus = Lymphknoten, Metastasen)-Klassifikation die Endometrioseläsionen in drei verschiedenen anatomischen Kompartimenten und Raumachsen und ordnet ihnen jeweils einen Schweregrad zu.

- Kompartiment A umfasst das Spatium rectovaginale, vom Douglas-Raum in Richtung Vagina reichend.

- Kompartiment B beschreibt den Raum lateral der Ligamenta sacrouterina in Richtung der Beckenwand reichend.

- Kompartiment C beschreibt den Bereich vom Spatium rectovaginale, in Richtung des Rektums reichend und schließt das Rektum mit ein.

2.11.3 Pathophysiologie der Infertilität bei der Endometriose

Die oftmals verzogene Beckenanatomie in mittleren bis schweren Stadien der Endometriose kann dazu führen, dass die tubare Aufnahme der Oozyte durch die fehlende Mobilität der Tube und eine tubare Dysfunktion gestört oder durch einen Tubenverschluss verhindert wird.

Die Endometrioseherde führen zu einer Entzündungsreaktion, die eine Dysfunktion verschiedener fertilitätsrelevanter Systeme bedingen. In der Peritonealflüssigkeit (9) wie auch in der Follikelflüssigkeit (10) können höhere Konzentrationen inflammatorischer Zytokine nachgewiesen werden.

Die entzündlich veränderte Peritonealflüssigkeit beeinflusst vermutlich die Spermien- (11) und die Tubenmotilität (12).

Das Endometrium wird durch freie Radikale der Peritoneal-Flüssigkeit negativ beeinflusst (13–15). Es enthält bei Frauen mit einer Endometriose eine erhöhte Konzentration proinflammatorischer Zytokine (16) und weist eine Dysregulation des Progesteronrezeptors auf, was zu einer Progesteron-Resistenz (17) und damit zur verminderten Wirkung von Progesteron auf das Endometrium führen kann. Dies resultiert möglicherweise in einer Lutealphasendysfunktion (18–20).

Die Ovarfunktion wird durch die mechanische Dehnung des ovariellen Kortex im Randbereich der Endometriome beeinflusst. Die Endometriomflüssigkeit führt zu einer erhöhten Konzentration von Eisen in den Follikeln (21, 22).

In ihrer Gesamtheit wirken sich diese Faktoren negativ auf die Konzeption und die Embryonalentwicklung aus (12), was sich auch in einer höheren Abortrate bei Frauen mit einer Endometriose zeigt (23).

	Effekt auf die ovarielle Funktion	Effekt auf die ovarielle Reserve	Effekt auf die IVF-Behandlung	Effekt auf die Schwangerschaftsrate
Endometriose am Ovar	Die mechanische Dehnung des Ovarkortex durch Endometriome führt in 55 % der Fälle zu einer vermehrten ovariellen Fibrose und geringerer Follikeldichte (22) sowie höherem Eisengehalt in Follikeln (21)	Reduktion der ovariellen Reserve bei bilateralen Endometriomen. Serum-AMH bei bilateralem Befall: 1,3 ng/ml (Median, Interquartile range: 0,5–2,5) versus 2,0 ng/ml (1,1–3,6) bei unilateralem Befall (24)	bei bilateralen Endometriomen Aspiration von weniger Eizellen, bei jedoch gleicher Schwangerschaftsrate wie bei unilateralen Endometriomen (25, 26)	Ovulationen finden weniger häufig in einem Ovar mit einem Endometriom statt (31 %; 95 % CI: 22–43 %) (27)
nach operativer Therapie am Ovar		Reduktion des Serum-AMH. Meta-Analyse: Abfall der AMH-Konzentration um 1,5 ng/ml (95 % CI 1,04–2) (28), signifikant höherer Abfall nach bilateraler Resektion (29)	höheres Risiko für eine poor response (< 4 Oozyten) OR = 2,1; 95% CI: 1,1–4 (25, 26), geringere Anzahl gewonnener Oozyten: mittlere Differenz: -2,37 (-3.55 – -1,70) (30)	reduzierte Schwangerschaftsrate in der IVF-Therapie (OR 0,53 (95 % CI: 0,33–0,84) (30)

Tab. 1
Effekte einer ovariellen Endometriose auf die Konzeption

2.11.4 Fertilitätsprotektive Maßnahmen

Spontanschwangerschaft

Wenn möglich, sollte bei einer Endometriose primär eine Schwangerschaft angestrebt werden, entweder spontan oder – falls nötig – reproduktionsmedizinisch unterstützt. Die Chancen für eine Spontanschwangerschaft können mittels des Endometriose-Fertilitätsindex (EFI) (31) (Abb. 2) abgeschätzt werden. Dieser Index berechnet die Schwangerschaftschance basierend auf der Funktionalität der Tuben und Ovarien, abhängig vom Alter der Frau und der Dauer der Infertilität. Die Effektivität dieses Scores wurde von anderen Arbeitsgruppen bestätigt (32)

ENDOMETRIOSIS FERTILITY INDEX (EFI) SURGERY FORM

LEAST FUNCTION (LF) SCORE AT CONCLUSION OF SURGERY

Score	Description		Left	Right
4	= Normal	Fallopian Tube		
3	= Mild Dysfunction			
2	= Moderate Dysfunction	Fimbria		
1	= Severe Dysfunction			
0	= Absent or Nonfunctional	Ovary		

To calculate the LF score, add together the lowest score for the left side and the lowest score for the right side. If an ovary is absent on one side, the LF score is obtained by doubling the lowest score on the side with the ovary.

Lowest Score: [Left] + [Right] = [LF Score]

ENDOMETRIOSIS FERTILITY INDEX (EFI)

Historical Factors		Points	Surgical Factors		Points
Age			**LF Score**		
	If age is ≤ 35 years	2		If LF Score = 7 to 8 (high score)	3
	If age is 36 to 39 years	1		If LF Score = 4 to 6 (moderate score)	2
	If age is ≥ 40 years	0		If LF Score = 1 to 3 (low score)	0
Years Infertile			**AFS Endometriosis Score**		
	If years infertile is ≤ 3	2		If AFS Endometriosis Lesion Score is < 16	1
	If years infertile is > 3	0		If AFS Endometriosis Lesion Score is ≥ 16	0
Prior Pregnancy			**AFS Total Score**		
	If there is a history of a prior pregnancy	1		If AFS total score is < 71	1
	If there is no history of prior pregnancy	0		If AFS total score is ≥ 71	0
Total Historical Factors			**Total Surgical Factors**		

EFI = TOTAL HISTORICAL FACTORS + TOTAL SURGICAL FACTORS: [Historical] + [Surgical] = [EFI Score]

Abb. 2

Endometriose-Fertilitätsindex (EFI), der die Chancen für eine Spontankonzeption bei einer Endometriose beschreibt (31)

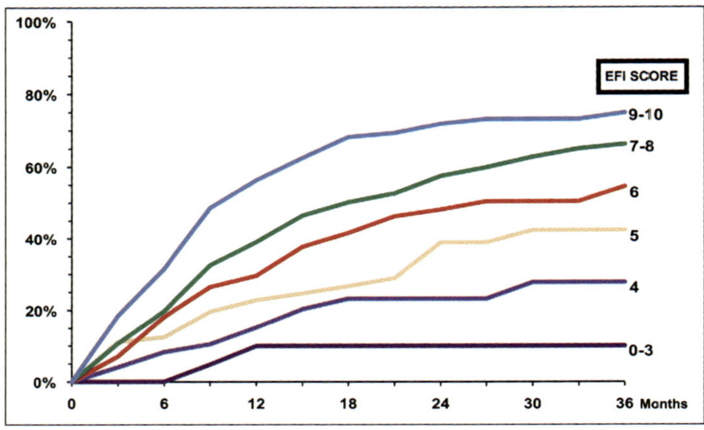

Abb. 3
Endometriose-Fertilitätsindex (EFI), Darstellung der geschätzten Konzeptionschancen in Abhängigkeit vom EFI-Score (31)

Operative Maßnahmen

Eine operative Sanierung reduziert nicht nur die Beschwerden wie die Dymenorrhoe und Dyspareunie, sondern kann auch die Schwangerschaftschancen verbessern (23, 33).

Allerdings kann durch die operative Therapie die ovarielle Reserve reduziert werden, sowohl durch eine Schädigung des Ovars selber als auch durch die des umliegenden Gewebes (28, 34). In einer Metaanalyse von 2015 konnte gezeigt werden, dass nach der Operation eines Endometrioms am betroffenen Ovar bei einer IVF weniger Oozyten gewonnen und mehr Stimulationszyklen abgebrochen wurden (Tab. 1) (30).

Andererseits führen Endometriome per se zu einer Reduktion der Ovarreserve (Tab. 1) (21, 22), sodass es unter bestimmten Bedingungen sinnvoll ist, eine operative Entfernung anzustreben. Es wurde von einzelnen Autoren und in der ESHRE-Leitlinie (33) vorgeschlagen, ab einer Endometriomgröße von 3 cm eine Zystektomie durchzuführen, auch um eine Malignität auszuschließen. Allerdings ist es in den meisten Fällen sinnvoll, die Operationsindikation individuell zu stellen. So spielt der erwartete chirurgische Schaden (Tab. 1) (Reduktion der ovariellen Reserve) ebenso eine Rolle wie der potenzielle Nutzen (bessere Erreichbarkeit der Ovarien und Follikel bei einer Follikelpunktion). Zudem ist die aktuelle Schmerzsituation der Patientin bei der Indikation zur Operation zu berücksichtigen. Eine Dyspareunie per se kann die Chancen auf eine Schwangerschaft stark reduzieren.

Die operative Technik hat einen Einfluss auf die Schädigung des Gewebes. Um das Rezidivrisiko zu senken und die Schmerzsymptomatik zu lindern, sollte der Zystenbalg vorsichtig ausgeschält werden. Wenn dies nicht möglich ist, ist die Laserevaporisation eine Alternative, v.a. bei bilateralem Befall oder voroperierten Ovarien. Die bipolare Koagulation und Ovarektomie sind in jedem Fall zu vermeiden (35, 36). Die Operation sollte unbedingt minimalinvasiv erfolgen, um Verwachsungen zu verhindern. Dies erfordert eine besondere Expertise des Operateurs.

Kryokonservierung von Oozyten
Die Indikation für eine Fertilitätsprotektion ist eine bereits vorliegende oder absehbare bilaterale Schädigung der Ovarien einer Frau, die erst einige Jahre später einen Kinderwunsch haben wird und noch über eine ausreichende Ovarreserve verfügt.

Als fertilitätsprotektive Maßnahme ist in der Regel nur die ovarielle Stimulation und Kryokonservierung maturer Oozyten relevant. Die Kryokonservierung von Ovargewebe spielt bei der Endometriose meist keine Rolle, da eine Gewebeentnahme die Ovarreserve weiter reduzieren würde und die spontane Schwangerschaftschance nach einer Transplantation von Ovargewebe durch die intraabdominellen Adhäsionen gering sein dürfte.

Daten zur Kryokonservierung von Oozyten als fertilitätsprotektive Maßnahme bei Frauen mit einer Endometriose liegen nur begrenzt vor. Publiziert wurde eine Fallstudie (37) über die Kryokonservierung von 21 Oozyten, welche noch nicht aufgetaut worden sind. Eine kürzlich veröffentlichte Fallserie zeigte die Daten von 49 Endometriose-Patientinnen und insgesamt 70 Kryo-konserverierungszyklen. Die Kohorte (38) war unterteilt in drei Untergruppen nach ihrem Endometriose-Phänotypen: peritoneal, ovariell und tief infiltrie-rend. Die mittlere Zahl kryokonservierter Oozyten pro Zyklus betrug bei allen Frauen: 7,2±4,9. Nach operativer Therapie ovarieller Läsionen konnten signifi-kant weniger Zellen (im Mittel 5,3±3,7 Oozyten) kryokonserviert werden.

Basierend auf den Daten von Frauen, die Oozyten für eine Eizellspende ein-gefroren haben, ist von einer problemlosen Kryokonservierung und Lagerung der Oozyten über mehrere Jahre auszugehen. Die Erfolgschancen sind stark abhängig von der Zahl gewonnener Oozyten und dem Alter der Frau bei der Entnahme sowie von der Expertise des Zentrums bei der Kryokonservierung (39). Daten zur Erfolgsrate in Abhängigkeit vom Alter und der Anzahl kryokon-servierter Oozyten finden sich für Frauen ohne eine Endometriose in Kap. 3.2. Zu beachten ist allerdings, dass bei einer Endometriose die Erfolgschancen wegen der in Kap. 2.11.3 genannten Faktoren geringer sein dürften.

Eine ovarielle Stimulation zur Anlage einer Fertilitätsreserve ist nur sinnvoll, wenn die damit verbundene Chance für eine spätere Schwangerschaft als hinrei-chend hoch angesehen werden kann. Aufgrund dessen sollte die Patientin relativ jung sein und noch über eine ausreichende Ovarreserve verfügen. Die in Abb. 5 genannte Grenze von maximal 35 Jahren und einem AMH ≥1 ng/ml basiert nicht auf wissenschaftlichen Studien, sondern folgt klinischen Erfahrungswerten.

Bei der Indikationsstellung für eine Kryokonservierung von Oozyten sind die Risiken dieser Maßnahme zu beachten. Seyhan et al. (40) konnten zeigen, dass das Volumen der Endometriome in ca. 80 % der Fälle während eines Stimula-tionszyklus signifikant von ca. 22 ml auf 25 ml und somit um ca. 10 % zunahm. Die Größenzunahme war stärker ausgeprägt bei großen Endometriomen. In der Annahme, dass diese Größenzunahme aufgrund hoher Östrogenkonzen-trationen eintritt, könnte zusätzlich zu den Gonadotropinen Letrozol angewen-det werden (Kap. 3.1). Kim et al. (41) zeigten, dass die Östrogenkonzentration unter einer zusätzlichen Behandlung mit Letrozol um ca. 2/3 niedriger lag, die Oozytenzahl aber nicht differierte. Ob jedoch Letrozol auch das Wachstum der Endometriome unter einer Stimulation verhindern kann, ist unklar.

Weiterhin ist zu beachten, dass die Follikelaspiration durch die oft veränderten anatomischen Verhältnisse und die Endometriome mit einem erhöhten Blutungs- und Infektionsrisiko einhergeht (42–44). Endometriome sollten nicht aspiriert und bei einer versehentlichen Punktion eine antibiotische Therapie (z. B. Cefuroxim 1,5 mg i. v./i. m. bis zu vier Tagen) erwogen werden (44).

Praktisches Vorgehen

Wesentlich ist zunächst die Entscheidung über die Prioritäten des Vorgehens. Soll primär eine Spontankonzeption angestrebt werden oder eine chirurgische Intervention erfolgen? Liegt das Ziel in einer fertilitätsprotektiven Maßnahme im Sinne einer Kryokonservierung von Oozyten? Auch ist es möglich, dass zwar primär eine chirurgische Intervention geplant wird, aber vorher eine Kryokonservierung von Oozyten durchgeführt wird, da das Risiko für einen chirurgisch bedingten Verlust der Ovarreserve hoch ist.

Eine ovarielle Stimulation erfolgt in der gleichen Weise wie bei einer klassischen IVF (Abb. 4). Die medikamentöse Endometriosetherapie (z. B. mit 2 mg Dienogest/Tag) kann vermutlich bis 2–3 Tage vor Beginn der Stimulation fortgeführt werden, da Dienogest nur eine Halbwertszeit von neun Stunden aufweist (45). Eine Fortführung der Gestagengabe während der Stimulation ist nicht zu empfehlen, da ansonsten, wie bei einer Lutealphasenstimulation (Kap. 3.1.4), weniger Oozyten gewonnen werden könnten.

Die Datenlage hinsichtlich des Nutzens eines langen oder ultralangen Agonistenprotokolls mit einer mehrwöchigen vorherigen Downregulation ist nicht eindeutig (46). Wenngleich einige Studien eine höhere Geburtenrate durch eine längere Downregulation beschrieben haben, bedeutet dies nicht, dass diese auch für die Kryokonservierung von Oozyten vorteilhaft ist. Man vermutet, dass die lange Downregulation einerseits zu einer vorteilhaften Reduktion der endometriosebedingten Entzündungsreaktion, andererseits aber auch zur Atrophierung einer Adenomyose führt, die häufig mit einer höhergradigen Endometriose assoziiert ist (47). Beides ist für die Implantation und die frühe Embryonalentwicklung von Vorteil. Allerdings ist dieser positive Effekt bei der Kryokonservierung von Oozyten nicht relevant, da kein Transfer erfolgt.

Da der Nutzen einer mehrwöchigen Downregulation für eine Kryokonservierung von Oozyten nicht belegt ist, spricht vieles für die Verwendung des Antagonistenprotokolls in Kombination mit einer Ovulationsinduktion mit GnRH-Agonisten (Kap. 3.1). Bei diesem Protokoll ist das Risiko für ein ovarielles Überstimulationssysdrom reduziert. Die vorzeitige Luteolyse mit dem damit verbundenen Abfall der Östrogenkonzentration dürfte auch vorteilhaft sein. Die operative Sanierung der Endometriose sollte frühestens zwei Wochen nach der Follikelaspiration, d.h. nach Ende der Lutealphase erfolgen, da dann die Östrogen- und Progesteronkonzentrationen abgefallen sind und sich die Corpora lutea zurückgebildet haben, was zu einem geringeren Blutungsrisiko führen dürfte (Abb. 4).

Unklar ist, wie viele Stimulationszyklen durchgeführt werden sollten und ob diese direkt aufeinander folgen oder eine endokrine Therapiephase dazwischenliegen sollte. Diese Fragen sind individuell und in Abhängigkeit von der Anzahl gewonnener Oozyten, den endometriosebedingten Schmerzen und dem Wunsch der Patientin zu klären.

Werden die Oozyten später aufgetaut, fertilisiert und ein Embryotransfer durchgeführt, ist ein ein Lutealphasensupport zu erwägen, da bei einer schweren Endometriose eine Lutealphasendysfunktion vermutet wird (18–20)

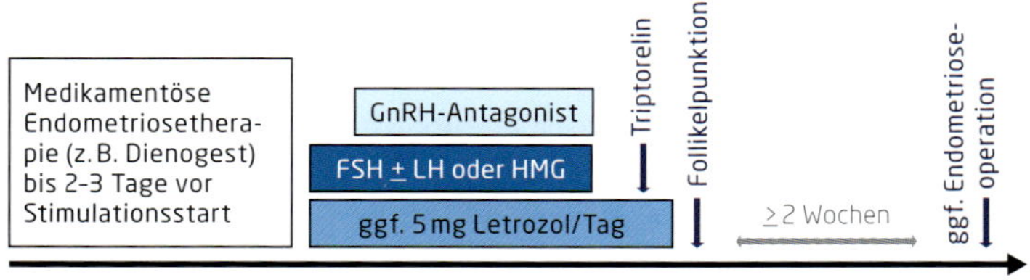

Abb. 4
Stimulationsschema zur Kryokonservierung von Oozyten bei einer Endometriose

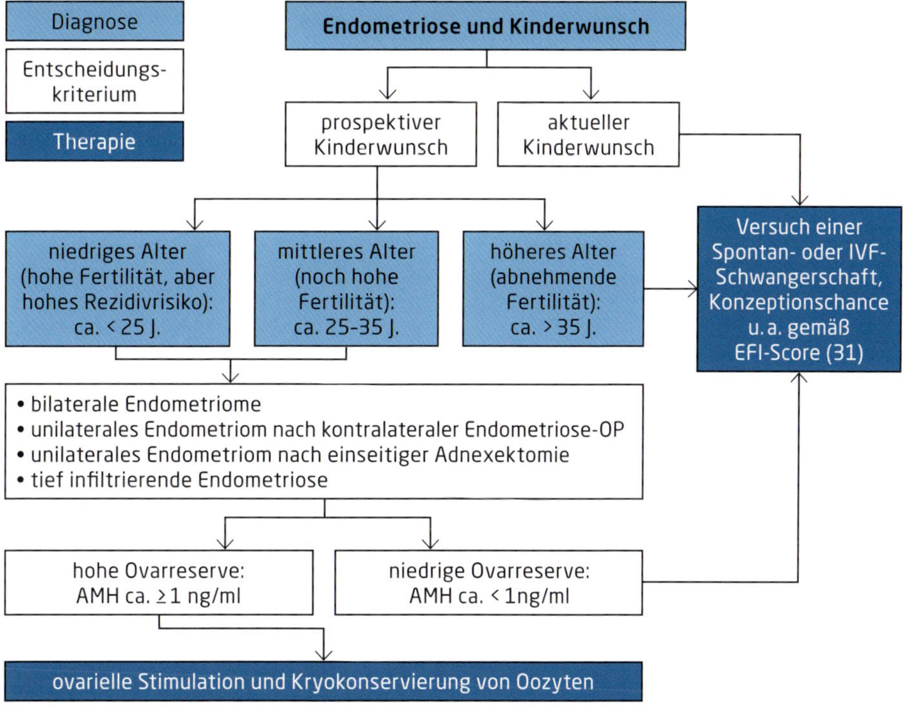

Abb. 5

Orientierende Vorgehensweise zur Durchführung fertilitätsprotektiver Maßnahmen bei einer Endometriose

Referenzen

1. **Viganò P, Parazzini F, Somigliana E, Vercellini P.** Endometriosis: epidemiology and aetiological factors. Best Pract Res Clin Obstet Gynaecol 2004;18:177–200.

2. **de Ziegler D, Borghese B, Chapron C.** Endometriosis and infertility: pathophysiology and management. Lancet 2010;376:730–8.

3. **Brosens I, Gordts S, Benagiano G.** Endometriosis in adolescents is a hidden, progressive and severe disease that deserves attention, not just compassion. Hum Reprod 2013;28:2026–31.

4. **Benagiano G, Guo S-W, Puttemans P, Gordts S, Brosens I.** Progress in the diagnosis and management of adolescent endometriosis: an opinion. Reprod Biomed Online 2018;36:102–14.

5. **Vercellini P, Trespidi L, De Giorgi O, Cortesi I, Parazzini F, Crosignani PG.** Endometriosis and pelvic pain: relation to disease stage and localization. Fertil Steril 1996;65:299–304.

6. **Guzick DS, Silliman NP, Adamson GD, Buttram VC, Canis M, Malinak LR, Schenken R.** Prediction of pregnancy in infertile women based on the American Society for Reproductive Medicine's revised classification of endometriosis. Fertil Steril 1997;67:822–9.

7. **American Society for Reproductive Medicine.** Revised American Society for Reproductive Medicine classification of endometriosis: 1996. Fertil Steril 1997;67:817–21.

8. **Haas D, Chvatal R, Habelsberger A, Wurm P, Schimetta W, Oppelt P.** Comparison of revised American Fertility Society and ENZIAN staging: a critical evaluation of classifications of endometriosis on the basis of our patient population. Fertil Steril 2011;95:1574–8.

9. **Lebovic DI, Mueller MD, Taylor RN.** Immunobiology of endometriosis. Fertil Steril 2001;75:1–10.

10. **Wu G, Bersinger NA, Mueller MD, von Wolff M.** Intrafollicular inflammatory cytokines but not steroid hormone concentrations are increased in naturally matured follicles of women with proven endometriosis. J Assist Reprod Genet 2017;34:357–64.

11. **Oral E, Seli E, Bahtiyar MO, Olive DL, Arici A.** Growth-regulated alpha expression in the peritoneal environment with endometriosis. Obstet Gynecol 1996;88:1050–6.

12. **Lyons RA, Djahanbakhch O, Saridogan E, Naftalin AA, Mahmood T, Weekes A, Chenoy R.** Peritoneal fluid, endometriosis, and ciliary beat frequency in the human fallopian tube. Lancet 2002;360:1221–2.

13. **Ota H, Igarashi S, Sato N, Tanaka H, Tanaka T.** Involvement of catalase in the endometrium of patients with endometriosis and adenomyosis. Fertil Steril 2002;78:804–9.

14. **Grandi G, Mueller MD, Bersinger NA, Facchinetti F, McKinnon BD.** The association between progestins, nuclear receptors expression and inflammation in endometrial stromal cells from women with endometriosis. Gynecol Endocrinol 2017;33:712-5.

15. **McKinnon BD, Kocbek V, Nirgianakis K, Bersinger NA, Mueller MD.** Kinase signalling pathways in endometriosis: potential targets for non-hormonal therapeutics. Hum Reprod Update 2016;22:382-403.

16. **Patel BG, Rudnicki M, Yu J, Shu Y, Taylor RN.** Progesterone resistance in endometriosis: origins, consequences and interventions. Acta Obstet Gynecol Scand 2017;96:623-32.

17. **McKinnon B, Mueller M, Montgomery G.** Progesterone resistance in endometriosis: an acquired property? Trends Endocrinol Metab 2018;29:535-48.

18. **Giudice LC.** Endometriosis. N Engl J Med 2010;362:2389-98.

19. **Santamaria X, Massasa EE, Taylor HS.** Migration of cells from experimental endometriosis to the uterine endometrium. Endocrinology 2012;153:5566-74.

20. **Vallvé-Juanico J, Houshdaran S, Giudice LC.** The endometrial immune environment of women with endometriosis. Hum Reprod Update 2019;25:565-92.

21. **Sanchez AM, Papaleo E, Corti L, Santambrogio P, Levi S, Vigano P, Candiani M, Panina-Bordignon P.** Iron availability is increased in individual human ovarian follicles in close proximity to an endometrioma compared with distal ones. Hum Reprod 2014;29:577-83.

22. **Kitajima M, Defrère S, Dolmans M-M, Colette S, Squifflet J, Van Langendonckt A, Donnez J.** Endometriomas as a possible cause of reduced ovarian reserve in women with endometriosis. Fertil Steril 2011;96:685-91.

23. **Kohl Schwartz AS, Wölfler MM, Mitter V, Rauchfuss M, Haeberlin F, Eberhard M, von Orelli S, Imthurn B, Imesch P, Fink D, Leeners B.** Endometriosis, especially mild disease: a risk factor for miscarriages. Fertil Steril 2017;108:806-14.

24. **Somigliana E, Marchese MA, Frattaruolo MP, Berlanda N, Fedele L, Vercellini P.** Serum anti-mullerian hormone in reproductive aged women with benign ovarian cysts. Eur J Obstet Gynecol Reprod Biol 2014;180:142-7.

25. **Bourdon M, Raad J, Dahan Y, Marcellin L, Maignien C, Even M, Pocate-Cheriet K, Lamau M, Santulli P, Chapron C.** Endometriosis and ART: A prior history of surgery for OMA is associated with a poor ovarian response to hyperstimulation. PLoS One 2018;13:e0202399.

26. **Benaglia L, Bermejo A, Somigliana E, Faulisi S, Ragni G, Fedele L, Garcia-Velasco J.** In vitro fertilization outcome in women with unoperated bioateral endometriomas. Fertil Steril 2013;99:1714-9.

27. **Benaglia L, Somigliana E, Vercellini P, Abbiati A, Ragni G, Fedele L.** Endometriotic ovarian cysts negatively affect the rate of spontaneous ovulation. Hum Reprod 2009;24:2183-6.

28. **Raffi F, Metwally M, Amer S.** The impact of excision of ovarian endometrioma on ovarian reserve: a systematic review and meta-analysis. J Clin Endocrinol Metab 2012;97:3146-54.

29. **Hirokawa W, Iwase A, Goto M, Takikawa S, Nagatomo Y, Nakahara T, Bayasula B, Nakamura T, Manabe S, Kikkawa F.** The post-operative decline in serum anti-Müllerian hormone correlates with the bilaterality and severity of endometriosis. Hum Reprod 2011;26:904-10.

30. **Hamdan M, Dunselman G, Li TC, Cheong Y.** The impact of endometrioma on IVF/ICSI outcomes: a systematic review and meta-analysis. Hum Reprod Update 2015;21:809-25.

31. **Adamson GD, Pasta DJ.** Endometriosis fertility index: the new, validated endometriosis staging system. Fertil Steril 2010;94:1609-15.

32. **Tomassetti C, Geysenbergh B, Meuleman C, Timmerman D, Fieuws S, D'Hooghe T.** External validation of the endometriosis fertility index (EFI) staging system for predicting non-ART pregnancy after endometriosis surgery. Hum Reprod 2013;28:1280-8.

33. **Dunselman GA, Vermeulen N, Becker C, Calhaz-Jorge C, D'Hooghe T, De Bie B, Heikinheimo O, Horne AW, Kiesel L, Nap A, Prentice A, Saridogan E, Soriano D, Nelen W;** ESHRE guideline: management of women with endometriosis. European Society of Human Reproduction and Embryology. Hum Reprod 2014;29:400-12.

34. **Muzii L, Di Tucci C, Di Feliciantonio M, Marchetti C, Perniola G, Panici PB.** The effect of surgery for endometrioma on ovarian reserve evaluated by antral follicle count: a systematic review and meta-analysis. Hum Reprod 2014;29:2190-8.

35. **Ferrero S, Venturini PL, Gillott DJ, Remorgida V, Leone Roberti Maggiore U.** Hemostasis by bipolar coagulation versus suture after surgical stripping of bilateral ovarian endometriomas: a randomized controlled trial. J Minim Invasive Gynecol 2012;19:722-30.

36. **Muzii L, Achilli C, Bergamini V, Candiani M, Garavaglia E, Lazzeri L, Lecce F, Maiorana A, Maneschi F, Marana R, Perandini A, Porpora M, Seracchioli R, Spangolo E, Vignali M, Benedetti Panici P.** Comparison between the stripping technique and the combined excisional/ablative technique for the treatment of bilateral ovarian endometriomas: a multicentre RCT. Hum Reprod 2016;31:339-44.

37. **Elizur SE, Chian R-C, Holzer HEG, Gidoni Y, Tulandi T, Tan SL.** Cryopreservation of oocytes in a young woman with severe and symptomatic endometriosis: a new indication for fertility preservation. Fertil Steril 2009;91:293.e1-3.

38. **Raad J, Sonigo C, Tran C, Sifer C, Cedrin Durnerin I, Grynberg M.** Oocyte vitrification for preserving fertility in patients with endometriosis: first observational cohort study and many unresolved questions. Eur J Obstet Gynecol Reprod Biol 2018;220:140–1.

39. **Cobo A, García-Velasco JA.** Why all women should freeze their eggs. Curr Opin Obstet Gynecol 2016;28:206–10.

40. **Seyhan A, Urman B, Turkgeldi E, Ata B.** Do endometriomas grow during ovarian stimulation for assisted reproduction? A three-dimensional volume analysis before and after ovarian stimulation. Reprod Biomed Online 2018;36:239–44.

41. **Kim SJ, Choo CW, Kim SK, Lee JR, Jee BC, Suh CS, Lee W, Kim S.** The effects of letrozole on women with endometriosis undergoing ovarian stimulation for in vitro fertilization. Gynecol Endocrinol 2019;1–4.

42. **Chen M-J, Yang J-H, Yang Y-S, Ho H-N.** Increased occurrence of tubo-ovarian abscesses in women with stage III and IV endometriosis. Fertil Steril 2004;82:498–9.

43. **Yaron Y, Peyser MR, Samuel D, Amit A, Lessing JB.** Infected endometriotic cysts secondary to oocyte aspiration for in-vitro fertilization. Hum Reprod 1994;9:1759–60.

44. **Benaglia L, Somigliana E, Iemmello R, Colpi E, Nicolosi AE, Ragni G.** Endometrioma and oocyte retrieval–induced pelvic abscess: a clinical concern or an exceptional complication? Fertil Steril 2008;89:1263–6.

45. **von Wolff M, Stute P.** Hormonelle Substanzklassen. In: Gynäkologische Endokrinologie und Reproduktionsmedizin. Schattauer Verlag, 1. Ausgabe, 2013:5-18.

46. **Zikopoulos K, Kolibianakis EM, Devroey P.** Ovarian stimulation for in vitro fertilization in patients with endometriosis. Acta Obstet Gynecol Scand 2004;83:651–5.

47. **Niu Z, Chen Q, Sun Y, Feng Y.** Long-term pituitary downregulation before frozen embryo transfer could improve pregnancy outcomes in women with adenomyosis. Gynecol Endocrinol 2013;29:1026–30.

2.12 Turner-Syndrom

Andreas Schüring, Frank Nawroth, Michael von Wolff

2.12.1 Definition und Klinik

Als Turner-Syndrom (TS) werden verschiedene Symptome bezeichnet, deren Ursache eine Monosomie X (Karyotyp 45,X0) (ca. 1/3), Monosomie X-Mosaike (ca. 1/3) oder strukturelle Aberrationen eines X-Chromosoms (ca. 1/3) sind (1). Es betrifft ca. 1 von 2.500 geborenen Mädchen (2). Die Erstbeschreibung erfolgte durch den Pädiater Ullrich und den Gynäkologen Turner.

Die Ausprägung der Symptome ist meist bei einer Monosomie X größer als bei einem Mosaik oder einer strukturellen Aberration.

Die Gonadendysgenesie mit stark reduzierter follikulärer Reserve und prämaturer Ovarialinsuffizienz (POI) als endokrin-reproduktive Charakteristika stehen im Fokus der folgenden Ausführungen. Aufgrund der oft unterschiedlichen Ausprägungen der Ovarreserve bei einer Monosomie X im Vergleich zu einem Mosaik und einer strukturellen Aberration wird in diesem Kapitel, soweit möglich, unterschieden.

Turner-Syndrom – Monosomie X
Klinisch findet sich u. a. ein Kleinwuchs, ein Pterygium colli, renale Anomalien und Endokrinopathien. Kardiovaskuläre Fehlbildungen bedingen das erhöhte Risiko einer Aortendissektion und -ruptur, assoziiert mit einer signifikant erhöhten Morbidität und Mortalität. Aufgrund einer fehlenden oder sehr niedrigen Ovarreserve sind Frauen mit einer Monosomie X meist infertil.

Turner Syndrom – Mosaike und strukturelle Aberrrationen
Mindestens 50 % der TS-Patientinnen weisen ein Mosaik oder eine strukturelle chromosomale Aberration auf. Der Phänotyp ist meist geringer ausgeprägt und die Frauen sind auch bezüglich Fertilität und schwangerschaftsassoziierter Risiken als prognostisch günstiger einzuordnen als bei einer Monosomie X (3).

Gleichzeitig ist bekannt, dass Genotyp-Phänotyp-Korrelationen bei Patientinnen mit TS-Mosaiken und strukturellen Aberrationen nicht zuverlässig vorhersagbar sind (4, 5). Dies ist einerseits durch eine methodenabhängige diagnostische Sensitivität bedingt, andererseits können die in peripheren Lymphozyten oder in der Mundschleimhaut erhobenen Befunde von anderen Geweben abweichen (6). So wird das Auftreten einer Pubertät trotz diagnostizierter Monosomie 45,X0 mit dem Vorliegen einer normalen Zelllinie im Ovar erklärt (7, 8). Follikel von TS-Patientinnen können genetisch normale Oozyten, aber Granulosazellen mit einer Monosomie X enthalten (9). Auch wird postuliert, dass TS-Patientinnen mit einer Monosomie X, die intrauterin einem starken genetischen Selektionsdruck unterliegt, mindestens eine kryptische „Rescue"-Zelllinie aufweisen müssen, die das Fortbestehen ihrer eigenen Schwangerschaft gesichert hat (10). Weiterhin kann ein TS durch epigenetische Effekte moduliert werden, die einer Karyotypisierung diagnostisch nicht zugänglich sind (11).

Aufgrund der begrenzten Vorhersagbarkeit von Genotyp-Phänotyp-Korrelationen kommt nach der genetischen Sicherung der Diagnose den klinischen Befunden und der Ovarreserve eine zentrale Bedeutung für die Überlegungen zu möglichen fertilitätsprotektiven Maßnahmen zu.

2.12.2 Risiken einer Schwangerschaft

Werden bei einem TS fertilitätsprotektive Maßnahmen erwogen, muss beachtet werden, dass eine Schwangerschaft bei einem TS mit einer erhöhten maternalen und fetalen Morbidität sowie Mortalität (Tab. 1) einhergeht. Selbst bei einer Eizellspende ist das Risiko für kardiovaskuläre Ereignisse und hypertensive Komplikationen mit ihren Konsequenzen für Mutter und Fetus signifikant erhöht (12, 13). Die Beratung über fertilitätsprotektive Maßnahmen muss deswegen die assoziierten Risiken berücksichtigen, damit die Patientin ihre Entscheidung entsprechend aufgeklärt treffen kann. Ein Screening zur Identifikation von Risikofaktoren und eine engmaschige Überwachung der eingetretenen Schwangerschaft in einem interdisziplinären Experten-Team sind erforderlich.

Die Datenlage zu den Risiken in Abhängigkeit vom Genotyp ist begrenzt. Die genotypische Ausprägung korreliert mit der Schwere des TS (1), und es ist anzunehmen, dass dies auch für den Zusammenhang zwischen dem Schweregrad eines TS und den Risiken einer Schwangerschaft zutrifft. Trotzdem unterscheidet die American Society for Reproductive Medicine (ASRM), die das TS aufgrund des Schwangerschafts-Outcome als relative Kontraindikation für eine Schwangerschaft einordnet, nicht zwischen TS-Mosaik und Monosomien und sieht alle Patientinnen einem Risiko ausgesetzt (14–17).

Aortendissektion und Aortenruptur

Während der Volumenbelastung einer Schwangerschaft ist durch die häufigen kardiovaskulären Anomalien beim TS das Risiko einer Aortendissektion oder –ruptur signifikant erhöht. Das Mortalitätsrisiko beträgt ca. 2 % (12, 16) und entspricht dem 150-fachen der maternalen Normalbevölkerung (18). Im Fall einer Mehrlingsschwangerschaft steigt das Risiko einer Aortendissektion um das Fünffache (15).

Das Ereignis selbst und der Zeitpunkt einer Aortendissektion oder -ruptur sind nicht vorhersagbar. Als prädisponierende Faktoren gelten neben einem Hypertonus die häufigen kardialen Anomalien, vor allem die Aortendilatation, die Koarktation der Aorta und die bikuspidale Aortenklappe (19). Die Prävalenz beim TS beträgt 25–50 % (5). Im kardialen MRT geht ein Aortengrößen-Index > 2,0 cm/m³ Körperoberfläche mit einem signifikant erhöhten Risiko einher (20). Auch nach einer Schwangerschaft kann wegen persistierender kardiovaskulärer Schäden das erhöhte Risiko weiter bestehen (21). Zwischen Karyotyp und kardiovaskulären Anomalien besteht beim TS keine signifikante Assoziation, sodass ein Screening unabhängig vom genetischen Befund empfohlen wird (5, 14).

Hypertensive Komplikationen und weitere Risiken

In der Schwangerschaft weisen TS-Patientinnen ein stark erhöhtes Risiko für hypertensive Erkrankungen mit ihren Komplikationen für Mutter und Fetus auf. Die Inzidenz hypertensiver Störungen beträgt bis zu 67 %. In mehr als 50 % dieser Fälle treten sie als schwere Manifestationen auf: Präeklampsie, Eklampsie und HELLP-Syndrom (13). Das Risiko eines Gestationsdiabetes und einer Hypothyreose ist ebenfalls erhöht (22). Wegen der körperlichen Statur, der kardiovaskulären und hypertensiven Störungen sowie einer häufiger auftretenden intrauterinen Wachstumsretardierungen ist die Sectio-Rate beim TS erhöht (13, 15).

- Aortendissektion, Aortenruptur – hohe Mortalität. Risiko auch nach Schwangerschaft erhöht.

- Hypertonus

- Präeklampsie, Eklampsie, HELLP-Syndrom

- Gestationsdiabetes

- Hypothyreose

- Sectio

- Aborte

- Chromosomenanomalien

- Frühgeburtlichkeit durch maternale Risiken (s. o.)

Tab. 1
Maternale und fetale Risiken einer Schwangerschaft beim Turner-Syndrom

Screening, Risikoberatung und multidisziplinäre Überwachung

Jede Frau mit einem TS, die eine Schwangerschaft in Betracht zieht, muss eingehend über die assoziierten Risiken aufgeklärt werden. Diese Aufklärungen sollten erfolgen durch:

- Kardiologen (spezialisiert auf angeborene Herzkrankheiten)

- Pränatalmediziner/Geburtshelfer eines tertiären Zentrums

- Humangenetiker (bei Verwendung eigener Oozyten).

Die Patientin sollte vor der endgültigen Entscheidung für eine Schwangerschaft hinsichtlich zusätzlicher Risikofaktoren und assoziierter Erkrankungen untersucht werden (Tab. 2). Während einer Schwangerschaft ist eine engmaschige Überwachung durch ein multidisziplinäres Team in einem tertiären Zentrum erforderlich (14).

- Kardiologische Mitbeurteilung (durch Spezialisten für angeborene Herzerkrankungen)
- Echokardiogramm
- Elektrokardiogramm (EKG)
- Kardiale Kernspintomographie (MRT)
- Ausschluss/Abklärung eines Hypertonus
- TSH i.S., fT4 i.S., Schilddrüsen-Antikörper i.S.
- Nüchtern-Glukose, HbA1c, oraler Glukosebelastungstest
- Leberparameter i.S. (γGT, GOT, GPT), ggf. Leber-Sonographie
- Nieren-Sonographie
- Nierenfunktionstests bei auffälliger Sonographie oder bestehendem Hypertonus
- Vaginal-Sonographie, ggf. Hysteroskopie zur Abklärung der uterinen Anatomie
- Portio-Zytologie

Tab. 2
Screening vor einer Schwangerschaft beim Turner-Syndrom (modifiziert nach [18])

2.12.3 Fetale Chromosomenanomalien und Aborte

Daten zu fetalen Chromosomenanomalien und Aborten beruhen vermutlich im Wesentlichen auf ovariellen Turner-Mosaiken oder strukturellen Aberrationen des X-Chromosoms, da Frauen mit einer Monosomie X in der Regel infertil sind.

Das Risiko für Aborte oder Chromosomenanomalien ist grundsätzlich erhöht (17, 23). Interessanterweise wurden vermehrt Aborte und Fehlbildungen nicht nur bei spontanen Schwangerschaften, sondern auch für reproduktionsmedizinische Behandlungen mit Donor-Eizellen beschrieben (24).

Eine Übersichtsarbeit berichtete über 160 Schwangerschaften von 74 Frauen mit einem TS. In 29 % der Fälle kam es zu einem Abort, 20 % wiesen eine angeborene Fehlbildung auf und in 7 % der Fälle endete die Schwangerschaft in der Perinatalperiode letal (23). Bei den Kindern von 410 TS-Patientinnen, die über ein zytogenetisches Register identifiziert wurden, zeigten sich in 24 % der Fälle Chromosomenanomalien (25).

Als mögliche Ursachen für die häufigen Aborte beim TS werden angeführt: Chromosomenanomalien (26, 27), uterine Fehlbildungen und hypoplastischer Uterus (28), verringerte uterine Durchblutung (26, 29), Defizite in endometrialen tight junctions (30) und eine verringerte endometriale Rezeptivität durch einen 21-Dehydroxylase-Mangel (31).

Aufgrund der höheren Rate fetaler Chromosomen-Anomalien sollten Patienten mit TS über eine pränatale Diagnostik oder eine Präimplantationsdiagnostik informiert werden (18). Aufgrund der reduzierten ovariellen Reserve stehen beim TS weniger Embryonen für eine PID zur Verfügung, sodass die Schwangerschaftsraten niedriger ausfallen. Wurden die Oozyten vorher kryokonserviert, ist es wahrscheinlich, dass sich die Zahl für eine genetische Testung weiter verringert.

2.12.4 Fertilität

Die Diagnose eines TS hat gravierende Folgen für die Fertilität, was für die Patientin eine große Herausforderung darstellt (26, 32). Die verfügbaren Daten zeigen das Vorliegen eines TS-Mosaiks und einer strukturellen Aberration als zentralen Prädiktionsfaktor für die reproduktive Funktion von TS-Patientinnen, die, wenn vorhanden, in der Regel erheblich eingeschränkt ist. Nur ca. 30 % der TS-Patientinnen, nahezu ausschließlich die mit einem Mosaik-Karyotyp oder einer strukturellen Aberration des X-Chromosoms, weisen ohne endokrine Therapie Zeichen einer Pubertätsentwicklung auf. Lediglich 10–20 % erreichen die Menarche. Die verzögerte Entwicklung von Uterus und Ovarien war in einer longitudinalen Kohorte von 38 TS-Patientinnen bei TS-Mosaiken weniger ausgeprägt als bei TS-Monosomien (33). Über 90 % der Frauen mit einem TS, die spontan oder mit Hilfe reproduktionsmedizinischer Maßnahmen konzipierten, wiesen ein TS-Mosaik auf (15, 17, 34). Ca. 90 % aller Mädchen mit einem TS verlieren vor Abschluss der Pubertät die meisten oder alle Keimzellen und sind dauerhaft unfruchtbar.

2.12.5 Fertilitätsprotektive Maßnahmen

Aufgrund der dargestellten Befunde zur Fertilität von TS-Patientinnen kommen fertilitätsprotektive Maßnahmen überwiegend für Patientinnen mit einem Mosaik oder einer strukturellen Aberration des X-Chromosoms in Betracht. Ob eine fertilitätsprotektive Maßnahme erwogen werden kann, hängt entscheidend von der ovariellen Reserve ab.

Beurteilung der ovariellen Reserve
Ist eine Schwangerschaft grundsätzlich vertretbar und besteht eine endokrine Aktivität der Ovarien, hängt die Auswahl der fertilitätsprotektiven Maßnahme beim TS von der individuellen ovariellen Reserve ab (Abb.1).

Lunding et al. (35) untersuchten in einer Studie an 120 TS-Patientinnen den prädiktiven Wert von AMH für eine spontane Pubertät bei präpubertären Mädchen sowie für ein POI bei Adoleszenten und Erwachsenen. Die Mehrzahl der TS-Patientinnen mit einem Mosaik wies eine Ovarfunktion im jungen Erwachsenenalter auf. Eine AMH-Konzentration < 4 pmol/l erlaubte die Prognose, dass die Pubertät nicht erreicht wird oder ein POI bei Adoleszenten bzw. erwachsenen TS-Patientinnen droht.

Eine schwedische Gruppe identifizierte Prädiktionsfaktoren für das Vorhandensein von Follikeln bei 74 laparoskopierten Mädchen mit einem TS, die bei der Entscheidung für eine fertilitätsprotektive Maßnahme hilfreich sein können (36) (Tab. 3). Aufgrund der variablen Genotyp-Phänotyp-Assoziation des TS kommt neben dem genetischen Befund den klinischen Markern der ovariellen Reserve eine besondere Bedeutung zu.

Daher sollten aufwändige Maßnahmen mit eigenen Keimzellen wie die Kryokonservierung von Oozyten oder von Ovargewebe durch einen AMH-Wert deutlich über der Nachweisgrenze sowie das gleichzeitige Vorliegen weiterer

Faktoren gerechtfertigt sein, die eine Prädiktion des Vorhandenseins von Follikeln erlauben.

- Mosaik-Karyotyp/strukturelle Aberration des X-Chromosoms

- spontaner Pubertätseintritt

- spontane Menarche

- normale FSH-Konzentration i.S.

- AMH-Konzentration i.S. deutlich über der Nachweisgrenze

- normaler antraler Follikelcount (AFC)

Tab. 3
Prädiktive Faktoren für das Vorhandensein von Follikeln beim Turner-Syndrom (modifiziert nach [36, 37])

Fertilitätsprotektive Maßnahmen
Da für die fertilitätsprotektiven Maßnahmen vor allem TS-Mosaike und strukturelle Aberrationen des X-Chromosoms in Frage kommen, ist der Karyotyp von zentraler Bedeutung für die Indikationsstellung. Zusätzlich müssen die klinischen Prädiktionsfaktoren bei der Entscheidung berücksichtigt werden (siehe Tab. 3), da der genetische Befund im Ovar von dem in peripheren Lymphozyten oder in der Mundschleimhaut abweichen kann (7) (siehe Kap. 2.12.1).

Ist ein Schutz der Fertilität gewünscht, gilt das Alter der TS-Patientin als ein weiteres wichtiges Entscheidungskriterium. Es ermöglicht die bessere Einschätzung der individuellen Prognose, sodass nach aktueller Datenlage ein aktives Vorgehen vor allem bei Patientinnen ab dem 14–16. Lebensjahr in Betracht gezogen wird. Davor würde man aktive Maßnahmen eher nicht in Anspruch nehmen.

Es gibt zwar Überlegungen, bereits im Kindesalter Ovargewebe zu konservieren (38, 39). Aufgrund der in diesem Alter noch unklaren späteren Ausprägung der TS-Symptomatik und der damit einhergehenden Schwangerschaftsrisiken sowie aufgrund der fehlenden Datenlage zur Schwangerschaftschance, wird ein solches Vorgehen allerdings kontrovers diskutiert und gilt als hochexperimentell.

Bei TS-Patientinnen oberhalb des 14.–16. Lebensjahres sollten aufwendigere Maßnahmen der Fertilitätsprotektion wie eine Kryokonservierung von Oozyten oder Ovargewebe unter Berücksichtigung von AMH-Wert, Zyklusanamnese und dem Vorliegen weiterer Prädiktionsfaktoren (Tab. 3) indiziert werden (Entscheidungspfad siehe Abb. 1).

Die Kryokonservierung von Oozyten bzw. Ovargewebe erfolgte als fertilitätserhaltende Maßnahme beim TS bei mehr als 150 Mädchen und Adoleszentinnen als experimenteller Ansatz (40). Aufgrund der vorliegenden Daten kann die Effektivität der Verfahren in Hinblick auf die spätere Fertilität allerdings noch nicht beurteilt werden, da gegenwärtig keine Berichte über geborene Kinder existieren.

Kryokonservierung von Oozyten

Für die Kryokonservierung von Oozyten (Kap.3.2) wurde die Durchführbarkeit des Verfahrens gezeigt (37, 39, 41). Zu beachten ist allerdings, dass bei den meist noch jungen Frauen die medizinischen Voraussetzungen für eine Kryokonservierung von Oozyten (vaginale Sonographie) gegeben sein müssen, um ein solches Verfahren anbieten zu können.

Die Frage der Vorhersage der Anzahl gewonnener Eizellen kann noch nicht eindeutig beantwortet werden. Es zeichnet sich aber ab, dass neben dem Vorhandensein eines TS-Mosaiks oder einer strukturellen Aberration des X-Chromosoms vor allem die Prädiktionsfaktoren AMH, AFC und spontane Menarche von Bedeutung sind (37, 39, 41).

In einer kleineren Fallstudie an drei TS-Patientinnen mit milden Phänotypen, in einem Fall aber mit einer Monosomie X, prognostizierten der AFC, der AMH und das FSH die ovarielle Antwort unabhängig vom genetischen Befund (39). Talaulikar et al. (41) fanden dagegen keine Korrelation zwischen dem AMH und der Anzahl gewonnener Oozyten.

In nicht am TS erkrankten Kollektiven wurde gezeigt, dass die Kryokonservierung von Oozyten zur Fertilitätsprotektion in Abhängigkeit vom Alter mindestens acht bis zehn Zellen in der Metaphase II erfordert, um der Patientin eine realistische Chance auf ein eigenes Kind zu eröffnen (42). Das Erreichen dieser Eizellzahl kann beim TS problematisch werden und ggf. mehrere Stimulationszyklen erfordern. Bedenkt man, dass aufgrund der beim TS eingeschränkten Qualität der Oozyten vermutlich eine signifikant höhere Zellzahl als bei Gesunden sinnvoll erscheint, wird das Dilemma der Fertilitätsprotektion beim TS deutlich.

Kryokonservierung von Ovargewebe
Auch für die Kryokonservierung von Ovargewebe (Kap. 3.4) sind Quantität und Qualität der Eizellen für die späteren Erfolgsraten bedeutsam (27, 36). Zu berücksichtigen sind außerdem die ethische Abwägung des invasiven Eingriffes bei einem nicht einwilligungsfähigen Kind und das Risiko, die ovarielle Reserve durch die Operation iatrogen zu schädigen und ggf. ein POI zu forcieren. Vorteilhaft ist, dass eine eingetretene Menarche keine Vorbedingung ist.

Autoren weisen darauf hin, dass im Fall einer spontanen Menarche adoleszente TS-Patientinnen ohne Zeitverzug zur Beratung über eine Fertilitätsprotektion vorgestellt werden sollten, um den zeitabhängigen Verlust der ovariellen Reserve zu begrenzen (39).

In einer Studie von adoleszenten TS-Patientinnen wurden in 60 % der Ovarbiopsien Follikel nachgewiesen. In 78 % dieser Fälle lag die Follikeldichte innerhalb des 95-%-Konfidenzintervalls einer Kontrollgruppe. Es zeigte sich allerdings ein hoher Anteil einer abnormalen Follikelmorphologie (43).

Besteht die Möglichkeit sowohl einer Kryokonservierung von Oozyten als auch von Ovargewebe, ist eher die Kryokonservierung von Oozyten zu empfehlen. Die Datenlage zur Effektivität einer Transplantation von Ovargewebe (Kap. 3.5) bei einer geringen Ovarreserve ist sehr begrenzt. Aufgrund dessen sollte bei der Kryokonservierung von Ovargewebe die Ovarreserve höher sein als bei der Kryokonservierung von Oozyten (Abb. 1).

Eizellspende mit oder ohne Leihmutterschaft
Die Eizellspende stellt für die TS-Patientin eine Möglichkeit dar, die assoziierten fetalen chromosomalen Risiken zu umgehen. Trägt sie die Schwangerschaft

allerdings selber aus, bleibt das geburtshilfliche Risiko einschließlich der signifikanten kardiovaskulären Risiken bestehen.

Insofern ist eine Eizellspende mit Leihmutterschaft als sicherere Alternative
in Betracht zu ziehen. Erst diese schließt alle TS-assoziierten Risiken aus.
Sollte die Patientin das Austragen der Schwangerschaft bevorzugen, sind ein
Screening und eine Risikoberatung durch Kardiologen und Pränatalmediziner
erforderlich (siehe Kap. 2.12.2).

Zu beachten ist allerdings, dass die Eizellspende und/oder die Leihmutterschaft in einigen Ländern wie Deutschland und der Schweiz gesetzlich verboten sind.

Risiken fertilitätsprotektiver Maßnahmen

Trotz der möglichen Ansätze zur Fertilitätsprotektion muss berücksichtigt
werden, dass das TS nicht nur eine reproduktionsmedizinisch schwierige Entität für die Fertilitätsprotektion darstellt. Realistisch gesehen kommen vor
allem Patientinnen mit TS-Mosaik oder strukturellen Chromosomenaberrationen des X-Chromosoms für Verfahren mit eigenen Oozyten in Frage. Die
Indikationsstellung sollte zusätzlich anhand klinischer Prädiktionsfaktoren
erfolgen.

Das TS ist zudem für die Schwangere mit einem hohen Morbiditäts- und Mortalitätsrisiko assoziiert. Der umfassenden Aufklärung der Patientin, die differenziert über die komplexe Situation informiert, kommt eine große Bedeutung
zu. In diesem Zusammenhang ist daran zu erinnern, dass die ASRM das TS als
relative Kontraindikation für eine Schwangerschaft klassifiziert hat und eine
Leihmutterschaft empfiehlt (14). Fasst man die möglichen Maßnahmen der
Fertilitätsprotektion zusammen, wird erkennbar, dass einfache Methoden die
mit dem TS assoziierten Risiken nicht vollständig eliminieren. Kryokonservierung von Oozyten bzw. Ovargewebe, Eizellspende oder Leihmutterschaft mit
eigenen Eizellen sind bei Patientinnen mit einem TS mit signifikanten Risiken
assoziiert. Erst komplexere Strategien wie die Eizellspende mit Leihmutterschaft oder die Kryokonservierung von Oozyten, kombiniert mit einer Präimplantationsdiagnostik und anschließender Leihmutterschaft können die mit

dem Syndrom assoziierten Risiken sicher umgehen (Tab. 4). Daher sollte auch ein Verzicht auf fertilitätsprotektive Maßnahmen bzw. eine Adoption erörtert werden.

Fertilitätsprotektive Maßnahmen	Mit dem Turner-Syndrom-assoziierte Risiken	
	Maternale und fetale geburtshilfliche Risiken (siehe Kap. 2.12.2)	Risiko fetaler Chromosomenanomalien (siehe Kap. 2.12.3)
Kryokonservierung von Ovargewebe	Risiko nicht eliminiert	Risiko nicht eliminiert
Kryokonservierung von Oozyten	Risiko nicht eliminiert	Risiko nicht eliminiert
Eizellspende	Risiko nicht eliminiert	Risiko eliminiert
Leihmutterschaft* mit eigenen Oozyten	Risiko eliminiert	Risiko nicht eliminiert
Leihmutterschaft* mit Donor-Oozyten*	Risiko eliminiert	Risiko eliminiert
Kryokonservierung von Oozyten, mit Präimplantationsdiagnostik, Leihmutterschaft*	Risiko eliminiert	Risiko eliminiert
Kryokonservierung von Ovargewebe, mit Präimplantationsdiagnostik, Leihmutterschaft*	Risiko eliminiert	Risiko eliminiert
keine Maßnahme, Adoption	Risiko eliminiert	Risiko eliminiert

* in einigen Ländern wie z. B. Deutschland und der Schweiz verboten

Tab. 4
Risiken verschiedener fertilitätsprotektiver Maßnahmen beim Turner-Syndrom

2.12.6 Praktisches Vorgehen

Die vielen Aspekte wie die unterschiedlichen Genotypen, die verschiedenen Ausprägungen der TS-Symptome, die unterschiedlichen Schwangerschaftsrisiken, die Problematik der eingeschränkten Ovarreserve und das meist junge Alter der Mädchen und Frauen stehen einem einheitlichen Vorgehen bei der Entscheidung für eine fertilitätsprotektive Maßnahme entgegen. Vielmehr muss individuell, ggf. zusammen mit den Eltern der oft noch minderjährigen Mädchen, die Gesamtsituation diskutiert werden.

Deswegen kann die praktische Vorgehensweise nur grob orientierend skizziert (Abb. 1) und können die folgenden Punkte genannt werden:

Eine fertilitätsprotektive Maßnahme ist nur sinnvoll, wenn davon ausgegangen werden kann, dass eine spätere Schwangerschaft gesundheitlich möglich ist.

a) Eine für die Prognose erste wichtige Differenzierung ist die Unterscheidung zwischen einer TS-Monosomie und einem TS-Mosaik oder einer strukturellen Anomalie des X-Chromosoms. Eine Fertilitätsprotektion ist aber – unabhängig davon – sinnvoll, wenn klinische Prädiktionsfaktoren auf das Vorhandensein einer suffizienten Ovarreserve hinweisen. Da die Korrelation zwischen ovarieller Reserve und entsprechenden Markern variiert, sind Stimulationsversuch bzw. Ovarbiopsie und histologische Diagnostik vor Kryokonservierung mögliche Strategien.

b) Bei einer noch erhaltenen Ovarreserve sollte ggf. zunächst unter Kontrolle der AMH-Konzentration zugewartet werden, da eine noch erhaltene Ovarreserve bei jungen Frauen über Jahre bestehen bleiben kann (35).

c) Bei einer Virgo ist möglicherweise die Kryokonservierung von Ovargewebe zu präferieren. Wenn eine Kryokonservierung von Oozyten erfolgen soll, ist eine Follikelpunktion in Vollnarkose mit kleiner Vaginalsonde erforderlich.

d) Bzgl. der ovariellen Stimulation ist bei der zu erwartenden stark eingeschränk-
    ten Ovarreserve aufgrund der derzeitigen Datenlage eine hochdosierte Gona-
    dotropin-Applikation als Standardansatz am sinnvollsten, wenn die Patientin
    eine realistische Chance auf die Gewinnung von mehreren Oozyten hat (37).
    In ungünstiger Low-Responder-Situation können eine niedrig dosierte Stimu-
    lation oder eine Punktion im natürlichen Zyklus gerechtfertigt sein.

e) Da beim TS bisher noch nicht von Schwangerschaften nach der Kryokonser-
    vierung von Ooyzten oder Ovargewebe berichtet wurden, gilt die Methode als
    experimentell (40, 44). Wegen der chromosomalen Risiken bei Verfahren mit ei-
    genen Eizellen sind pränatalmedizinische diagnostische Verfahren anzuspre-
    chen, im Falle eines In-vitro-Verfahrens auch die Präimplantationsdiagnostik.

f) Der Transfer von nur einem Embryo ist zu bevorzugen, da Mehrlingsgra-
    viditäten das primär bereits erhöhte Risiko kardiovaskulärer Komplikatio-
    nen (Aortendissektion) verfünffachen (15). Auch die geringe Körpergröße
    einer TS-Patientin und die resultierende geburtshilfliche Problematik bei
    Mehrlingsgraviditäten sind zu bedenken.

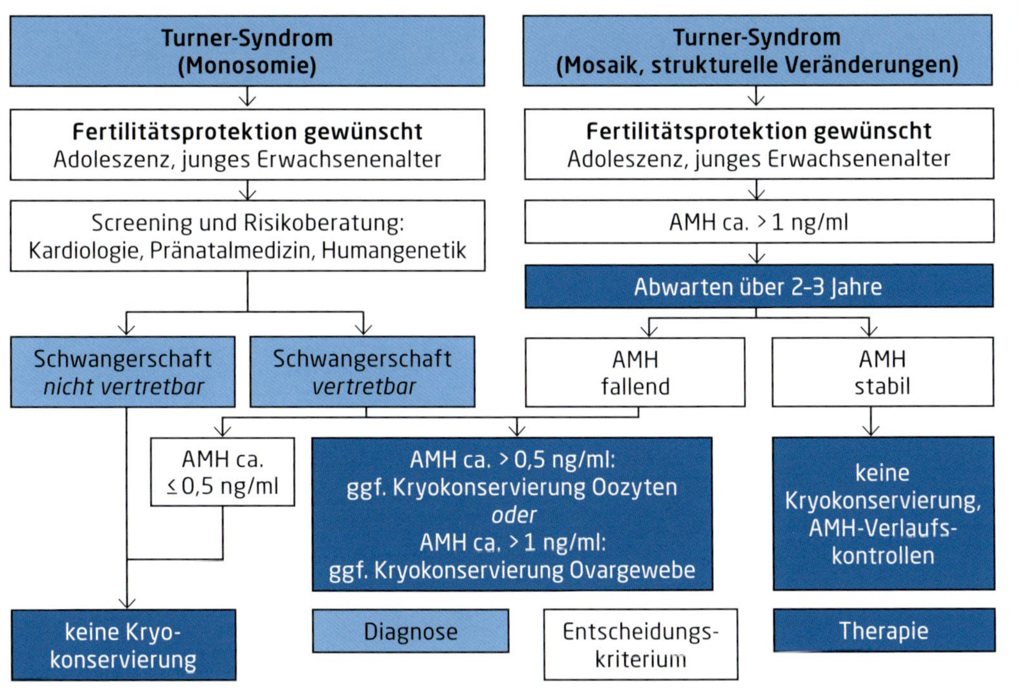

Abb. 1

Orientierende Vorgehensweise zur Durchführung fertilitätsprotektiver Maßnahmen beim Turner-Syndrom

Referenzen

1. **Zheng J, Liu Z, Xia P, Lai Y, Wei Y, Liu Y, Chen J, Qin L, Xie L, Wang H.** Clinical manifestation and cytogenetic analysis of 607 patients with Turner syndrome. Zhonghua Yi Xue Yi Chuan Xue Za Zhi 2017;34:61-4.

2. **Sybert VP, McCauley E.** Turner's syndrome. N Engl J Med 2004;351:1227-38.

3. **Jacobs P, Dalton P, James R, Mosse K, Power M, Robinson D, Skuse D.** Turner syndrome: a cytogenetic and molecular study. Ann Hum Genet 1997;61:471-83.

4. **Miguel-Neto J, Carvalho AB, Marques-de-Faria AP, Guerra-Júnior G, Maciel-Guerra AT.** New approach to phenotypic variability and karyotype-phenotype correlation in Turner syndrome. J Pediatr Endocrinol Metab 2016;29:475-9.

5. **Noordman I, Duijnhouwer A, Kapusta L, Kempers M, Roeleveld N, Schokking M, Smeets D, Freriks K, Timmers H, van Alfen-van der Velden J.** Phenotype in girls and women with Turner syndrome: Association between dysmorphic features, karyotype and cardio-aortic malformations. Eur J Med Genet 2018;61:301-6.

6. **Yang S.** Diagnostic and therapeutic considerations in Turner syndrome. Ann Pediatr Endocrinol Metab 2017;22:226-30.

7. **Balen AH, Harris SE, Chambers EL, Picton HM.** Conservation of fertility and oocyte genetics in a young woman with mosaic Turner syndrome. BJOG 2010;117:238-42.

8. **Grynberg M, Bidet M, Benard J, Poulain M, Sonigo C, Cédrin-Durnerin I, Polak M.** Fertility preservation in Turner syndrome. Fertil Steril 2016;105:13-9.

9. **Peek R, Schleedoorn M, Smeets D, van de Zande G, Groenman F, Braat D, van der Velden J, Fleischer K.** Ovarian follicles of young patients with Turner's syndrome contain normal oocytes but monosomic 45,X granulosa cells. Hum Reprod 2019;34:1686-96.

10. **Hook EB, Warburton D.** Turner syndrome revisited: review of new data supports the hypothesis that all viable 45,X cases are cryptic mosaics with a rescue cell line, implying an origin by mitotic loss. Hum Genet 2014;133:417-24.

11. **Álvarez-Nava F, Lanes R.** Epigenetics in Turner syndrome. Clin Epigenetics 2018;10:45.

12. **Karnis MF, Zimon AE, Lalwani SI, Timmreck LS, Klipstein S, Reindollar RH.** Risk of death in pregnancy achieved through oocyte donation in patients with Turner syndrome: a national survey. Fertil Steril 2003;80:498-501.

13. **Bodri D, Vernaeve V, Figueras F, Vidal R, Guillén JJ, Coll O.** Oocyte donation in patients with Turner's syndrome: a successful technique but with an accompanying high risk of hypertensive disorders during pregnancy. Hum Reprod 2006;21:829-32.

14. **Practice Committee of American Society for Reproductive Medicine.** Increased maternal cardiovascular mortality associated with pregnancy in women with Turner syndrome. Fertil Steril 2012;97:282-4.

15. **Hadnott TN, Gould HN, Gharib AM, Bondy CA.** Outcomes of spontaneous and assisted pregnancies in Turner syndrome: the U.S. National Institutes of Health experience. Fertil Steril 2011;95:2251-6.

16. **Chevalier N, Letur H, Lelannou D, Ohl J, Cornet D, Chalas-Boissonnas C, Frydman R, Catteau-Jonard S, Greck-Chassain T, Papaxanthos-Roche A, Dulucq MC, Couet ML, Cédrin-Durnerin I, Pouly JL, Fénichel P; French Study Group for Oocyte Donation.** Materno-fetal cardiovascular complications in Turner syncrome after oocyte donation: insufficient prepregnancy screening and pregnancy follow-up are associated with poor outcome. J Clin Endocrinol Metab 2011;96:E260-7

17. **Bryman I, Sylvén L, Berntorp K, Innala E, Bergström I, Hanson C, Oxholm M, Landin-Wilhelmsen K.** Pregnancy rate and outcome in Swedish women with Turner syndrome. Fertil Steril 2011;95:2507-10.

18. **Karnis MF.** Fertility, pregnancy, and medical management of Turner syndrome in the reproductive years. Fertil Steril 2012;98:787-91.

19. **Carlson M, Silberbach M.** Dissection of the aorta in Turner syndrome: two cases and review of 85 cases in the literature. J Med Genet 2007;44:745-9.

20. **Matura LA, Ho VB, Rosing DR, Bondy CA.** Aortic dilatation and dissection in Turner syndrome. Circulation 2007;116:1663-70.

21. **Gravholt CH, Landin-Wilhelmsen K, Stochholm K, Hjerrild BE, Ledet T, Djurhuus CB, Sylvén L, Baandrup U, Kristensen BØ, Christiansen JS.** Clinical and epidemiological description of aortic dissection in Turner's syndrome. Cardiol Young 2006;16:430-6.

22. **Bondy CA; Turner Syndrome Study Group.** Care of girls and women with Turner syndrome: a guideline of the Turner Syndrome Study Group. J Clin Endocrinol Metab 2007;92:10-25.

23. **Tarani L, Lampariello S, Raguso G, Colloridi F, Pucarelli I, Pasquino AM, Bruni LA.** Pregnancy in patients with Turner's syndrome: six new cases and review of literature. Gynecol Endocrinol 1998;12:83-7.

24. **Foudila T, Söderström-Anttila V, Hovatta O.** Turner's syndrome and pregnancies after oocyte donation. Hum Reprod 1999;14:532-5.

25. **Birkebaek NH, Crüger D, Hansen J, Nielsen J, Bruun-Petersen G.** Fertility and pregnancy outcome in Danish women with Turner syndrome. Clin Genet 2002;61:35-9.

26. **Abir R, Fisch B, Nahum R, Orvieto R, Nitke S, Ben Rafael Z.** Turner's syndrome and fertility: current status and possible putative prospects. Hum Reprod Update 2001;7:603-10.

27. **Hreinsson JG, Otala M, Fridström M, Borgström B, Rasmussen C, Lundqvist M, Tuuri T, Simberg N, Mikkola M, Dunkel L, Hovatta O.** Follicles are found in the ovaries of adolescent girls with Turner's syndrome. J Clin Endocrinol Metab 2002;87:3618-23.

28. **Yaron Y, Ochshorn Y, Amit A, Yovel I, Kogosowki A, Lessing JB.** Patients with Turner's syndrome may have an inherent endometrial abnormality affecting receptivity in oocyte donation. Fertil Steril 1996;65:1249-52.

29. **Hovatta O.** Pregnancies in women with Turner's syndrome. Ann Med 1999;31:106-10.

30. **Rogers PA, Murphy CR, Leeton J, Hoise MJ, Beaton L.** Turner's syndrome patients lack tight junctions between uterine epithelial cells. Hum Reprod 1992;7:883-5.

31. **Cohen MA, Sauer MV, Lindheim SR.** 21-hydroxylase deficiency and Turner's syndrome: a reason for diminished endometrial receptivity. Fertil Steril 1999;72:937-9.

32. **Sutton EJ, McInerney-Leo A, Bondy CA, Gollust SE, King D, Biesecker B.** Turner syndrome: four challenges across the lifespan. Am J Med Genet 2005;139:57-66.

33. **Mazzanti L, Cacciari E, Bergamaschi R, Tassinari D, Magnani C, Perri A, Scarano E, Pluchinotta V.** Pelvic ultrasonography in patients with Turner syndrome: age-related findings in different karyotypes. J Pediatr 1997;131(1 Pt 1):135-40.

34. **Baudier MM, Chihal HJ, Dickey RP.** Pregnancy and reproductive function in a patient with non-mosaic Turner syndrome. Obstet Gynecol 1985;65(3 Suppl):60S-64S.

35. **Lunding SA, Aksglaede L, Anderson RA, Main KM, Juul A, Hagen CP, Pedersen AT.** AMH as predictor of premature ovarian insufficiency: a longitudinal study of 120 Turner syndrome patients. J Clin Endocrinol Metab 2015;100:E1030-8.

36. **Borgström B, Hreinsson J, Rasmussen C, Sheikhi M, Fried G, Keros V, Fridström M, Hovatta O.** Fertility preservation in girls with turner syndrome: prognostic signs of the presence of ovarian follicles. J Clin Endocrinol Metab 2009;94:74-80.

37. **Oktay K, Bedoschi G.** Oocyte cryopreservation for fertility preservation in postpubertal female children at risk for premature ovarian failure due to accelerated follicle loss in Turner syndrome or cancer treatments. J Pediatr Adolesc Gynecol 2014;27:342-6.

38. **Oktay K, Bedoschi G, Berkowitz K, Bronson R, Kashani B, McGovern P, Pal L, Quinn G, Rubin K.** Fertility preservation in women with Turner syndrome: a comprehensive review and practical guidelines. J Pediatr Adolesc Gynecol 2016;29:409-16.

39. **Vergier J, Bottin P, Saias J, Reynaud R, Guillemain C, Courbiere B.** Fertility preservation in Turner syndrome: Karyotype does not predict ovarian response to stimulation. Clin Endocrinol (Oxf) 2019;91:646-51.

40. **Schleedorn MJ, van der Velden AAEM, Braat DDM, Peek R, Fleischer K.** To freeze or not to freeze? An update on fertility preservation in females with Turner syndrome. Pediatr Endocrinol Rev 2019;369-82.

41. **Talaulikar VS, Conway GS, Pimblett A, Davies MC.** Outccme of ovariar stimulation for oocyte cryopreservation in women with Turner syndrome. Fertil Steril 2019;111:505-9.

42. **Cobo A, García-Velasco JA, Coello A, Domingo J, Pellicer A, Remohí J.** Oocyte vitrification as an efficient option for elective fertility preservation. Fertil Steril 2016;105:755-64.e8.

43. **Mamsen LS, Charkiewicz K, Anderson RA, Telfer EE, McLaughlin M, Kelsey TW, Kristensen SG, Gook DA, Ernst E, Andersen CY.** Characterization of follicles in girls and young women with Turner syndrome who underwent ovarian tissue cryopreservation. Fertil Steril 2019;111:1217-25.e3.

44. **Oktay K, Bedoschi G.** Fertility preservation in girls with Turner syndrome: limitations, current success and future prospects. Fertil Steril 2019;1124-6.

2.13 Transgender

Kenny A. Rodriguez-Wallberg

2.13.1 Introduction

People who identify themselves as transgender or gender nonconforming experience internal psychological conflict due to incongruence between the gender assigned at birth and the gender in which the individual identifies (1) The distress experienced by gender incongruence is known as gender dysphoria. Many of these patients choose to undergo treatments, to alleviate the distress associated with gender dysphoria (2, 3). The treatments are aimed at suppression of assigned gender sexual characteristics through medical gender-affirming hormone treatment (GAHT) and sex reassignment surgery (SRS) in many cases. Table 1 summarizes the glossary of terms and definitions.

Assigned sex at birth[1]	The assigned sex at birth, typically based on primary sex characteristics.
Cisgender[1]	A term for a person whose gender identity matches the gender they were assigned at birth; someone who is not trans.
Cisnormative/ Cisnormativity[1]	The assumption, in individuals or in institutions, that everyone is cisgender (no trans).
Gender dysphoria	Distress that gender incongruence might cause.
Gender identity	The gender one identifies with, such as man or woman or an alternative gender, regardless of assigned sex at birth.
Gender incongruence	When a person's gender identity and/or expression does not align with their sex assigned at birth.
Transition[2]	Period of time when individuals change from the gender role associated with their sex assigned at birth to a different gender role. For many people, this involves learning how to live socially in another gender role; for others this means finding a gender role and expression that is most comfortable for them. Transition may or may not include feminization or masculinization of the body through hormones or other medical procedures. The nature and duration of transition is variable and individualized.

Transgender[2]	Adjective to describe a diverse group of individuals who cross or transcend culturally defined categories of gender. The gender identity of transgender people differs to varying degrees from the sex they were assigned at birth.
Transgender man - Female to male (FtM)	Adjective to describe individuals assigned female at birth who are changing or who have changed their body and/or gender role from birth-assigned female to a more masculine body or role.
Transgender woman - Male to female (MtF)	Adjective to describe individuals assigned male at birth who are changing or who have changed their body and/or gender role from birth-assigned male to a more feminine body or role.
Transsexual[3]	Transsexualism F64.0 – a medical diagnosis (ICD-10) „A desire to live and be accepted as a member of the opposite sex, usually accompanied by a sense of discomfort with, or inappropriateness of, one's anatomic sex, and a wish to have surgery and hormonal treatment to make one's body as congruent as possible with one's preferred sex, so called gender dysphoria" 3. The ICD-10 diagnosis is needed in many countries to access gender-affirming health care. In some countries the diagnosis is called Gender Identity Disorder (DSM-IV or Gender Dysphoria (DSM-5)). A revised new diagnosis with proposed new name 'Gender Incongruence' is expected to appear in the next coming ICD-11.
Transition[2]	Period of time when individuals change from the gender role associated with their sex assigned at birth to a different gender role. The nature and duration of transition are variable and individualized.

[1] Definition copied verbatim from James-Abra et al. 2015
[2] Definition copied verbatim from WPATH Standards of Care (Coleman et al. 2012)
[3] Definition copied verbatim from ICD-10, F64.0 (World Health Organization, 2016)

Table 1
Summary of definitions currently applied in the field of transgender medicine

Standards of care for the health of transsexual, transgender and gender-non conforming people have been provided by the World Professional Association for Transgender Health (WPATH) (1). In the WPATH guidelines, it is recommend that all transgender individuals receive appropriate counseling on the potential negative impact of GATH and SRS on future fertility possibilities as well as counseling on fertility preservation options (1, 4). These current recommendations are supported by large reproductive medical societies such as the American Society of Reproductive Medicine, ASRM, and the European Society of Human Reproduction and Embryology, ESHRE (5). However, the costs of the procedures become a major barrier preventing young transgender patients to undergo fertility preservation and only a few countries have reported to cover these procedures in transgender patients (6, 7).

2.13.2 Fertility

The treatment of transgender persons is complex and a multidisciplinary team work is needed. In many centres worldwide the diagnosis is established and the treatments provided within multidisciplinary gender teams, usually dedicated to either adults or younger adolescents including endocrinologists, psychiatrists, psychologists, plastic surgeons and several other specialists.

It has been difficult to establish the prevalence of transgender or gender non-conforming people. Studies in the USA report on 0,6 % of the population and an increase of referrals and of people who receive GAHT (8).

When patients are initiating GAHT at young age, the future of their fertility potential is of concern. It has been estimated that about half of transgender people may have a desire to have children sometime in their lifetime. However, at the time of the transition, the number of patients that express that desire is somehow lower, less than 25 % (9). It is important to consider that many individuals have acknowledged that their feelings about having biological children could change in the future and they may regret not having pursuit fertility preservation (10).

2.13.3 Effect of Gender-affirming hormone treatment, GAHT, on fertility potential

Long-time effects of GAHT on fertility have been reported by several studies. A recent meta-analysis identified nine studies evaluating the effect of GAHT on semen parameters of transgender women that have been on estrogen treatment for variable periods of time. Studies found a high proportion of sperm abnormalities, such as oligospermia, teratozoospermia and asthenozoospermia in samples in individuals that have intiated GAHT treatment (6). Studies of post-orchidectomy specimens 5–8 years after GAHT with estrogen, with or without antiandrogens, evidenced abnormal spermatogenesis, maturation arrest or absence of spermatogenesis and tissue fibrosis among individuals that have completed longer treatment (6). The studies also suggest that the combination of estrogen and GnRH agonists (GnRHa), or estrogen and anti-androgens, inhibit spermatogenesis to a higher degree than the use of estrogen alone (6).

Studies of GAHT effects on transgender men regarding the ovarian function have reported a reduction of AMH levels following GnRHa treatment and further reduction following androgenic treatment (11). On ovarian histology, four studies compiled in the meta-analysis of Baram et al. (5) indicate variable results, from preserved ovarian tissue morphology to abnormalities such as large proportions of atretic follicles, thicker ovarian cortex, hyperplastic collagen, ovarian stromal hyperplasia and stromal luteinisation (12).

Data on pregnancies and live births in individuals that have undergone gender transition is scarce. Case reports and a few case series are available, as summarized by Baram et al. (6). Data of transgender women that have used their cryopreserved sperms for insemination or IVF/ICSI of a cis-gender partner have been reported. Similarly, data on transgender men that have attempted pregnancy after discontinuation of GAHT are available and pregnancies occurring naturally have been reported. In a study of 41 transgender men, 68 % discontinued treatment in order to achieve pregnancy and 20 % conceived while still amenorrhoeic from testosterone treatment (13).

2.13.4 Counseling on fertility preservation

Although the reproductive needs of the transgender population have become more recognized during recent years and programs for fertility preservation have been established at numerous centres worldwide, studies show high variation on reproductive counseling provision to transgender patients, with higher rates at specialized centres having gender teams or an endocrinologist experienced in fertility treatment but low rates otherwise (14).

It is important that the centres providing care to transgender patients, including reproductive counseling and fertility preservation have competence regarding transgender medicine. This is due to the evidence that transgender patients are vulnerable when considering fertility preservation (7). The information should be provided to transgender individuals in a sensitive way, considering their gender dysphoria. Transgender individuals are interested in receiving information about the cells that potentially could be used in the future to achieve a pregnancy, i.e. the oocytes or the sperm, but they prefer not to be reminded of the feminine association of oocytes, or the masculine association of sperms. The language routinely used at reproductive centres usually includes gender-specific words, such as woman, female, vagina, womb, and also men, male, testis, penis. These word examples are accepted within a cis-patient population. However, transgender individuals, may consider these words offensive.

An important consideration is the use of the right pronoun, which is used by the individual. This preferred pronoun (he, his, him; she, her, hers) should be asked to the patient and documented in the patient chart to ensure that all personnel at the centre would use the right pronoun, ensuring that the individual would feel recognized and respected by the healthcare professionals (7). For most patients the non-gendered terms such as patient, person, individual, which are gender-neutral, are well accepted and should be preferred.

Information provision should allow patients to make an informed decision about their future fertility chances and should not implicitly discourage them in any way, as it has been reported by a great number of transgender patients in a recent Australian study (15). Healthcare professionals counselling on fertility preservation should provide complete information and support to ensure that transgender patients interested in preserving fertility may take that opportunity.

2.13.5 Fertility preservation

Individuals that are referred for fertility preservation may have already initiated hormonal gender affirming treatment. If these patients aim to cryopreserve sperms or oocytes, the affirming treatment needs to be suspended. Some transgender women may require several months to resume natural sperm production after suspending estrogenic treatment, similarly to transgender men resuming menses after suspending depot-testosterone. A timely consultation for fertility preservation should be planned before the initiation of gender-affirming hormonal treatment.

Oocyte cryopreservation
Transgender men should receive information on methods of fertility preservation, and their clinical or experimental status. In general, it is important to clearly explain to transgender men where the oocytes are, why the ovaries need to undergo hormonal stimulation to obtain mature oocytes and that the retrieval of the oocytes is feasible through a transvaginal puncture of the ovaries. The current medical illustrations used to explain these facts to cis-patients may be inappropriate to transgender patients, as they may negatively react to pictures reminding of a feminine body (7). People with gender dysphoria may have not previously undergone a vaginal examination, or a transvaginal ultrasound exam. The need of vaginal exams using transvaginal ultrasound should be clearly explained. Some patients may feel discouraged or hesitant regarding undergoing vaginal exams during the first medical visit or may need repeated attempts to accomplish the exam. A number of patients may never undergo the vaginal exam.

Young patients usually have a high ovarian reserve and the treatment with exogen gonadotropins to obtain multiple follicles is usually effective in such patients. Older patients may require higher gonadotropin doses. An estimation of the individual's reserve using Anti-Mullerian Hormone to evaluate the specific chances of obtaining oocytes that can be cryopreserved may provide useful information. A transvaginal ultrasound exam is needed also before planning the treatment, mainly to examine the feasibility to undergo ovarian stimulation aiming at oocyte freezing.

In Sweden, the programs for fertility preservation initiated the care for transgender patients in 2013, after a change in the law that finally removed the previous requirement of sterilization. At our centre at Karolinska University Hospital in Stockholm, we have used a stimulation protocol incorporating an aromatase inhibitor (letrozole) alongside gonadotropin stimulation for fertility preservation aiming at oocyte freezing of transgender men. This protocol, initially developed for women with estrogen-sensitive breast cancer aiming at fertility preservation significantly reduces the systemic estradiol rise during stimulation and minimizes estrogenic side effects (16). The protocol using letrozcle has been reported in the specific clinical situation of transgender men undergoing ovarian stimulation with good patient adherence (17).

Sperm cryopreservation

The biological features and the continuous production of mature sperm since puberty might be an advantage for transgender women interested in sperm banking. Transgender women should be encouraged to provide a sperm sample for sperm banking as soon as possible before the gender-affirming treatment with opposing hormones is initiated. If sperms are banked, the chances for success by using frozen-thawed sperms in future fertility treatments are high. Most transgender women that have not initiated gender-affirming treatment are able to have erection and ejaculation. Also spermatozoa in the ejaculate are usually many, several millions in the majority of cases, so if it is possible to give a semen sample, the chances of fertility preservation are reasonable high in this group.

The gender affirming hormone therapy for transgender women consists mainly of oestrogen, and often combined with an anti-androgen to further suppress testosterone production. This treatment has a known negative effect on the patient's fertility since the testicles atrophy and serum levels of testosterone drop significantly causing sperm production to halt (18, 19). Transgender women already on estrogen treatment interested in recover sperm to cryopreserve may need to suspend that treatment for several months before sperm production resumes.

For transgender women interested in sperm banking the logistics are less problematic. Patients provide a semen sample by masturbation to the reproductive laboratory. In crowded centres, transgender women should receive appointments to provide sperm samples to the laboratory at times when cis-male patients are not usually scheduled to providing sperm samples.

Data on fertility preservation

A few studies investigating fertility preservation in transgender individuals have been reported with most of the data investigating patient experiences using qualitative research methods.

In a Belgian cohort of 50 transgender men, half of them reported a wish to have children, and if fertility preservation options had been available at the time of their transition, 38 % would have considered using it (20).

Whereas clinical experiences of sperm banking among transgender women have been reported (21), only a few case reports of transgender men who have undergone fertility preservation by ovarian stimulation and oocyte cryopreservation are available (17, 22).

In a study of transgender men experiences of fertility preservation through oocyte freezing it was found an increase of gender dysphoria in connection with the procedures involved, such as transvaginal exams and hormonal stimulation (7). The individuals used several coping strategies to manage the procedures, such as focusing on their reasons for undergoing fertility preservation (7). A Canadian study of nine transgender individuals' experiences of assisted reproduction services showed overall negative experiences of health care encounters, such as having to cope with normative assumptions and being refused service (14). A large Australian study of 409 transgender and non-binary adults found that participants with positive experiences of FP often described healthcare professionals who were professional and knowledgeable, who provided affirming and caring services, whereas negative experiences were associated with healthcare encounters with professionals that acted mainly as gatekeepers of fertility preservation (15). Thus, healthcare providers may be encouraging or discouraging towards fertility preservation. The mentioned Australian study discusses the fact that although the WPATH Standards of Care published in 2011 (23) do address the topic of fertility preservation, only brief information is provided and several specific issues are not covered in the guidelines.

The experience of our centre in Sweden and the reported patient experiences (7) indicate that it is important to ensure healthcare professionals' continued education to encounter a new patient group. Healthcare professionals' providing the care to the new patient group of transgender people at our centre also have reported challenging experiences (24). A major challenge for optimal care is attaining of good communication and confrontation with preconceived opinions and cis-normative assumptions (25).

For transgender men it may be expected that the ovarian stimulation required and the transvaginal exams are likely to increase distress and gender dysphoria, and the patients should receive information on this increased risk (7). It is important also that healthcare providers use non-gendered words as far as possible, such as „bleeding" or „pelvic examination" instead of „menstruation" or „gynaecological examination", and to use the individual's preferred pronoun (7). Information brochures should be specifically adapted to transgender patients to clearly explain the procedures needed and what to expect.

Table 2 shows strategies of coping the distress of fertility preservation procedures reported by transgender men (7). These methods of handling the situation, such as focusing on the goal, enlistening support from friends or relatives or using distractors during the exams should be discussed with the patients. Contextual sensitivity during fertility preservation procedures is important, and healthcare providers should have knowledge of transgender patients' vulnerable situation in connection to fertility preservation. With that knowledge, providers can help to reduce distress through their actions, or at least not increase it.

2.13.6 Practical recommendations

It is of great importance that the information provided to transgender persons is communicated by healthcare professionals in a sensitive way, ideally by healthcare providers with expertise in fertility preservation and with knowledge of transgender medicine.

The information should also be adapted to the individual's age and it should be accurate, including the shortcomings of current fertility preservation methods, as none of the methods available guarantee a pregnancy and a live birth through the use of cryopreserved cells or tissues that are thawed and revitalized to be used into developed ART treatments.

The journey of fertility preservation	Reactions to the fertility preservation proceedings	Strategies for coping
Referral, assessment, diagnosis	Discontinuing the testosterone treatment to regain menstruation	Goal-oriented
A frustrating wait	Resumption of menstruation	Searching for support
	The hormonal treatment	Changing the focus
	Becoming exposed by pelvic examinations and being seen by others	A cognitive approach
Doubts and encouragement	Not as bad as anticipated	

Table 2
Experiences of transgender men undergoing fertility preservation (FP) by ovarian stimulation and oocyte cryopreservation in Sweden. Content analysis of individual in-depth qualitative interviews allowed identification of main categories and subcategories (7).

References

1. **Coleman E, Bockting W, Botzer M, Cohen-Kettenis P, DeCuypere G, Feldman J, Fraser L, Green J, Knudson G, Meyer WJ, Monstrey S, Adler RK, Brown GR, Devor AH, Ehrbar R, Ettner R, Eyler E, Garofalo R, Karasic DH, Lev AI, Mayer G, Meyer-Bahlburg H, Hall BP, Pfaefflin F, Rachlin K, Robinson B, Schechter LS, Tangpricha V, van Trotsenburg M, Vitale A, Winter S, Whittle S, Wylie KR, Zucker K.** Standards of care for the health of transsexual, transgender, and gender-nonconforming people, version 7. Int J Transgend. 2012;13:165-232.

2. **Meriggiola MC, Gava G.** Endocrine care of transpeople part I a review of cross-sex hormonal treatments, outcomes and adverse effects in transmen. Clin Endocrinol (Oxf) 2015;83:597–606.

3. **T'Sjoen G, Arcelus J, Gooren L, Klink DT, Tangpricha V.** Endocrinology of transgender medicine. Endocr Rev 2019;40:97–117.

4. **Hembree WC, Cohen-Kettenis PT, Gooren L, Hannema SE, Meyer WJ, Murad MH, Rosenthal SM, Safer JD, Tangpricha V, T'Sjoen GG.** Endocrine treatment of gender-dysphoric/gender-incongruent persons: an Endocrine Society clinical practice guideline. J Clin Endocrinol Metab 2017;102:3869–903.

5. **De Wert G, Dondorp W, Shenfield F, Barri P, Devroey P, Diedrich K, Tarlatzis B, Provost V, Pennings G.** ESHRE Task Force on Ethics and Law 23: medically assisted reproduction in singles, lesbian and gay couples, and transsexual peopledagger. Hum Reprod 2014;29:1859-65.

6. **Baram S, Myers SA, Yee S, Librach CL.** Fertility preservation for transgender adolescents and young adults: a systematic review. Hum Reprod Update 2019;25:694-716.

7. **Armuand G, Dhejne C, Olofsson JI, Rodriguez-Wallberg KA.** Transgender men's experiences of fertility preservation: a qualitative study. Hum Reprod 2017;32:383-90.

8. **Crissman HP, Berger MB, Graham LF, Dalton VK.** Transgender demographics: a household probability sample of US adults, 2014. Am J Public Health 2017;107:213–5.

9. **Auer MK, Fuss J, Nieder TO, Briken P, Biedermann SV, Stalla GK, Beckmann MW, Hildebrandt T.** Desire to have children among transgender people in Germany: a cross-sectional multi-center study. J Sex Med 2018;15:757–67.

10. **Strang JF, Jarin J, Call D, Clark B, Wallace GL, Anthony LG, Kenworthy L, Gomez-Lobo V.** Transgender youth fertility attitudes questionnaire: measure development in nonautistic and autistic transgender youth and their parents. J Adolesc Health 2018;62:128–35.

11. **Caanen MR, Soleman RS, Kuijper EA, Kreukels BP, De Roo C, Tilleman K, De Sutter P, van Trotsenburg MA, Broekmans FJ, Lambalk CB.** Antimüllerian hormone levels decrease in female-to-male transsexuals using testosterone as cross-sex therapy. Fertil Steril 2015;103:1340–5.

12. **De Roo C, Lierman S, Tilleman K, Peynshaert K, Braeckmans K, Caanen M, Lambalk CB, Weyers S, T'Sjoen G, Cornelissen R, De Sutter P.** Ovarian tissue cryopreservation in female-to-male transgender people: insights into ovarian histology and physiology after prolonged androgen treatment. Reprod Biomed Online 2017;34:557–66.

13. **Light A, Wang LF, Zeymo A, Gomez-Lobo V.** Family planning and contraception use in transgender men. Contraception 2018;98:266–9.

14. **James-Abra S, Tarasoff LA, Green D, Epstein R, Anderson S, Marvel S, Steele, LS, Ross, LE.** Trans people's experiences with assisted reproduction services: a qualitative study. Hum Reprod 2015;30:1365-74.

15. **Bartholomaeus C, Riggs DW.** Transgender and non-binary Australians' experiences with healthcare professionals in relation to fertility preservation. Cult Health Sex 2019;Mar 18:1-17.

16. **Oktay K, Turkcuoglu I, Rodriguez-Wallberg KA.** GnRH agonist trigger for women with breast cancer undergoing fertility preservation by aromatase inhibitor/ FSH stimulation. Reprod Biomed Online 2010;20,783-8.

17. **Rodriguez-Wallberg KA, Dhejne C, Stefenson M, Degerblad M, Olofsson JI.** Preserving eggs for men's fertility. a pilot experience with fertility preservation for female-to-male transsexuals in Sweden. Fertil Steril 2014;102:E160-E161.

18. **Sapino A, Pagani A, Godano A, Bussolati G.** Effects of estrogens on the testis of transsexuals: a pathological and immunocytochemical study. Virchows Arch A Pathol Anat Histopathol 1987;411:409-14.

19. **Jindarak S, Nilprapha K, Atikankul T, Angspatt A, Pungrasmi P, Iamphongsai S, Promniyom P, Suwajo P, Selvaggi G, Tiewtranon P.** Spermatogenesis abnormalities following hormonal therapy in transwomen. Biomed Res Int 2018;2018:7919481.

20. **Wierckx K, Van Caenegem E, Pennings G, Elaut E, Dedecker D, Van de Peer F, Weyers S, De Sutter P, T'Sjoen G.** Reproductive wish in transsexual men. Hum Reprod 2012;27:483–7.

21. **Wierckx K, Stuyver I, Weyers S, Hamada A, Agarwal A, De Sutter P, T'Sjoen G.** Sperm freezing in transsexual women. Arch Sex Behav 2012;41:1069–71

22. **Wallace SA, Blough KL, Kondapalli LA.** Fertility preservation in the transgender patient: expanding oncofertility care beyond cancer. Gynecol Endocrinol 2014;30:868-71.

23. **World Professional Association for Transgender Health (WPATH).** Standards of care for the health of transsexual, transgender, and gender nonconforming people, 2011; version 7. Available at: https://www.wpath.org/media/cms/Documents/ SOC%20v7/Standards%20of%20Care_V7%20Full%20Book_English.pdf

24. **Armuand G, Falck F, Dhejne C, Rodriguez-Wallberg KA.** Learning the needs of a new patient group: Health care professionals exeriences of caring for transgender men undergoing fertility preservation by cryopreservation of oocytes. In European Professional Association of Transgender Health, EPATH 2019, Inside matters, abstract book 2019: 306. Available at: https://epath.eu/wp-content/uploads/2019/04/Boof-of-abstracts-EPATH2019.pdf

25. **Erbenius T, Gunnarsson Payne J.** Unlearning cisnormativity in the clinic: enacting transgender reproductive rights in everyday patient encounters. Int Women's Studies 2018;20:27-39.

3 Fertilitätsprotektion - Techniken

3.1 Ovarielle Stimulation

Ariane Germeyer, Michael von Wolff

3.1.1 Rationale

Ziel der ovariellen Stimulation ist die Gewinnung von reifen Eizellen, um diese unfertilisiert oder fertilisiert als Fertilitätsreserve zu konservieren. Im Netzwerk *Ferti*PROTEKT erfolgte bei ca. 40 % aller durchgeführten fertilitätskonservierenden Therapien eine Stimulation zur Entnahme und Kryokonservierung von unfertilisierten oder fertilisierten Oozyten (1).

Die Besonderheiten dieser Form der Fertilitätsprotektion bestehen zum einen darin, dass die Behandlung so rasch wie möglich erfolgen sollte, um eine notwendige Therapie im Rahmen der zugrundeliegenden Erkrankung nicht unnötig hinauszuzögern. Zum anderen ist in der Regel nur ein Versuch möglich, der so optimal wie möglich verlaufen muss. Es sollte die maximal mögliche Anzah an reifen Eizellen gewonnen werden, ohne das Risiko einer Überstimulation einzugehen.

Wichtig ist auch, dass befruchtete Eizellen nur nach Zustimmung beider Partner der Frau übertragen werden können. Da die Lagerung der Zellen vor einem möglichen Transfer mehrere Jahre betragen kann, muss eine eventuelle Trennung des Paares in dieser Zeit in Erwägung gezogen werden, wodurch die Frau keine Möglichkeit mehr zur Rückübertragung hätte. Um dieses Risiko zu umgehen, wird selbst bei einer festen Partnerschaft empfohlen, alle Oozyten unfertilisiert einzufrieren oder zumindest ein Splitting (50 % befruchtet 50 % unbefruchtet kryokonserviert) durchzuführen, um die Unabhängigkeit der Frau zu gewährleisten.

Eine ovarielle Stimulation, die zum Zeitpunkt der Menstruation beginnt, ist ein Routineverfahren. Auch die Maßnahmen zur Minimierung des Risikos eines ovariellen Überstimulationssyndroms sind klinisch etabliert (Tab. 1).

Stimulationen, die nach der Menstruation, z. B. in der Lutealphase gestartet werden, um die Stimulationsdauer auf zwei Wochen zu limitieren, wurden bereits in mehreren klinischen Studien überprüft (2–4). Doppelstimulationen (5–7) und Stimulationen unmittelbar nach einer Entnahme von Ovargewebe waren Gegenstand mehrerer Studien (8, 9).

Vorteile	Nachteile
etabliertes Verfahren	Zeitbedarf ca. 2 Wochen
relativ gut kalkulierbare Erfolgschancen in Abhängigkeit vom Alter der Frau und der Oozytenzahl	Erfolgschance abhängig von der Ovarreserve (antraler Follikelcount, AMH-Konzentration)
Verfahren auch bei niedriger Ovarreserve anwendbar	Hormonexposition (Cave: hormonabhängige Tumoren)
auch bei hohem Metastasierungsrisiko möglich	relativ hohe Kosten
	vaginale Sonographie und vaginale Follikelpunktion erforderlich

Tab. 1
Vor- und Nachteile einer ovariellen Stimulation

3.1.2 Effektivität

Die Anzahl der gewonnenen Eizellen ist abhängig vom Alter der Patientin und der zugrunde liegenden individuellen Ovarreserve. Die zugrunde liegende Erkrankung beeinflusst jedoch die Zahl der zu gewinnenden Eizellen nur sehr wenig (10, 11). Die mittlere gewonnene Oozytenzahl beträgt gemäss dem *Ferti*PROTEKT-Register bei 809 Frauen (1) (Tab. 2):

Alter (Jahre)	Durchschnittliche Anzahl gewonnener Oozyten (n)
< 30	11,7
31–35	12,8
36–40	8,4
> 40	4,6

Tab. 2
Mittlere Anzahl gewonnener Oozyten gemäß dem *Ferti*PROTEKT-Register bei 809 Frauen (1)

Ausnahmen (1) sind Frauen mit einer chirurgischen Intervention an den Ovarien vor der Stimulation (Kap. 2.3.4) oder mit einem Hodgkin-Lymphom (Kap. 2.2.4). Auch bei Frauen mit einer BRCA-Mutation lassen sich – vermutlich aufgrund einer geringeren Ovarreserve – weniger Oozyten nach ovarieller Stimulation gewinnen (s. Kapitel 2.1.4).

Bei adäquater Durchführung der Vitrifikation als Einfriertechnik sind die Überlebens- und Befruchtungsraten kryokonservierter Eizellen sehr gut. Zahlreiche Studien, die unbefruchtet und befruchtet kryokonservierte Oozyten mit Eizellen ohne Kryokonservierung verglichen, zeigten keine relevanten Unterschiede bzgl. der Schwangerschaftsraten (12–14).

Die Effektivität der Vitrifikation von Oozyten wurde auch bei onkologischen Patientinnen bestätigt. Bei elf Frauen, deren Oozyten im durchschnittlichen Alter von 35,6 Jahren (30–41) entnommen und nach der Erkrankung aufgetaut und fertilisiert wurden, zeigten sich eine Oozyten-Überlebensrate von 92 %, eine Befruchtungsrate von 77 % und eine Implantationsrate von 64 %. Bei sieben der elf Frauen trat eine Schwangerschaft ein, vier (36 %) führten zu einer Geburt (15).

Anhand der Anzahl der Oozyten, die vor einer zytotoxischen Therapie entnommen und erfolgreich fertilisiert wurden, erfolgte in einer Studie von *Ferti*PROTEKT (16) die Berechnung der theoretischen Geburtenrate in Abhängigkeit vom Alter der Frau anhand von 125 Follikelaspirationen:

Alter (Jahre)	Mittlere Anzahl gewonnener Oozyten (n)	Mittlere Anzahl fertilisierter Oozyten (n)	Daraus geschätzte Geburtenrate (%)
< 26	13,5	8,6	≈ 40
26–30	11,3	7,3	≈ 35
31–35	11,0	6,1	≈ 30
36–40	8,3	5,1	≈ 20

Tab. 3
Theoretische Geburtenrate pro Stimulation in Abhängigkeit vom Alter der Frau, berechnet anhand von 125 Follikelaspirationen (16)

Somit kann bei einer ovariellen Stimulation mit Kryokonservierung von unfertilisierten oder fertilisierten Oozyten von den in Tab. 2 genannten theoretischen Geburtenraten ausgegangen werden, wenn die angegebene Anzahl von Oozyten gewonnen wird.

3.1.3 Risiken

Durch die ovarielle Stimulation kann es zu Nebenwirkungen durch die Medikation, ebenso wie Komplikationen bei der Punktion kommen (www.deutsches-ivf-register.de). Belastet werden die Frauen möglicherweise durch eine temporäre Gewichtszunahme, Stimmungsschwankungen und ein abdominales Druckgefühl durch die Größenzunahme der Ovarien. Klinisch relevante Blutungen bei der Follikelpunktion oder Entzündungen sind selten. Im Rahmen der Stimulation von Patientinnen des Netzwerks *Ferti*PROTEKT trat bei 708 Stimulationen nur einmal ein schwergradiges ovarielles Überstimulationssyndrom auf (4). Eine Chemotherapie musste bisher nur einmal um einen Tag verschoben werden.

Del Pup & Peccatori (18) konnten darüber hinaus keine Prognoseverschlechterung bei hormonrezeptorpositiven Brustkrebspatientinnen unter Stimulation mit Letrozol im Vergleich zu nicht stimulierten Kontrollen nachweisen.

3.1.4 Praktische Vorgehensweise

Allgemeines

Das Standardprotokoll zur Stimulation ist das Antagonistenprotokoll mit einer Ovulationsinduktion mit einem GnRH-Agonisten (Triptorelin 0,2 mg s.c.), um das Risiko für ein Überstimulationssyndrom zu minimieren (17). In der Praxis wird oft eine um ca. 50 IU höhere Gonadotropindosis/Tag als bei einer Stimulation mit einem intendierten Frischtransfer verabreicht, um die Anzahl an Oozyten zu erhöhen.

Random-start-Stimulation

Die ovarielle Stimulation kann beim ausschließlichen Ziel der Eizellgewinnung (ohne Embryo-Frischtransfer) mit gleicher Eizellzahl und gleichen Fertilisationsraten (1–3) jederzeit gestartet werden („Random-start-Stimulation"). Die Schwangerschaftsraten sind bei einem Stimulationsstart in der Lutealphase hoch (19) und die Fehlbildungsrate unbeeinflusst (20). Identische Ergebnisse konnten auch bei Eizellspenderinnen nachgewiesen werden, sodass derzeit nicht von einem Nachteil durch eine Random-start-Stimulation ausgegangen wird (21). Nach den bisherigen Studien dauert die Stimulation bei einem Stimulationsbeginn in der Lutealphase ein bis zwei Tage länger als bei einem Stimulationsstart in der frühen Follikelphase.

Eine Stimulation kann entsprechend der Zyklusphase wie folgt durchgeführt werden (Abb. 1):

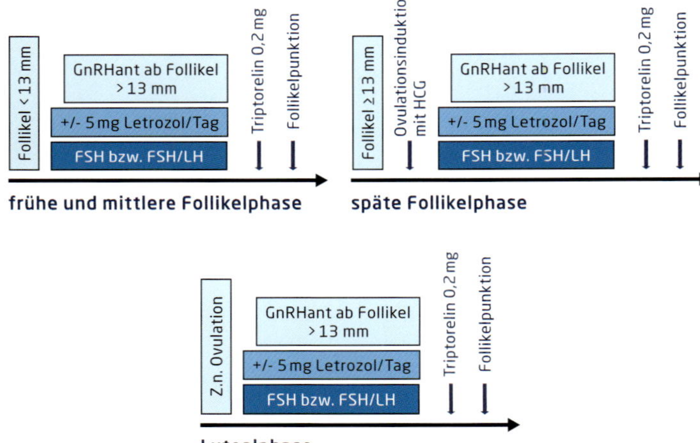

Abb. 1
Ovarielle Stimulation in verschiedenen Zyklusphasen

- Stimulationsstart in der frühen und mittleren Follikelphase: konventionelles Antagonistenprotokoll mit FSH oder FSH/LH, Zugabe des Antagonisten bei einem Leitfollikel >13 mm und GnRH-Agonisten-Triggering mit Triptorelin 0,2 mg s.c. bei 3 Follikeln ≥17 mm. Stimulationsdosis ca. 50 IU höher als bei einem intendierten Frischtransfer.

- Stimulationsstart in der späten Follikelphase mit einem Leitfollikel ≥ca. 13 mm: Ovulationsinduktion mit Triptorelin 0,2 mg s.c., gefolgt von einer Lutealphasenstimulation direkt nach der Ovulation.

- Stimulationsstart in der Lutealphase: konventionelles Antagonistenprotokoll mit FSH oder FSH/LH und GnRH-Agonisten-Triggering mit Triptorelin 0,2 mg s. c. Stimulationsdosierung ca. 75 IU höher als bei einem intendierten Frischtransfer nach einem Stimulationsstart in der frühen Follikelphase. Start des Antagonisten bei einem neuen Leitfollikel > ca. 13 mm.

Progesteron-geprimte ovarielle Stimulation

Die Progesteron-geprimte ovarielle Stimulation (PPOS) wurde von der Lutealphasenstimulation abgeleitet, die zeigte, dass unter Progesteroneinfluss kein LH-Anstieg erfolgt. Da bei der Fertilitätsprotektion die Funktion des Endometriums keine Rolle spielt (Freeze-all-Verfahren) kommt der negative Progesteron-Effekt auf das Endometrium nicht zum Tragen (22). Nachgewiesen werden konnten eine effiziente Ovulationshemmung, geringe Nebenwirkungsrate und überwiegend vergleichbare Oozytenzahlen, Befruchtungs-, Implantations- und Schwangerschaftsraten für 4 bzw. 10 mg Medroxyprogesteronacetat (MPA), 10 bzw. 20 mg Dydrogesteron und 100 bzw. 200 mg orales mikronisiertes Progesteron. Eine Ausnahme stellte lediglich die neueste Studie von Begueria et al. dar (23), die eine geringere Effizienz von 10 mg MPA im Vergleich zum GnRH-Antagonisten-Protokoll in einem Eizellspende-Programm aufwies. Darüber hinaus traten in den bisher veröffentlichen Studien (mittlerweile > 2600 Frauen) bei den Kindern keine vermehrten Fehlbildungen auf. In den Protokollen wurden die Gestagene zeitgleich mit den Gonadotropinen am dritten Zyklustag gestartet (Abb. 2). Zu beachten ist, dass eine ca. 25 IU höhere Gonadotropindosis/d verabreicht werden muss, um die gleiche Anzahl an Oozyten zu gewinnen und die Stimulation ca. einen Tag länger dauert (entsprechend einer Lutealphasenstimulation). Bei der Anwendung von MPA und Dydrogesteron kann die physiologische Produktion von Progesteron im Serum nachgewiesen werden, während dies für orales mikronisiertes Progesteron nicht der Fall ist. Die Anwendung der Gestagene zur Ovulationssuppression ist grundsätzlich auch bei Random-start-Protokollen denkbar, deren Effizienz jedoch noch zu beweisen ist.

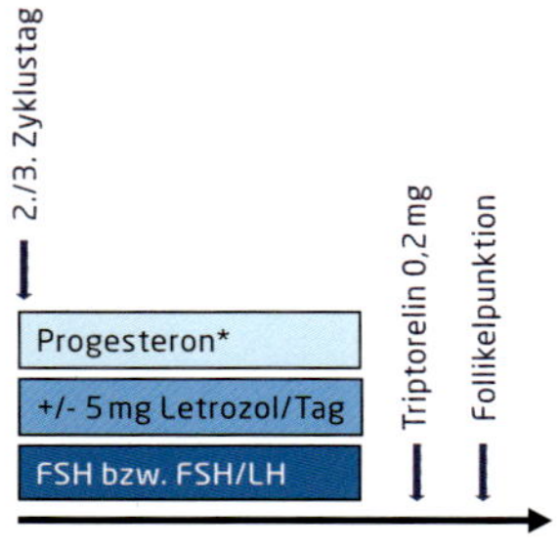

Abb. 2
Progesteron-geprimte ovarielle Stimulation, PPOS

Doppel-Stimulation

Doppelstimulationen ermöglichen eine Erhöhung der Anzahl gewonnener Oozyten innerhalb von ca. vier Wochen (5, 7, 24) (Abb. 3). Die meisten Doppelstimulationen sind bei „poor respondern", mittlerweile abe⁻ auch vereinzelt im Rahmen der Fertilitätsprotektion beschrieben worden. Die ähnlichen Stimulationsprotokolle führten alle zu einer höheren Zahl gewonnener reifer Eizellen mit guter Entwicklungsqualität (zusammengefasst in [6, 19]).

Bei diesen Verfahren erfolgen zunächst eine Stimulation mit einem klassischen Antagonistenprotokoll sowie eine Follikelaspiration nach einer Ovulationsinduktion mit einem GnRH-Agonisten. Es ist davon auszugehen, dass die erste Stimulation auch in jeder Zyklusphase gestartet werden kann (Random-start-Stimulation). Eine zweite Stimulation wird zwei bis fünf Tage nach der Follikelpunktion entsprechend der oben beschriebenen Lutealphasenstimulation begonnen (24). Voraussetzung ist, dass das Ovar nicht zu viele große Follikel aufweist (ob eine GnRH-Antagonistengabe für zwei Tage nach der Follikelpunktion die Luteolyse beschleunigt, ist noch nicht erwiesen). Um eine vorzeitige Ovulation auszuschließen, werden GnRH-Antagonisten zusätzlich verabreicht, sobald der Leitfollikel eine Größe von 13 mm überschreitet (7) (Abb. 3). Durch die doppelte Stimulation ergibt sich ein Zeitbedarf von ca. 30 Tagen.

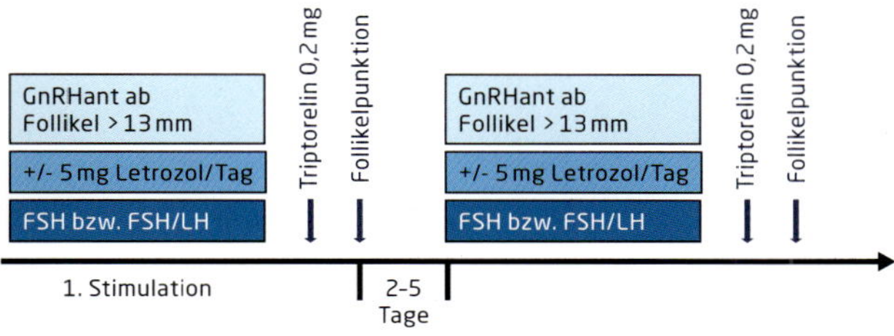

Abb. 3
Doppelstimulation

Senkung der Östradiolkonzentration bei hormonrezeptorpositiven Tumoren

Eine Besonderheit stellen hormonrezeptorpositive Tumoren, insbesondere das hormonrezeptorpositive Mammakarzinom dar, da deren Wachstum zumindest theoretisch durch supraphysiologische Östrogenkonzentrationen gesteigert werden könnte.

Um die steigenden Östrogenkonzentrationen im Rahmen einer ovariellen Stimulation zu reduzieren, wird bei einer ovariellen Stimulation hormonrezeptorpositiver Patientinnen die Zugabe von Aromatasehemmern, z.B. Letrozol 5 mg (2,5 mg jeweils morgens und abends ab dem ersten Tag der Stimulation), empfohlen (14). Da Letrozol keine Zulassung für die Anwendung im Bereich der ovariellen Stimulation aufweist, erfolgt die Behandlung off-label. Bisherige Studien konnten keine erhöhten Fehlbildungsraten der Kinder nach einer Stimulation mit Letrozol zeigen (25, 26). Auch die Zahl der Eizellen (27) sowie die bisher beschriebenen Schwangerschaftsraten (14, 28) sind durch die Zugabe von Letrozol unbeeinträchtigt. Eine neuere Untersuchung der Eizellqualität zeigte nach einer Letrozol-Stimulation und einem Ovulationstrigger mit GnRH-Agonisten eine gute Eizellqualität anhand einer Analyse der Genexpression von Granulosazellen sowie anhand der lokalen Östrogenkonzentration in der Follikelflüssigkeit (29). Oktay et al. (30) empfahlen, die Ovulation erst bei einer Follikelgröße von 20 mm zu triggern.

Zu beachten ist, dass die Stimulation einer hormonrezeptorpositiven Patientin immer nur nach Absprache mit den Onkologen erfolgen sollte.

Kombination von ovarieller Stimulation mit der Entnahme von Ovargewebe

Bei Therapien mit einer hohen Gonadotoxizität kann die ovarielle Stimulation mit der Kryokonservierung von Ovargewebe zur Erhöhung der Erfolgschance kombiniert werden (Abb. 4) (7, 8). Ca. zwei Tage nach der laparoskopschen Entnahme von 50 % eines Ovars beginnt die ovarielle Stimulation. Zusätzlich könnte zur Fertilitätsprotektion am Tag der Follikelpunktion ein GnRH-Agonist appliziert werden. Nach den bisher durchgeführten Studien liegt kein erhöhtes Komplikationsrisiko vor. Die Zahl gewonnener Oozyten ist nach einer Entnahme von Ovargewebe nicht reduziert. Der Zeitbedarf für die Kombination beider Therapien beträgt ca. zweieinhalb Wochen.

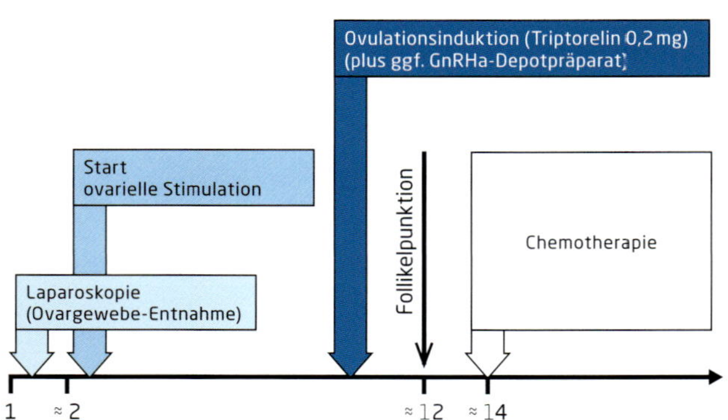

Tage nach der ersten Konsultation der Patientin

Abb. 4
Kombination der ovariellen Stimulation mit der Entnahme von Ovargewebe und der Gabe eines GnRH-Agonisten

Referenzen

1. **von Wolff M, Dittrich R, Liebenthron J, Nawroth F, Schüring AN, Bruckner T, Germeyer A.** Fertility-preservation counselling and treatment for medical reasons: data from a multinational network of over 5.000 women. Reprod Biomed Online 2015;31:605-12.

2. **von Wolff M, Thaler CJ, Frambach T, Zeeb C, Lawrenz B, Popovici RM, Strowitzki T.** Ovarian stimulation to cryopreserve fertilized oocytes in cancer patients can be started in the luteal phase. Fertil Steril 2009;92:1360-5.

3. **Cakmak H, Katz A, Cedars MI, Rosen MP.** Effective method for emergency fertility preservation: random-start controlled ovarian stimulation. Fertil Steril 2013;100:1673-80.

4. **von Wolff M, Capp E, Jauckus J, Strowitzki T, Germeyer A.** Timing of ovarian stimulation in patients prior to gonadotoxic therapy – an analysis of 684 stimulations. Eur J Obstet Gynecol Reprod Biol 2016;199:146-9.

5. **Moffat R, Pirtea P, Gayet V, Wolf JP, Chapron C, de Ziegler D.** Dual ovarian stimulation is a new viable option for enhancing the oocyte yield when the time for assisted reproductive technology is limited. Reprod Biomed Online 2014;29:659-61.

6. **Zhang J.** Luteal phase ovarian stimulation following oocyte retrieval: is it helpful for poor responders? Reprod Biol Endocrinol 2015;13:76.

7. **Turan V, Bedoschi G, Moy F, Oktay K.** Safety and feasibility of performing two consecutive ovarian stimulation cycles with the use of letrozole-gonadotropin protocol for fertility preservation in breast cancer patients. Fertil Steril 2013;100:1681-5.

8. **Huober-Zeeb C, Lawrenz B, Popovici RM, Strowitzki T, Germeyer A, Stute P, von Wolff M.** Improving fertility preservation in cancer: ovarian tissue cryobanking followed by ovarian stimulation can be efficiently combined. Fertil Steril 2011;95:342-4.

9. **Dolmans MM, Marotta ML, Pirard C, Donnez J, Donnez O.** Ovarian tissue cryopreservation followed by controlled ovarian stimulation and pick-up of mature oocytes does not impair the number or quality of retrieved oocytes. J Ovarian Res 2014;7:80.

10. **Turan V, Quinn MM, Dayioglu N, Rosen MP, Oktay K.** The impact of malignancy on response to ovarian stimulation for fertility preservation: a meta-analysis. Fertil Steril 2018;110:1347-55.

11. **von Wolff M, Bruckner T, Strowitzki T, Germeyer A.** Fertility preservation: ovarian response to freeze oocytes is not affected by different malignant diseases – an analysis of 992 stimulations. J Assist Reprod Genet 2018;35:1713-9.

12. **Rienzi L, Romano S, Albricci L, Maggiulli R, Capalbo A, Baroni E, Colamaria S, Sapienza F, Ubaldi F.** Embryo development of fresh 'versus' vitrified metaphase II oocytes after ICSI: a prospective randomized sibling-oocyte study. Hum Reprod 2010;25:66-73.

13. **Martinez M, Rabadan S, Domingo J, Cobo A, Pellicer A, Garcia-Velasco JA.** Obstetric outcome after oocyte vitrification and warming for fertility preservation in women with cancer. Reprod Biomed Online 2014;29:722-8.

14. **Oktay K, Turan V, Bedoschi G, Pacheco FS, Moy F.** Fertility preservation success subsequent to concurrent aromatase inhibitor treatment and ovarian stimu- lation in women with breast cancer. J Clin Oncol 2015;33:2424-9

15. **Lawrenz B, Jauckus J, Kupka M, Strowitzki T, von Wolff M.** Efficacy and safety of ovarian stimulation before chemotherapy in 205 cases. Fertil Steril 2010;94:2871-3.

16. **von Wolff M, Dian D.** Fertility preservation in women with malignant tumors and gonadotoxic treatments. Dtsch Arztebl Int 2012;109:220-6.

17. **Youssef MA, Abdelmoty HI, Ahmed MA, Elmohamady M.** GnRH agorist for final oocyte maturation in GnRH antagonist co-treated IVF/ICSI treatment cycles: Systematic review and meta-analysis. J Adv Res 2015;6:341-9.

18. **Del Pup L, Peccatori FA.** Is ovulation induction with letrozole in breast cancer patients still safe even if it could increase progesterone levels? Eur Rev Med Pharmacol Sci 2018;22:246-9.

19. **Kuang Y, Hong Q, Chen Q, Lyu Q, Ai A, Fu Y, Shoham Z.** Luteal-phase ovarian stimulation is feasible for producing competent oocytes in women undergoing in vitro fertilization/intracytoplasmic sperm injection treatment, with optimal pregnancy outcomes in frozen-thawed embryo transfer cycles. Fertil Steril 2014;101:105-11.

20. **Chen H, Wang Y, Lyu Q, Ai A, Fu Y, Tian H, Cai R, Hong Q, Chen Q, Shoham Z, Kuang Y.** Comparison of live-birth defects after luteal-phase ovarian stimulation vs. conventional ovarian stimulation for in vitro fertilization and vitrified embryo transfer cycles. Fertil Steril 2015;103:1194-201.

21. **Martínez F, Clua E, Devesa M, Rodríguez I, Arroyo G, González C, Solé M, Tur R, Coroleu B, Barri PN.** Comparison of starting ovarian stimulation on day 2 versus day 15 of the menstrual cycle in the same oocyte donor and pregnancy rates among the corresponding recipients of vitrified oocytes. Fertil Steril 2014;102:1307-11.

22. **La Marca A, Capuzzo M.** Use of progestins to inhibit spontaneous ovulation during ovarian stimulation: the beginning of a new era? Reprod Biomed Online 2019;39:321-31.

23. **Begueria R, Garcia, D, Vassena R, Rodriguez A.** Medroxyprogesterone acetate versus ganirelix in oocyte donation: a randomized controlled trial. Hum Reprod 2019;34:872-80.

24. **Sighinolfi G, Sunkara SK, La Marca A.** New strategies of ovarian stimulation based on the concept of ovarian follicular waves: From conventional to random and double stimulation. Reprod Biomed Online 2018;37:489-97.

25. **Sharma S, Ghosh S, Singh S, Chakravarty A, Ganesh A, Rajani S, Chakravarty BN.** Congenital malformations among babies born following letrozole or clomiphene for infertility treatment. PLoS One 2014;9:e108219.

26. **Kim J, Turan V, Oktay K.** Long-term safety of letrozole and gonadotropin stimulation for fertility preservation in women with breast cancer. J Clin Endocrinol Metab 2016;101:1364-71.

27. **Pereira N, Hancock K, Cordeiro CN, Lekovich JP, Schattman GL, Rosenwaks Z.** Comparison of ovarian stimulation response in patients with breast cancer undergoing ovarian stimulation with letrozole and gonadotropins to patients undergoing ovarian stimulation with gonadotropins alone for elective cryopreservation of oocytes. Gynecol Endocrinol 2016;32:823-6.

28. **Haas J, Bassil R, Meriano J, Samara N, Barzilay E, Gonen N, Casper RF.** Does daily co-administration of letrozole and gonadotropins during ovarian stimulation improve IVF outcome? Reprod Biol Endocrinol 2017;15:70.

29. **Goldrat O, Van Den Steen G, Gonzalez-Merino E, Dechène J, Gervy C, Delbaere A, Devreker F, De Maertelaer V, Demeestere I.** Letrozole-associated controlled ovarian hyperstimulation in breast cancer patients versus conventional controlled ovarian hyperstimulation in infertile patients: assessment of oocyte quality related biomarkers. Reprod Biol Endocrinol 2019;17:3.

30. **Oktay K, Hourvitz A, Sahin G, Oktem O, Safro B, Cil A, Bang H.** Letrozole reduces estrogen and gonadotropin exposure in women with breast cancer undergoing ovarian stimulation before chemotherapy. J Clin Endocrinol Metab 2006;91:3885-90.

3.2 Kryokonservierung von unfertilisierten und fertilisierten Oozyten

Jana Liebenthron, Jens Hirchenhain

3.2.1 Rationale

Die Kryokonservierung von unfertilisierten Oozyten oder fertilisierten Oozyten nach einer In-vitro-Fertilisation (IVF) und/oder Intrazytoplasmatischen Spermieninjektion (ICSI) (im Pronukleusstadium oder Embryonalstadium) ist eine etablierte und standardisierte reproduktionsmedizinische Technik, die zuverlässig bei Patientinnen vor einer fertilitätsschädigenden- oder mindernden Therapie angewendet werden kann (1, 2). Hierbei ist zu berücksichtigen, dass für die postpubertäre Patientin ein Zeitfenster von ca. zwei Wochen bis zum Beginn ihrer Therapie zur Verfügung stehen und s e als weitere Voraussetzung eine zu erwartende gute ovarielle Reaktion auf die notwendige Hormonstimulation aufweisen muss (Kap. 3.1).

3.2.2 Ultraschnelles Einfrieren (Vitrifikation)

Die Oozyten-Vitrifikation als Fertilitätsprotektions-(FP-)Methode ist zweifellos einer der größten Fortschritte der letzten Jahre in der assistierten Reproduktion. Das Ausbleiben einer intrazellulären Eiskristallbildung wird durch die Überführung der Oozyte von einem flüssigen in einen amorphen, glasförmigen Zustand möglich. Um innerhalb der Oozyte und extrazellulär diese g asähnliche Solidifikation zu erreichen und toxische sowie osmotische Verletzungen zu minimieren, müssen extrem hohe Abkühlraten, hochkonzentrierte kommerzielle Kryoprotektiva (Mixtur aus permeablen und nicht permeablen Kryokonservierungsmitteln, die außerdem die spezifische Toxizität jeder einzelnen Komponente erniedrigen) und minimale Volumina (im Nanoliterbereich) verwendet werden (3).

Bei der Vitrifikation unterscheidet man zwei Anwendersysteme, die sich auf den Zellträger beziehen: ein offenes und ein geschlossenes System. Das offene System stellt dabei den direkten Kontakt der einzufrierenden Zelle mit flüssigem Stickstoff her, wodurch sehr hohe Abkühlraten erzielt werden können. Ein geschlossenes System generiert etwas geringere Abkühlraten im Vergleich zum offenen System, was sich möglicherweise in wiederholt diskutierten niedrigeren Erfolgsraten niederschlagen kann, umgeht jedoch das theoretische Risiko einer Kontamination und Infektion der Keimzelle.

3.2.3 Eizellgewinnung

Damit genügend Oozyten kryokonserviert werden können, bedarf es einer ovariellen Stimulation, die dank moderner Stimulationsprotokolle mittlerweile zu jedem Zeitpunkt im Zyklus starten kann („random start stimulation") (2, 4–6) (Kap. 3.1.4). Im Durchschnitt können vor zytotoxischen Therapien ca. 13 Oozyten gewonnen werden (4). Die Anzahl gewonnener Eizellen sinkt jedoch im Alter > 35 Jahre deutlich. Eine detaillierte Darstellung der Stimulationstechniken, deren Effektivität, Risiken, und Kosten findet sich im Kapitel 3.1.

3.2.4 Kryokonservierung von unfertilisierten Oozyten

Das Einfrieren der besonders kryosensitiven unfertilisierten Oozyten stellte in der Vergangenheit die größte Herausforderung bei Kryokonservierungsverfahren von weiblichen gonadalen Zellen dar. Dies ist auf ihre geringe Membranpermeabilität, ihre Größe (130 µm), ihren hohen Wassergehalt (Gefahr der intrazellulären Eiskristallbildung bei falschem Handling) sowie das Vorhandensein des noch intakten Spindelapparates durch die unvollendete Meiose zurückzuführen (7). Nach den aktuellen Leitlinien der ASCO (American Society of Clinical Oncology) (8), der ESHRE/ASRM (European Society of Human Reproduction and Embryology/American Society for Reproductive Medicine) (9), nationalen wie internationalen Empfehlungen (1, 10) sowie der AWMF-S2k-Leitlinie der Deutschen, Österreichischen und Schweizerischen Gesellschaften für Gynäkologie und Geburtshilfe (DGGG, OEGGG, SGGG) zum Fertilitätserhalt bei onkologischen Erkrankungen (11) gilt die Vitrifikation als die Standardmethode zur Kryokonservierung von unfertilisierten Oozyten. Zurückzuführen ist dies auf die Tatsache, dass sich unfertilisierte Oozyten nach Slow freezing bei generell schlechteren Überlebensraten nach dem Auftauen nur sehr schlecht befruchten ließen, sodass eine Fertilitätsprotektion durch die Kryokonservierung unbefruchteter Oozyten eigentlich erst nach

Einführung der Vitrifikation wirklich sinnvoll wurde (7). Die in der AWMF-Leitlinie (11) veröffentlichten Erfolgsraten nach Verwendung der Vitrifikation sind in Tab. 1 dargestellt und auf damals publizierte Arbeiten (12, 13) zurückzuführen.

Überlebensrate pro unbefruchteter Oozyte nach Kryokonservierung/Auftauen	80–90 %
Fertilisierungsrate pro unbefruchteter Oozyte nach Kryokonservierung/Auftauen	76–83 %
klinische Schwangerschaftsrate	44,9 %
Fehlbildungsrate	1,3 %

AWMF-Arbeitsgemeinschaft der Wissenschaftlichen Medizinischen Fachgesellschaften

Tab. 1
Erfolgsraten nach Vitrifikation unfertilisierter Oozyten (modifiziert nach [11])

Zieht man aktuellere Zahlen aus der Arbeitsgruppe von Cobo et al. (14, 15) hinzu, zeigen sich für die Vitrifikation nochmals verbesserte Überlebensraten nach Kryokonservierung/Auftauen von 80–95 %, durchschnittliche klinische Schwangerschaftsraten nach ICSI pro Embryotransfer von 30 % (10–59 %) und eine durchschnittliche kumulative Lebendgeburtenrate von 33 % (6–62 %). Die Erfolgsraten (insbesondere die Lebendgeburtenrate pro Oozyte) korrelieren streng mit dem Alter der Patientinnen bei der Entnahme/Vitrifikation und die Anzahl der gewonnenen und reifen Oozyten (14–16). Patientinnen ≤ 36 Jahre erzielen bessere Ergebnisse als ältere Patientinnen (14–19), zumal im fortgeschrittenen Alter nicht nur die Qualität der Oozyten abnimmt, sondern auch die Anzahl der zu gewinnenden und reifen Oozyten aufgrund der altersbedingten Reduktion der Ovarreserve.

Eine aktuelle Arbeit von Cobo et al. (15) untersuchte die bisher größte Serie von vitrifizierten Oozyten einer Patienten-Klientel zur Fertilitätsprotektion vor einer onkologischen Therapie. Sie lieferte damit Daten zum Einfluss der Indikation zur Fertilitätsprotektion auf die Ergebnisse durch den Vergleich von IVF-Daten, Eizellüberleben, klinischen Ergebnissen und Lebendgeburtenraten.

Die Mehrheit der Patienten in der dieser Gruppe wurde wegen eines Mammakarzinoms behandelt (64,6 %), gefolgt von Frauen mit einem Hodgkin- (11,6 %) oder Non-Hodgkin-Lymphom (5,2 %). Für die Stimulation bediente man sich in 72,8 % eines Antagonistenprotokolls plus Letrozol.

Altersgruppen	≤ 35 Jahre	> 35 Jahre
Anzahl der Patientinnen (n)	42	38
Anzahl der Vitrifikations-/Auftauzyklen (n)	42	39
Durchschnittsalter (Jahre)	31,6 ± 2,1	38,0 ± 2,1
Oozyten-Überlebensrate (%)	81,2	82,7
klinische Schwangerschaften/Zyklus, n (klinische SSR in %)	18 (42,8)	15 (38,5)
fortlaufende Schwangerschaften/Zyklus, n (fortlaufende SSR in %)	15 (35,7)	10 (25,6)
Lebendgeburten/Patienten, n (LGR in %)	16/38 (42,1)	9/33 (29,0)

SSR – Schwangerschaftsrate, LGR – Lebendgeburtenrate

Tab. 2
Kumulative Ergebnisse von Patientinnen mit einer Oozyten-Vitrifikation vor der onkologischen Therapie in Abhängigkeit vom Alter (modifiziert nach [15])

Inzwischen wurden zahlreiche Publikationen veröffentlicht, die anhand retrospektiv erfasster Daten die Geburtenrate in Abhängigkeit von der Anzahl reifer Oozyten und in Abhängigkeit vom Alter der Frau berechnet haben (16, 20). Doyle et al. (16) haben eine solche Kalkulation anhand frischer und kryokonservierter Oozyten von Frauen mit einer Sterilität durchgeführt und Graphiken entworfen (Abb. 1), die für den Praxisalltag nützlich sind. Da die Geburtenraten kryokonservierter und frischer Oozyten sich nicht unterscheiden und auch kein klinisch relevanter Unterschied bei Frauen mit einem Kinderwunsch und mit dem Wunsch nach einer Fertilitätsprotektion nachgewiesen werden konnte, können diese Kalkulationen für die Beratung bei der Durchführung fertilitätsprotektiver Maßnahmen genutzt werden.

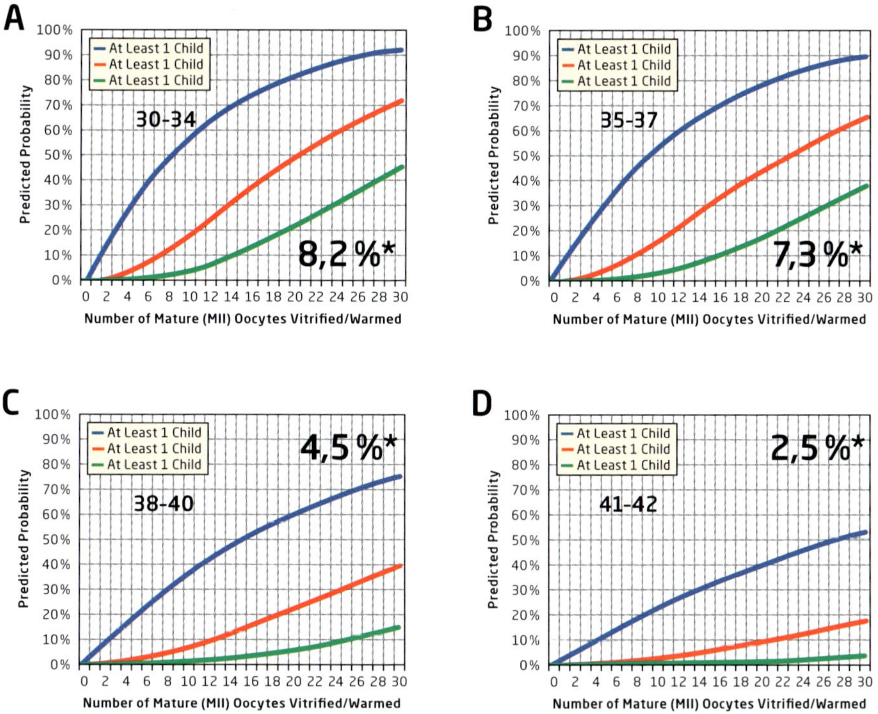

Abb. 1
Kalkulation der Lebendgeburtenrate pro aufgetauter Eizelle in Abhängigkeit vom Alter der Frau (modifiziert nach [16])

Unabhängig davon korrelieren natürlich die Erfolgsraten streng mit dem Anwender, d.h. die guten Erfolgsraten nach Vitrifikation können nur mit einer geübten und sicheren Handhabung der Kryokonservierungstechnik erzielt werden (12, 19). Eine unsachgemäße bzw. unsichere Durchführung im Einfrier- und/oder Auftauprozess sowie die Nichteinhaltung der strengen Zeitvorgaben während der einzelnen Inkubationsschritte in den hochkonzentrierten Kryoprotektiva führen zu irreversiblen Schäden der Keimzellen, was sich in den Überlebens-, Fertilisierungs-, Entwicklungs-, klinischen Schwangerschafts- und Lebendgeburtenraten deutlich widerspiegelt. Möglich ist jedoch, dass in Zukunft eine Automatisierung des Vitrifikationsvorganges die hohen Erfolgsraten durch standardisierte und vom Geschick des Anwenders unabhängige Arbeitsabläufe in einem kontrollierten Umfeld stabilisiert.

Darüber hinaus deuten die derzeit verfügbaren Erkenntnisse darauf hin, dass die Kryokonservierung von unfertilisierten Oozyten, verglichen mit Frischzyklen (7), nicht mit erhöhten geburtshilflichen und perinatalen Komplikationen verbunden ist – obwohl große Langzeit-Follow-up-Studien immer noch fehlen.

Dennoch muss der potenzielle Nutzen einer Kryokonservierung von Oozyten gegen die Risiken und Kosten abgewogen werden. Eine Stimulation, Punktion und Kryokonservierung von Oozyten bei einer infausten Prognose und/oder aus einer psychologischen Indikation bei einer großen Angst vor einer Infertilität trotz einer nur sehr schwachen Chemotherapie müssen vermieden werden. Der Nutzen definiert sich insbesondere durch die spätere Verwendung der Oozyten. Die spätere Nutzungsrate ist nach bisherigen Studien niedrig (Tab. 3).

	Pat. mit Kryokon-servierung von Oozyten, n	Pat., die ihre Oozyten abgerufen haben, n (%)	Pat. mit mindes-tens einer Geburt nach Verwendung der Oozyten, n (%)
Cobo et al. 2018 (15)	1073	80/1073 (7,4 %)	25/1073 (2,3 %)
Diaz-Garcia et al. 2018 (21)	1024	49/1024 (4,8 %)	16/1024 (1,7 %)
Total	2097	129/2097 (6,1 %)	41/2097 (2,0 %)

Tab. 3
Abruf- und Geburtenrate nach Kryokonservierung von Oozyten (15, 21)

3.2.5 Kryokonservierung von fertilisierten Oozyten

Im Pronukleusstadium

Im Gegensatz zur Kryokonservierung von unfertilisierten Oozyten stellt die Kryokonservierung von fertilisierten Oozyten mit zwei Vorkernen (Pronukleusstadium) eine schon über lange Zeit sichere Methode dar und ist ein wesentlicher Bestandteil von assistierten reproduktionsmedizinischen Techniken.

Die klinische Schwangerschaftsrate beträgt nach aktuellen Zahlen des DIR 2018 (Deutsches IVF-Register) (22) durchschnittlich 28 %. Das Fehlen des Spindelapparats nach Abschluss der Meiose macht die Oozyte im Labor deutlich einfacher behandelbar (23). Die Kryokonservierung kann sowohl im Slow-freezing-Verfahren, als auch mittels Vitrifikation erfolgen. Allerdings setzt sich auch hier die Methode der Vitrifikation als Standardmethode durch. Wird eine Kryokonservierung von fertilisierten Oozyten geplant, sollte sich die Patientin in einer festen Partnerschaft befinden. Um dennoch die Unabhängigkeit der Frau zu bewahren, wird selbst bei einer festen Partnerschaft zu einem Splitting (50 % befruchtet, 50 % unbefruchtet kryokonserviert) geraten. Eventuell ist sogar die Kryokonservierung aller Oozyten im unfertilisierten Zustand zu erwägen.

Im Embryonalstadium

Auch die Kryokonservierung von Embryonen, bevorzugt im Blastozystenstadium, ist international (nicht in Deutschland!) eine etablierte Methode und
erfolgt ebenfalls mittels Vitrifikation. Die Überlebensrate nach dem Auftauen
beträgt ca. 97 %. Die klinische Schwangerschaftsrate pro Auftauzyklus liegt
mit ca. 35–41 % (24) fast doppelt so hoch wie bei der Kryokonservierung von
Pronukleusstadien. Die Begründung liegt darin, dass nur etwa 50 % der Pronukleusstadien das Blastozystenstadium erreichen – die Effektivität zwischen
Pronukleus- und Blastozystenstadium ist damit weitgehend vergleichbar.

Welches Entwicklungsstadium letztendlich bevorzugt kryokonserviert wird,
hängt neben den gesetzlichen Vorgaben der Länder auch vom Autonomiege-
danken der Patientin selbst ab.

3.2.6 Fazit für die Praxis

Die Einführung neuer Stimulationsprotokolle und die Etablierung der Vitrifikation ermöglichen es, innerhalb von ca. zwei Wochen Oozyten zu gewinnen,
die sowohl unfertilisiert als auch fertilisiert im Pronukleusstadium oder als
Blastozyste kryokonserviert werden können.

Die AWMF-Leitlinie (11) legte sich im Bereich Kryokonservierung von unfertilisierten und/oder fertilisierten Oozyten zum Fertilitätserhalt auf die
folgenden konsensbasierten Statements und Empfehlungen mit jeweilig sehr
starken Konsensusstärken von +++ fest:

- „Die Kryokonservierung von befruchteten und unbefruchteten Oozyten
  sind etablierte, reproduktionsmedizinische Techniken, die vor einer gonadotoxischen Therapie angewendet werden können (Konsensbasiertes
  Statement 4. S19)".

- „Die Kryokonservierung von unfertilisierten Oozyten weist keine erkennbar erhöhte Rate an Fehlbildungen oder Entwicklungsdefiziten der Kinder
  im Vergleich zur Kryokonservierung von fertilisierten Oozyten auf (Konsensbasiertes Statement 4. S21)".

- „Selbst bei bestehender Partnerschaft soll zusätzlich das Einfrieren von unfertilisierten Oozyten angeboten werden (Konsensbasierte Empfehlung 4. E35)".

Referenzen

1. **Lambertini M, Del Mastro L, PescioMC, Andersen CY, Azim HA Jr, Peccatori FA, Costa M, Revelli A, Salvagno F, Gennari A, Ubaldi FM, La Sala GB, De Stefano C, Wallace WH, Partridge AH, Anserini P.** Cancer and fertility preservation: international recommendations from an expert meeting. BMC Med 2015;14:1.

2. **von Wolff M, Dittrich R, Liebenthron J, Nawroth F, Schüring A, Bruckner T, Germeyer A.** Fertility-preservation counselling and treatment for medical reasons: data from a multinational network of over 5000 women. Reprod Biomed Online 2015;31:605–12.

3. **Nawroth F.** Aktuell diskutiert: Reproduktionsmedizin. Vitrifikation. Geburtshilfe Frauenheilkd 2015;75:883–6.

4. **Polat M, Bozdag G, Yarali H.** Best protocol for controlled ovarian hyperstimulation in assisted reproductive technologies: fact or opinion? Semin Reprod Med 2014;32:262–71.

5. **von Wolff M, Thaler CJ, Frambach T, Zeeb C, Lawrenz B, Popovici RM, Strowitzki T.** Ovarian stimulation to cryopreserve fertilized oocytes in cancer patients can be started in the luteal phase. Fertil Steril 2009;92:1360–5.

6. **Cakmak H, Katz A, Cedars MI, Rosen MP.** Effective method for emergency fertility preservation: random-start controlled ovarian stimulation. Fertil Steril 2013;100:1673–80.

7. **Iussig B, Maggiulli R, Fabozzi G, Bertelle S, Vaiarelli A, Cimadomo D, Ubaldi FM, Rienzi L.** A brief history of oocyte cryopreservation: arguments and facts. Acta Obstet Gynecol Scand 2019;98:550-8.

8. **Oktay K, Harvey BE, Partridge AH, Quinn GP, Reinecke J, Taylor HS, Wallace WH, Wang ET, Loren AW.** Fertility preservation in patients with cancer: ASCO clinical practice guideline update. J Clin Oncol 2018;36:1994–2001.

9. **Martinez F, International Society for Fertility Preservation Working Group.** Update on fertility preservation from the Barcelona International Society for Fertility Preservation-ESHRE-ASRM 2015 expert meeting: incications, results and future perspectives. Fertil Steril 2017;108:407–15.e11.

10. **von Wolff M, Germeyer A, Liebenthron J, Korell M, Nawroth F.** Practical recommendations for fertility preservation in women by the *Ferti*PROTEKT network. Part II: fertility preservation techniques. Arch Gynecol Obstet 2018;297:257–67.

11. **Deutsche Gesellschaft für Gynäkologie und Geburtshilfe (DGGG), Deutsche Gesellschaft für Reproduktionsmedizin (DGRM), Deutsche Gesellschaft für Urologie (DGU).** Leitlinie: Fertilitätserhaltung bei onkologischen Therapien. Level S2k, AWMF Register Nr. 015/082, November 2017. http://www.awmf.org/leitlinien/detail/ll/015-082.html.

12. **Setti LPE, Porcu E, Patrizio P, Vigiliano V, de Luca R, d'Aloja P, Spoletini R, Scaravelli G.** Human oocyte cryopreservation with slow freezing versus vitrification. Results from the National Italian Registry data, 2007–2011. Fertil Steril 2014;102:90–5.e2.

13. **Glujovsky D, Riestra B, Sueldo C, Fiszbajn G, Repping S, Nodar F, Papier S, Ciapponi A.** Vitrification versus slow freezing for women undergoing oocyte cryopreservation. Cochrane Database Syst Rev 2014;9:CD010047.

14. **Cobo A, García-Velasco JA, Coello A, Domingo J, Pellicer A, Remohí J.** Oocyte vitrification as an efficient option for elective fertility preservation. Fertil Steril 2016;105:755–64.e8.

15. **Cobo A, García-Velasco JA, Domingo J, Pellicer A, Remohí J.** Elective and onco-fertility preservation: factors related to IVF outcomes. Hum Reprod 2018;33:2222-31.

16. **Doyle JO, Richter KS, Lim J, Stillman RJ, Graham JR, Tucker MJ.** Successful elective and medically indicated oocyte vitrification and warming for autologous in vitro fertilization, with predicted birth probabilities for fertility preservation according to number of cryopreserved oocytes and age at retrieval. Fertil Steril 2016;105:459-66.e2.

17. **Coello A, Pellicer A, Cobo A.** Vitrification of human oocytes. Minerva Ginecol 2018;70:415–23.

18. **Cil AP, Bang H, Oktay K.** Age-specific probability of live birth with oocyte cryopreservation: an individual patient data meta-analysis. Fertil Steril 2013;100:492–9.e3.

19. **Solé M, Santaló J, Boada M, Clua E, Rodríguez I, Martínez F, Coroleu B, Barri PN, Veiga A.** How does vitrification affect oocyte viability in oocyte donation cycles? A prospective study to compare outcomes achieved with fresh versus vitrified sibling oocytes. Hum Reprod 2013;28:2087–92.

20. **Goldman RH, Racowsky C, Farland LV, Munné S, Ribustello L, Fox JH.** Predicting the likelihood of live birth for elective oocyte cryopreservation: a counseling tool for physicians and patients. Hum Reprod 2017;32:853-9.

21. **Diaz-Garcia C, Domingo J, Garcia-Velasco JA, Herraiz S, Mirabet V, Iniesta I, Cobo A, Remohí J, Pellicer A.** Oocyte vitrification versus ovarian cortex transplantation in fertility preservation for adult women undergoing gonadotoxic treatments: a prospective cohort study. Fertil Steril 2018;109:478-35.e2.

22. **Jahrbuch 2017 des Deutschen IVF-Registers.** J Reproduktionsmed Endokrinol 2018;15: modifizierter Nachdruck aus Nummer 5–6: 219–49// ISSN 1810-2107, Sonderheft 1 2018 (https://www.deutsches-ivf-register.de/perch/resources/dir-jahrbuch-2017-deutsch-final.pdf).

23. **Nawroth F.** Social freezing. Springer, Berlin, Heidelberg 2015.

24. **Cobo A, de los Santos MJ, Castellò D, Gámiz P, Campos P, Remohí J.** Outcomes of vitrified early cleavage-stage and blastocyst-stage embryos in a cryopreservation program: evaluation of 3,150 warming cycles. Fertil Steril 2012;98:1138–46.

3.3 Entnahme von Ovargewebe

Michael von Wolff, Jana Liebenthron

3.3.1 Rationale

Die Entnahme und Kryokonservierung von Ovarialgewebe für eine spätere Transplantation bei Kinderwunsch und einer therapieinduzierten prämaturen Ovarialinsuffizienz ist eine etablierte und standardisierte reproduktionsmedizinische Technik für postpubertäre Patientinnen, nach der 2017 bereits über 130 Lebendgeburten weltweit dokumentiert wurden (1). Inzwischen sind über 170 Geburten bekannt. Die Methode ist eine wesentliche Säule im Bereich der Fertilitätsprotektion mit vielen Vor- aber auch einigen Nachteilen (Tab. 1). Sie basiert darauf, dass durch die später eingesetzten Ovarialgewebetransplantate eine temporäre Restitution der endogenen Hormonproduktion mit spontanen Schwangerschaften möglich ist. Auch klimakterische Symptome werden dabei reduziert. Ein wesentlicher Vorteil liegt in der kurzen erforderlichen Zeit bis zur Entnahme, da keine Vorbereitung der Patientin erforderlich ist und das Gewebe zu jedem Zeitpunkt im Zyklus entnommen werden kann.

Auch präpubertäre Mädchen und junge Frauen profitieren von einer Kryokonservierung von Ovarialgewebe, da inzwischen von zehn Geburten nach der Kryokonservierung von Ovargewebe im Alter von ≤ 20 Jahren berichtet wurde (2). In Einzelfällen gelang mit transplantiertem Gewebe eine Induktion der Pubertät (3).

Bei der Entnahme von Ovargewebe gilt das Prinzip: So viel wie nötig, so wenig wie möglich. Aufgrund dessen wird in den meisten Zentren nur noch ein halbes Ovar entnommen und kryokonserviert, da auch mit einer kleineren Gewebemenge nachweislich Schwangerschaften generiert werden können, ohne die Chance der Frau auf eine spätere Spontankonzeption (ohne Transplantation) relevant zu verringern.

Vorteile der Entnahme und Kryo-konservierung von Ovargewebe	Nachteile der Entnahme und Kryo-konservierung von Ovargewebe
Zeitbedarf ca. ½-1 Woche, Entnahme zu jedem Zeitpunkt des Zyklus möglich	Invasive Maßnahme in Allgemein-Anästhesie mit erhöhten Risiken bei einer Immunsuppression und Blutgerinnungsstörung
Entnahme und Kryokonservierung von Ovargewebe: etabliertes Verfahren	Erfolgschance abhängig von vorhandener Eizellreserve, Altersobergrenze ca. 35–38 Jahre
Kosten der Entnahme und Kryokonservierung niedriger als bei einer ovariellen Stimulation/Kryokonservierung von Oozyten	Tumorzellen im Ovargewebe mit dem Risiko eines Rezidivs möglich
Für Entnahme und Kryokonservierung von Ovargewebe keine vaginale Sonographie erforderlich	Experimentell bei Erkrankungen mit malignen Zellen im Blut- und Gefäßsystem
Entnahme und Kryokonservierung von Ovargewebe auch bei Kindern durchführbar	Bei Kindern aufgrund der Ovargröße Entnahme eines ganzen Ovars erforderlich
Fertilitätsprotektive Maßnahme mit hohem Entwicklungspotenzial	

Tab. 1
Mögliche Vor- und Nachteile der Entnahme und Kryokonservierung von Ovargewebe

3.3.2 Risiken für ovarielle Tumorzellen

Grundsätzlich besteht das Risiko, bei der Kryokonservierung von Ovargewebe auch maligne Zellen zu konservieren und bei einer Transplantation des Gewebes zu übertragen. Aufgrund dessen wird bei der Gewebeentnahme ein kleines Gewebestück der histopathologischen Untersuchung zum Ausschluss von Metastasen zugeführt.

Unabhängig von diesen histologischen und weiterführenden Untersuchungen sollte die Patientin über die Risiken der ovariellen Kontamination mit malignen Zellen aufgeklärt werden.

Basierend auf bisherigen Publikationen und unter Berücksichtigung der spezifischen Tumorbiologie wurden Risikokategorien für eine ovarielle Kontamination mit malignen Zellen definiert. Tabelle 2 gibt die Risikokategorisierung entsprechend der Deutsch-Österreichischen-Schweizerischen AWMF-S2k-Leitlinie (4) und Dolmanns & Masciangelo 2018 (5) wieder.

Hohes Risiko	Mittleres Risiko	Geringes Risiko
Leukämie	Mammakarzinom Stadium IV, insbesondere lobuläre Subtypen	Mammakarzinom Stadium I–III, insbesondere duktale Subtypen
Neuroblastom	insbesondere fortgeschrittene kolorektale Karzinome	squamöses Zellkarzinom der Zervix
Burkitt-Lymphom	Magenkarzinom	Hodgkin-Lymphom
Ovarialkarzinom	Adenokarzinom der Zervix	Rhabdomyosarkom
	Non-Hodgkin-Lymphome	Weichteilsarkome
	Ewing-Sarkome	
	Borderline-Tumoren des Ovars	

Tab. 2
Risiko einer ovariellen Metastasierung bei verschiedenen Tumorarten (4, 5)

3.3.3 Kryokonservierung bei malignen Erkrankungen des blutbildenden Systems

Maligne Erkrankungen des blutbildenden Systems (Leukämien etc.) stellen bei der Durchführung fertilitätsprotektiver Maßnahmen ein Problem dar, weil bei der zu erwartenden gonadotoxischen Stammzelltransplantation GnRH-Agonisten (GnRHa) nicht effektiv genug sind, für eine ovarielle Stimulation das Zeitfenster zu kurz ist und die Ovarien maligne Zellen enthalten.

Aufgrund dessen besteht meist nur die Möglichkeit, neben GnRHa zur Blutungsprophylaxe experimentell Ovargewebe zu kryokonservieren.

Ovargewebe kann entweder vor der Chemotherapie oder im Zeitfenster zwischen der Induktions- und der knochenmarkablativen Chemotherapie entnommen werden. Eine Entnahme vor der Chemotherapie ist bei jungen Frauen in der Erwartung sinnvoll, dass bis zur Verwendung des Gewebes Techniken entwickelt werden (Kap. 3.9), die eine risikofreie Nutzung ermöglichen. Alternativ kann das Gewebe nach der Induktionschemotherapie entnommen werden, zumal gezeigt werden konnte, dass die Funktion des Gewebes durch eine leichte Chemotherapie nicht relevant eingeschränkt wird (Kap. 3.3.4). Aber auch nach einer Induktionschemotherapie besteht das Risiko, dass das Gewebe weiterhin maligne Zellen enthält.

Shapira et al. (6) haben erstmals eine Geburt nach der Transplantation von Ovargewebe beschrieben, das bei einer Leukämie-Patientin entnommen worden war. Nach aufwendigen molekularbiologischen Tests konnte mit großer Wahrscheinlichkeit das Vorhandensein maligner Zellen im Ovargewebe ausgeschlossen werden. Ein Rezidiv der Leukämie trat nach der Transplantation nicht auf.

Andererseits haben Gook et al. (7) in Mausversuchen gezeigt, dass 1. im Ovargewebe von Leukämiepatientinnen fast immer maligne Zellen zu finden sind, dass 2. der Befund einer Biopsie nicht auf das zu transplantierende Gewebe übertragen werden kann und dass 3. die Übertragung maligner Zellen zu einer Leukämie-Erkrankung führen kann.

Aufgrund dessen ist zum jetzigen Zeitpunkt von einer Ovargewebe-Transplantation bei Patientinnen mit einer Leukämie und anderen malignen Erkrankungen des blutbildenden Systems abzuraten. Entsprechend sollte Ovargewebe nur kryokonserviert werden, wenn das Risiko für intraovarielle maligne Zellen aufgrund einer Vorbehandlung als sehr gering einzuschätzen oder die Patientin sehr jung ist und somit spekuliert werden kann, dass bis zur Nutzung des Gewebes Techniken entwickelt werden, die eine Verwendung zulassen.

3.3.4 Kryokonservierung von Ovargewebe nach Beginn einer Chemotherapie

Bei einer großen zeitlichen Dringlichkeit für eine Chemotherapie ist es möglich, dass diese vor Beginn einer fertilitätsprotektiven Maßnahme beginnen muss. Unter Umständen erfolgt die Entscheidung für eine fertilitätsprotektive Maßnahme auch erst nach Beginn der Chemotherapie. Ursache kann eine Meinungsänderung der Patientin im zeitlichen Verlauf sein oder dass initial eine schwächere Chemotherapie gestartet wurde, die zunächst keine fertilitätsprotektive Maßnahme erforderte.

In diesen Fällen ist es – insbesondere bei Anwendung alkylierender Substanzen – nicht möglich, Oozyten zu kryokonservieren. Die Kryokonservierung von Oozyten kann frühestens drei Monate nach Abschluss der Chemotherapie, der Zeitdauer der Reifung vom Primordial- zum Tertiärfollikel, durchgeführt werden. Die Kryokonservierung von Ovargewebe ist hingegen möglich, da nach der Transplantation des Gewebes unbeschädigte Primordialfollikel nachreifen können.

Poirot et al. (8) transplantierten Ovargewebe von 22 Frauen, die vor der Gewebeentnahme bereits eine (meist leichtere) Chemotherapie erhalten hatten. Bei 20 Frauen wurden u. a. Alkylantien verabreicht. Bei einem Großteil dieser Frauen war ein Lymphom diagnostiziert worden. Nach einer initialen Chemotherapie, z. B. nach dem ABVD-Schema, erfolgte eine Stammzelltransplantation mit einer vorherigen Kryokonservierung von Ovargewebe. Nach Transplantation des Ovargewebes war im Vergleich zu Frauen mit einer Kryokonservierung ohne vorherige Chemotherapie nur die Dauer der Gewebeaktivität signifikant verkürzt, alle anderen Parameter inklusive der Schwangerschaftsraten unterschieden sich nicht.

Meirow et al. (9) publizierten eine Serie von zehn Frauen, bei denen ebenfalls Ovargewebe nach einer (eher leichten) initialen Chemotherapie entnommen und später transplantiert worden war. Auch in dieser Studie unterschieden sich die Schwangerschaftsraten nicht von einer Kontrollgruppe ohne vorherige Chemotherapie.

Diese Daten zeigen, dass Ovargewebe auch nach einer (eher leichten) gonadotoxischen Chemotherapie kryokonserviert werden kann.

3.3.5 Effektivität und Risiken

Die Entnahme und Kryokonservierung von Ovargewebe gilt inzwischen als
eine etablierte Technik. Die Gewebeentnahme ist einfach, schnell durchführbar und damit sehr effektiv.

Die Risiken entsprechen einer diagnostischen Laparoskopie. Bei der Entnahme
von Ovargewebe besteht allerdings je nach onkologischer Erkrankung ein erhöhtes Risiko für Infektionen und Blutungen (z. B. bei Leukämien).

Entsprechend dem *Ferti*PROTEKT-Register ist bei der Entnahme von Ovargewebe mit einer Komplikation auf 500 Laparoskopien zu rechnen, die eine
operative Revision erforderlich macht (10). Allerdings ist im Register der
Anteil der Gewebeentnahmen bei Kindern und Frauen mit einem erhöhten
Operationsrisiko und bei Erkrankungen mit einer funktionellen Einschränkung
des Immunsystems und der Blutgerinnung relativ gering (11), sodass keine
Kalkulation in diesen Risikokollektiven möglich ist.

Der potenzielle Nutzen einer Gewebeentnahme und Kryokonservierung muss
gegen die Risiken und Kosten abgewogen werden. Eine Entnahme und Kryokonservierung bei infauster Prognose und/oder aus einer psychologischen
Indikation (z. B. große Angst vor einer Infertilität trotz einer nicht oder nur
gering gonadotoxischen Chemotherapie) müssen vermieden werden.

Der Nutzen definiert sich insbesondere durch die spätere Verwendung des
Gewebes für eine Transplantation. Die Verwendungsrate ist gemäß bisherigen Studien gering (Tab. 3), wenngleich davon auszugehen ist, dass diese in
den nächsten Jahren steigen wird. Da das Gewebe oft erst nach einer mehrjäh-
rigen Lagerung abgerufen wird, zeigt die niedrige Verwendungsrate dennoch,
dass die Indikation für eine Entnahme und Kryokonservierung von Ovargewebe, wie auch jene von Oozyten (Kap. 3.2.4), nicht zu großzügig gestellt werden sollte (Kap. 1.5).

	Kryokonservierungen insgesamt, n	Transplantierte Pat. insgesamt, n	Transplantierte Pat./ Gesamtzahl der Kryokonservierungen, n (%)	Pat. mit mindestens einer Geburt/Gesamtzahl der Kryokonservierungen, n (%)
Van der Ven et al. 2016 (*Ferti-PROTEKT*) (12)	2500	49	49/2500 (1,9 %)	15/2500 (0,6 %)
Jadoul et al. 2017 (13)	545	21	21/545 (3,9 %)	7/545 (1,3 %)
Diaz-Garcia et al. 2018 (14)	800	44	44/800 (5,5 %)	8/800 (1,0 %)
Summe	**3845**	**114**	**114/3845 (2,9 %)**	**30/3845 (0,8 %)**

Tab. 3
Abrufrate des Gewebes und Häufigkeit von Transplantationen pro Kryokonservierungen

3.3.6 Kryokonservierung von Ovargewebe versus Kryokonservierung von Oozyten

Bei den meisten Frauen ist sowohl eine Kryokonservierung von Ovargewebe als auch eine ovarielle Stimulation und Kryokonservierung von Oozyten möglich. In diesem Fall basiert die Entscheidung oft auf den technischen und logistischen Möglichkeiten des Zentrums. Es gibt aber auch Faktoren und Kriterien, bei denen eine der Techniken bevorzugt werden sollte. Unter bestimmten Voraussetzungen ist definitiv nur eine der Techniken durchführbar (Tab. 4).

Faktoren	Präferiert Ovargewebe	Präferiert Oozyten
Alter der Frau	prä-/peripubertäres Alter	Alter > ca. 35 Jahre
Gesundheitsstatus der Frau	große medizinische Risiken für eine ovarielle Stimulation	große medizinische Risiken für eine Intubationsnarkose
Zeitbedarf	verfügbares Zeitfenster < 2 Wochen	
Ovarmetastasierung		großes Risiko intraovarieller maligner Zellen
Chemotherapie	Chemotherapie bereits gestartet	
Radiatio		Radiatio des Beckens (unter weitgehender Aussparung des Uterus)
vaginaler Zugang	Virgo intacta	

Tab. 4
Faktoren für die Präferenz der Kryokonservierung von Ovargewebe oder Oozyten

Zu beachten ist die einfachere Verwendung von Oozyten aufgrund der für Ovargewebe erforderlichen Laparoskopie. Dies erklärt wahrscheinlich die etwas höhere Abrufrate kryokonservierter Oozyten (Kap. 3.2.4, Tab. 3 im Vergleich zu jener von Ovargewebe, Kap. 3.3.5, Tab. 3).

Bei stark gonadotoxischen Therapien kann die ovarielle Stimulation/Kryokonservierung von Oozyten mit der Entnahme/Kryokonservierung von Ovargewebe kombiniert werden. Obwohl beide Verfahren in unterschiedlicher Sequenz nacheinander möglich sind, empfehlen wir aufgrund der besseren Gewebequalität unbedingt die primäre Entnahme/Kryokonservierung des Gewebes und erst nachfolgend die ovarielle Stimulation. Da die Oozytenqualität durch eine vorherige Gewebeentnahme nicht negativ beeinflusst wird, hat es sich durchgesetzt, zunächst ca. 50 % eines Ovars zu entnehmen und anschließend (d.h. nach zwei bis drei Tagen) mit der ovariellen Stimulation zu beginnen (s. Kap. 3.1.4.).

Diese Ausführungen zeigen, dass im individuellen Fall eine effektive Fertilitätsprotektion möglich ist, wenn sowohl die Kryokonservierung von Ovargewebe als auch die ovarielle Stimulation und Kryokonservierung von Oozyten diskutiert werden.

3.3.7 Praktische Vorgehensweise

Vor der Entnahme

Vor einer Ovargewebeentnahme sollte per sonographischer Messung der antrale Follikelcount (AFC) bestimmt werden, idealerweise ergänzt durch die Messung der Serumkonzentration von Anti-Müller-Hormon (AMH), um die ovarielle Reserve zu beurteilen. Somit kann eine Kryokonservierung bei eingeschränkter Ovarreserve vermieden werden. Präoperativ sollte auch geprüft werden, ob und, wenn ja, auf welcher Seite ein Follikel heranreift oder ein Corpus luteum bzw. eine pathologische Veränderung zu finden ist. Auf der Seite des Corpus luteums oder der pathologischen Veränderung sollte das Ovargewebe eher nicht entnommen werden, da das Blutungsrisiko größer und möglicherweise auch die Qualität des Ovargewebes geringer sind.

Außerdem muss sichergestellt sein, dass keine Hepatitis-B/C- oder HIV-Infektion vorliegt. In Deutschland ist auch der Ausschluss einer Treponema-pallidum-Infektion erforderlich.

Entnahme

Aufgrund der unklaren Wirkung von Methylenblau auf Follikel und Oozyten sollte für die intraoperative Untersuchung der Tubendurchgängigkeit präferiert eine Kochsalzlösung verwendet werden. Bei einem unilateralen Tubenverschluss ist eine Gewebeentnahme auf dieser Seite sinnvoll. Um die Chance auf eine Spontanschwangerschaft (ohne Transplantation) nicht zu reduzieren, sollte die Gewebeentnahme nicht auf der Seite der offenen Tube erfolgen.

Exstirpiert werden ein ganzes Ovar oder ca. 50 % eines Ovars. Die Gewebe-entnahme erfolgt meist ambulant laparoskopisch, wenn der Gesundheitszustand der Patientin dies zulässt. Die unilaterale Ovarektomie ist nur erforderlich bei Kindern, bei denen aufgrund der Ovargröße die Teilovarektomie nicht möglich ist oder bei stark gonadotoxischen Therapien mit einem hohen Risiko eines kompletten Verlustes der Ovarfunktion. Entsprechend erfolgte im Netzwerk *Ferti*PROTEKT 2013 nur bei 3 % der Frauen eine unilaterale Ovarektomie (15).

Für die Ovarektomie werden die zuführenden Ovargefäße ligiert und das Ovar anschließend ohne elektrische Koagulation abgesetzt. Alternativ kann auch ein Stapler (Abb. 1) (16) verwendet werden.

Für die Entnahme eines halben Ovars wird dieses mit einer Zange am äußeren Pol gegriffen (Abb. 1). Ca. 50 % des Gewebes werden antimesenterial mit einem glatten Schnitt (zur Blutungsminimierung) abgesetzt, über einen 12-mm-Trokar geborgen und sofort in ein bereitstehendes Transportmedium feucht gelagert. Letzteres ist auf 4–8 °C vorgekühlt.

Vorsicht ist bei Blutungen aus dem Mark des Ovars (den zentralen Bereichen der Wundfläche) geboten, da eine Koagulation in diesem Bereich zu einer Schädigung der zuführenden Gefäße und damit einer Nekrose des Restovars führen kann. Eine flächige Koagulation der Wundfläche sowie Nähte zum Verschluss der Wundfläche sind nicht erforderlich. Die bilaterale Entnahme von Ovargewebe ist wegen des Risikos periovarieller Adhäsionen zu vermeiden, die zu einer Fertilitätsminderung führen können.

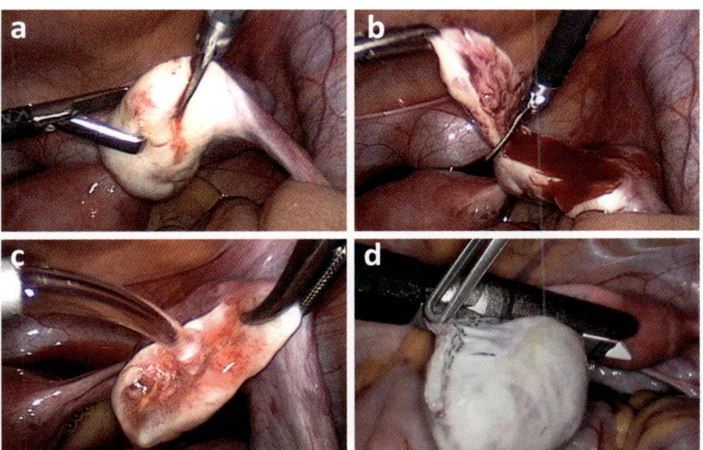

Abb. 1

a–c: Laparoskopische Hemiovarektomie: Einmaliges Greifen der Ovaroberfläche mit einer Fasszange (a), Absetzen eines halben Ovars mit einer scharfen Schere mit einer geraden, sauberen Schnittführung, ggf. nach einmaligem Umsetzen der Fasszange (b), Wundfläche nach punktueller bipolarer Koagulation der Blutungsquellen bei wiederholtem Spülen der Wundfläche (c), kein Wundverschluss (Universitätsfrauenklinik Bern); d: Ovarektomie mit einem EndoGIA Stapler ([16], mit Genehmigung von Catherine Poirot und Anne Fortin, Paris)

Referenzen

1. **Donnez J, Dolmans MM.** Fertility preservation in women. N Engl J Med 2017;377:1657-65.

2. **Corkum KS, Rhee DS, Wafford QE, Demeestere I, Dasgupta R, Baertschiger R, Malek MM, Aldrink JH, Heaton TE, Weil BR, Madonna MB, Lautz TB.** Fertility and hormone preservation and restoration for female children and adolescents receiving gonadotoxic cancer treatments: A systematic review. J Pediatr Surg 2019;54:2200-9.

3. **von Wolff M, Stute P, Flück C.** Autologous transplantation of cryopreserved ovarian tissue to induce puberty-the endocrinologists' view. Eur J Pediatr 2016;175:2007-10.

4. **Deutsche Gesellschaft für Gynäkologie und Geburtshilfe (DGGG), Deutsche Gesellschaft für Reproduktionsmedizin (DGRM), Deutsche Gesellschaft für Urologie (DGU).** Leitlinie: Fertilitätserhaltung bei onkologischen Therapien. Level S2k, AWMF Register Nr. 015/082, November 2017. http://www.awmf.org/leit-linien/detail/ll/015-082.html.

5. **Dolmans MM, Masciangelo R.** Risk of transplanting malignant cells in cryopreserved ovarian tissue. Minerva Ginecol 2018;70:436-43.

6. **Shapira M, Raanani H, Barshack I, Amariglio N, Derech-Haim S, Marciano MN, Schiff E, Orvieto R, Meirow D.** First delivery in a leukemia survivor after transplantation of cryopreserved ovarian tissue, evaluated for leukemia cells contamination. Fertil Steril 2018;109:48-53.

7. **Gook D, Westerman D, McBean M, Hughes V, Stern K.** Potential leukaemic contamination in cryopreserved ovarian tissue. Hum Reprod 2018;33(Suppl 1):i38-9.

8. **Poirot C, Fortin A, Lacorte JM, Akakpo JP, Genestie C, Vernant JP, Brice P, Morice P, Leblanc T, Gabarre J, Delmer A, Badachi Y, Drouineaud V, Gouy S, Chalas C, Egels S, Dhédin N, Touraine P, Dommergues M, Lebègue G, Wolf JP, Capron F, Lefebvre G, Boissel N; CAROLéLISA Cooperative Group.** Impact of cancer chemotherapy before ovarian cortex cryopreservation on ovarian tissue transplantation. Hum Reprod 2019;34:1083-94.

9. **Meirow D, Ra'anani H, Shapira M, Brenghausen M, Derech Chaim S, Aviel-Ronen S, Amariglio N, Schiff E, Orvieto R, Dor J.** Transplantations of frozen-thawed ovarian tissue demonstrate high reproductive performance and the need to revise restrictive criteria. Fertil Steril 2016;106:467-74.

10. **Lawrenz B, Jauckus J, Kupka MS, Strowitzki T, von Wolff M.** Fertility preservation in >1,000 patients: patient's characteristics, spectrum, efficacy and risks of applied preservation techniques. Arch Gynecol Obstet 2011;283:651-6.

11. **von Wolff M, Dittrich R, Liebenthron J, Nawroth F, Schüring AN, Bruckner T, Germeyer A.** Fertility-preservation counselling and treatment for medical reasons: data from a multinational network of over 5000 women. Reprod Biomed Online 2015;31:605-12.

12. **Van der Ven H, Liebenthron J, Beckmann M, Toth B, Korell M, Krüssel J, Frambach T, Kupka M, Hohl MK, Winkler-Crepaz K, Seitz S, Dogan A, Griesinger G, Häberlin F, Henes M, Schwab R, Sütterlin M, von Wolff M, Dittrich R; *Ferti*PROTEKT network.** Ninety-five orthotopic transplantations in 74 women of ovarian tissue after cytotoxic treatment in a fertility preservation network: tissue activity, pregnancy and delivery rates. Hum Reprod 2016;31:2031-41.

13. **Jadoul P, Guilmain A, Squifflet J, Luyckx M, Votino R, Wyns C, Dolmans MM.** Efficacy of ovarian tissue cryopreservation for fertility preservation: lessons learned from 545 cases. Hum Reprod 2017;32:1046-54.

14. **Diaz-Garcia C, Domingo J, Garcia-Velasco JA, Herraiz S, Mirabet V, Iniesta I, Cobo A, Remohí J, Pellicer A.** Oocyte vitrification versus ovarian cortex transplantation in fertility preservation for adult women undergoing gonadotoxic treatments: a prospective cohort study. Fertil Steril 2018;109:478-85.e2.

15. **von Wolff M, Dittrich R, Liebenthron J, Nawroth F, Schüring AN, Bruckner T, Germeyer A.** Fertility-preservation counselling and treatment for medical reasons: data from a multinational network of over 5000 women. Reprod Biomed Online 2015;31:605-12.

16. **Fortin A, Azaïs H, Uzan C, Lefebvre G, Canlorbe G, Poirot C.** Laparoscopic ovarian tissue harvesting and orthotopic ovarian cortex grafting for fertility preservation: less is more. Fertil Steril 2019;111:408-10.

3.4 Transport, Kryokonservierung und Lagerung von Ovargewebe

Jana Liebenthron

3.4.1 Rationale

Die Kryokonservierung von Ovargewebe erfolgt entsprechend dem aktuellen Wissensstand mittels Slow freezing mit automatischem Seeding, wobei eine kontrollierte Herstellung und Aufrechterhaltung eines Äquilibriums zwischen dem intrazellulären Wasser und dem nicht gefrorenen Wasser im niedrig konzentrierten Kryoprotektivum stattfindet. Dabei kommt es während der langsamen, genau festgelegten Abkühlung zur Dehydrierung der Zellen, wodurch eine intrazelluläre Eiskristallbildung und somit eine irreversible Zellschädigung verhindert werden. Die Zeit bis zum Äquilibrium ist dabei abhängig von verschiedenen Faktoren wie zum Beispiel dem Zellvolumen der einzelnen Zellen im Gewebeverband, dem Verhältnis der Oberfläche zum Volumen und der Permeabilität der Zellmembran, wodurch eine gewebespezifische Einfriergeschwindigkeit vorgegeben wird. Das Ziel ist eine reversible Arretierung der Zellmetabolismen bei -196 °C, die Strukturerhaltung der im Follikel eingebetteten Keimzellen und ihrer genetischen Integrität, akzeptable Überlebensraten nach Kryokonservierung und dem Auftauen sowie reproduzierbare Ergebnisse.

3.4.2 Aufbewahrung und Transport des entnommenen Gewebes bis zur Aufbereitung und Kryokonservierung

Das gewonnene Ovarialgewebe sollte unmittelbar nach Entnahme in ein steriles, dafür zertifiziertes Transportmedium (z. B. Custodiol®, Dr. Franz Köhler Chemie GmbH, Bensheim, Deutschland) überführt und bei 4–8 °C zum Aufbereitungsort transportiert werden, an welchem eine hochqualitative, standardisierte Aufarbeitung, Kryokonservierung und Lagerung von Ovargewebe durch professionelle Sachkenntnis und Technik gewährleistet werden kann. Diese Gewebeeinrichtung sollte gewährleisten, dass die Be- oder Verarbeitung einschließlich der Kennzeichnung, Kryokonservierung und Lagerung sowie die Prüfung nach dem Stand von Wissenschaft und Technik vorgenommen werden (Kap. 3.4.6).

Kann eine Aufbereitung/Lagerung und Kryokonservierung des Ovargewebes nicht direkt am Entnahmeort erfolgen, gibt es im Netzwerk *Ferti*PROTEKT die Möglichkeit, mit spezialisierten, externen und zentralisierten Kryobanken zu kooperieren.

Der Transport dorthin erfolgt direkt postoperativ in speziellen Versandbehältern, die gewährleisten, dass die Kühlkette nicht unterbrochen wird (Abb. 1). Untersuchungen dazu haben gezeigt, dass die Hypothermie des Ovarresektates in verschiedenen Transportzeiträumen bis zu 24 Stunden (d.h. bei Bedarf über Nacht) andauern kann, ohne dass die Follikelreserve nachhaltig geschädigt bzw. die Erfolgsrate nach Transplantation negativ beeinflusst wird (1–3). Temperaturlogger zeichnen dabei lückenlos die Temperatur in den Transportbehältern auf. Der Vorteil dieses Systems ist seine Robustheit, die einfache Handhabung beim Versenden der stabilen Transportkoffer. Der Nachteil liegt in der Notwendigkeit einer optimalen Logistik und Organisation in den Versandabläufen der versendenden Entnahmezentren/-kliniken entsprechend der Vorgaben der zentralisierten Kryobanken. Eine aktuelle Studie zur Methode (2) verdeutlicht dies und zeigt, dass suboptimale Transportbedingungen für die Proben resultieren können – verursacht durch falsche Handhabung und Aufbewahrung der Kühlelemente, die in den Boxen ein stabiles Temperaturgefälle von 4–8 °C für 24 Stunden ermöglichen. Die hohen Schwangerschaftsraten nach Transplantation von derart transportiertem Gewebe sowie Vitalitätsuntersuchungen des transportierten Gewebes belegen die gute Funktionsfähigkeit des Transportsystems. Einschränkungen im Vergleich zu nicht transportiertem Gewebe sind nicht nachweisbar (2).

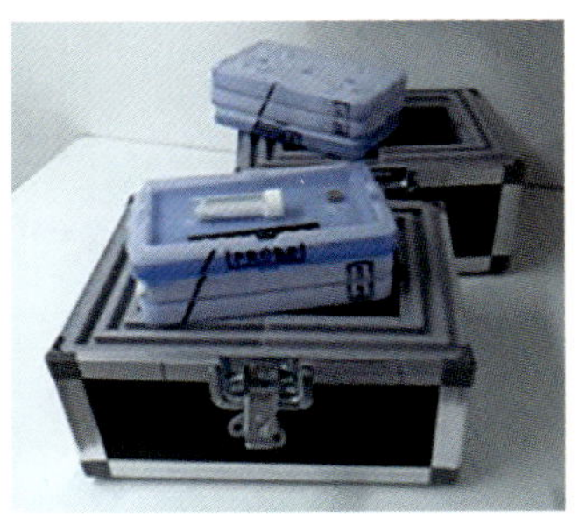

Abb. 1
Behälter für den Transport von Ovargewebe bei 4–8 °C

Betrachtet man die Transportlogistik zentralisierter Kryobänken international, verwendet Dänemark ein Transportsystem, bei welchem das entnommene Gewebe in einem verschlossenen Gefäß bei ca. 0 °C auf Eis transportiert wird. Das Gewebe wird auf dem Land- und Luftweg versendet und erreicht die Kryobank nach maximal vier bis fünf Stunden (4). Der Vorteil dieses Systems liegt darin, dass technische Fehler mit einer dadurch falschen Transporttemperatur aufgrund der stabilen Temperatur von Eis unwahrscheinlich sind. Auch die Schwangerschaftsraten nach der Transplantation von transportiertem Gewebe in Dänemark (5) lassen den Rückschluss zu, dass auch dieses Transportsystem nicht zu relevanten Schädigungen des Gewebes führt (1).

Sowohl die Angehraten als auch die Schwangerschafts- und Geburtenraten beider Systeme sind vergleichbar zu anderen international publizierten Erfolgszahlen.

3.4.3 Präparation des Gewebes

Die Aufbereitung muss in einem sterilen Laminar Air Flow Klasse II erfolgen. Der Laminar Air Flow sollte in einem Reinraum der Reinheitsklasse „ISO Class 7/GMP Grade B ‚in operation' / Grade C ‚at rest' B/C" stehen. Idealerweise erfolgt die Aufarbeitung in einem separaten und über eine Umzugsschleuse begehbaren Labor mit einer kontaminationsfreien Umgebung, in der ausschließlich das Ovargewebe steril und gekühlt (z. B. mittels einer integrierten Kühlplatte, UKH602, FRYKA Kältetechnik GmbH, Esslingen, Deutschland) präpariert werden kann.

Es gilt, bei der Präparation mit Hilfe von Präzisionsskalpellen und anatomischen Pinzetten vorsichtig die Medulla ovarii vom Cortex ovarii zu trennen (Abb. 2), wobei ein dünner Reststroma-Anteil belassen werden sollte, damit später ein optimaler Ansatzpunkt zur Neovaskularisierung der Transplantate gegeben ist (6). Aus dem fertig präparierten Kortex werden in Abhängigkeit von der Größe und Qualität rechteckige, ca. 4 x 8 x 1 mm große Kortexstücke zugeschnitten, in einem geeigneten Medium zur Kryokonservierung gekühlt, äquilibriert und anschließend auf einzelne Kryo-Röhrchen, die mit selbigem Kryomedium befüllt sind, verteilt (2, 7–9).

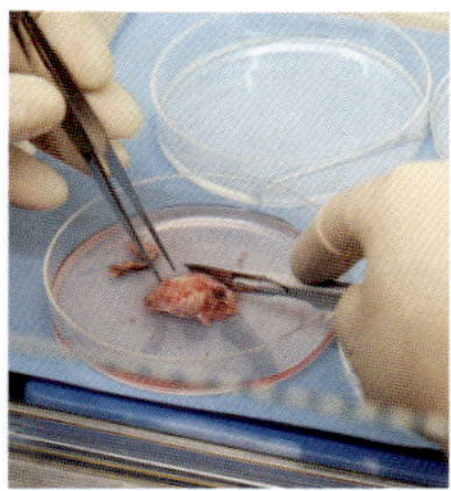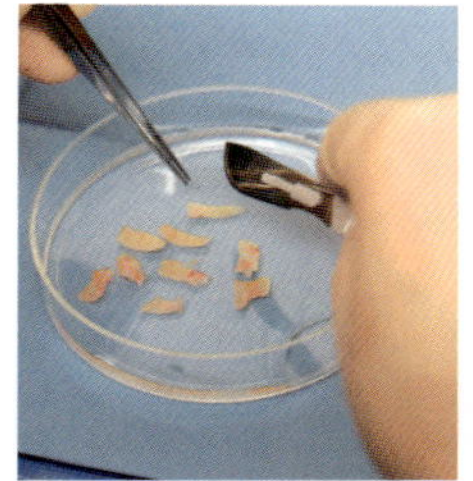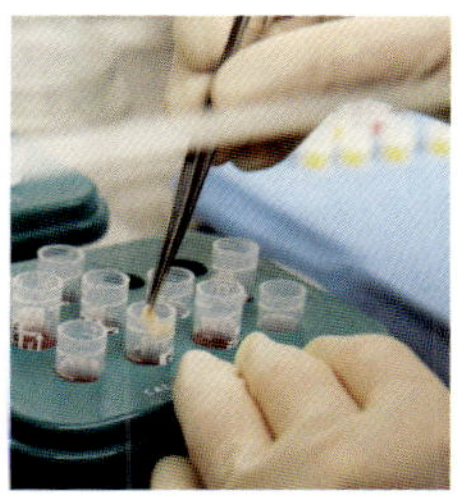

Abb. 2
Präparation von Ovargewebe unter sterilen und gekühlten Bedingungen

3.4.4 Kryokonservierung und Lagerung

In einem computergesteuerten Slow-freezing-Verfahren (z. B. unter der Verwendung eines IceCube 14S-A, SY-LAB, Neupurkersdorf, Österreich) werden die Proben nach einem modifizierten Programm von Gosden et al. (10) so heruntergekühlt, dass sie im Anschluss in einer Stickstoffgasphase (bei -196 °C) dauerhaft gelagert werden können.

Die Wahl eines geeigneten Kryoprotektivums ist eine wichtige Voraussetzung und beeinflusst den erfolgreichen Verlauf einer Kryokonservierungstechnik maßgeblich. Unter Verwendung von DMSO – in Kombination mit einem entsprechenden Trägermedium und einem Proteinzusatz – lassen sich die besten Überlebensraten der eingebetteten Keimzellen sowie intakte Gewebemorphologien und Zellstrukturen nach Kryokonservierung und dem Auftauen nachweisen (2, 7–9).

3.4.5 Qualitätskontrollen

Bestimmung des Ovarkortexpotenzials vor und nach der Kryokonservierung
Der Erfolg dieser fertilitätserhaltenden Methode, also die Chance auf eine spätere Schwangerschaft und Geburt eines gesunden Kindes aus den Transplantaten ist umso größer, je höher die Ovarkortexreserve zum Entnahmezeitpunkt und vor Beginn der onkologischen Therapie ist. Die Ovarreserve ist

anhand der vor Therapie erfolgten sonographischen Bestimmung des AFC (Antraler Follikelcount), der Ovargröße, der AMH-(Anti-Müller-Hormon-)Konzentration, des Alters sowie der zusätzlichen Bestimmung der Primordial- und Primärfollikeldichte in den zu präparierenden Transplantaten mittels geeigneter Nachweisverfahren relativ präzise einschätzbar.

Dafür werden bei der Präparation des Gewebes genormte Biopsiestanzen aus verschiedenen Gewebe-Randbereichen angefertigt (z. B. Stanzen in der Größe 6 x 2 x 1 mm, [11]). Diese werden dann auf zwei gleich große Portionen (jeweils 3 x 2 x 1 mm) aufgeteilt und separat sowohl frisch untersucht als auch zunächst eingefroren, um dann später aufgetaut und mit einem Vitalitätsassay (z. B. einer Calceinfärbung [11]) untersucht zu werden (Abb. 3) (2, 8, 9).

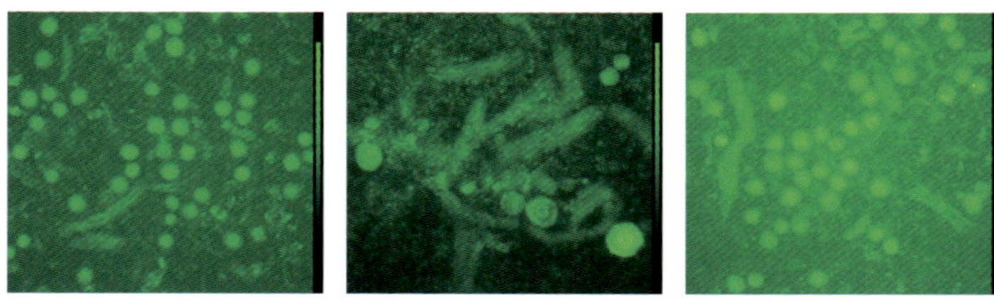

Abb. 3
Darstellung vitaler Follikel in einer Calcein-Acetoxymethylester-AM-Färbung nach Gewebeverdauung mittels Collagenase (11)

Diese Analyseergebnisse aus Frisch- und Auftautestung können zusammengefasst, gemittelt und mit dem Alter der Patientin zum Entnahmezeitpunkt des Gewebes, dem AMH-Wert und dem AFC korreliert und die zu transplantierende Anzahl an Gewebestreifen festgelegt werden. In der Regel entspricht die zu transplantierende Menge an Ovargewebe ca. 15–20 % eines ganzen Ovars (ein Ovar = 100 %). Geht man von 50 % des Ovars aus, das der Patientin entnommen wurde und aus dem zehn Gewebestreifen mit einer Größe von etwa 4 x 8 x 1 mm präpariert und kryokonserviert wurden, werden bei der ersten Transplantation drei Streifen aufgetaut und transplantiert. Bei einer niedrigen Follikeldichte sowie einem fortgeschrittenen Alter zum Entnahmezeitpunkt (ca. > 30 Jahre), sollte die Anzahl zu transplantierender

Gewebestreifen auf vier bis fünf, entsprechend 20–25 % des Ovars (1 Ovar = 100 %), erhöht werden (11).

Diese Untersuchungen stellen außerdem sicher, dass die Entnahme des Gewebes, dessen Transport, die Aufbereitung und auch die Kryokonservierung zu keiner relevanten Schädigung (Verlust von Follikeln und Oozyten) geführt haben (2, 8).

Zusätzlich können auch In-vitro-Tests erfolgen, welche die Gesamtgewebefunktionalität widerspiegeln, da nur ein komplett intakter Ovarkortex die Follikel ausreichend versorgen und im Wachstum unterstützen kann. Sowohl die Messung des In-vitro-Glukoseverbrauchs genormter Kortexbiopsien vor und nach der Kryokonservierung (Glucose-Uptake Assay) als auch die Bestimmung von Östradiol und Progesteron im Mediumüberstand kultivierter Kortexbiopsien stel en solche Tests dar (12).

Validierung einer Ovargewebe-verarbeitenden Einrichtung
Diese stellt die Qualität der Aufbereitung, der Kryokonservierung und des Auftauens jedes einzelnen Zentrums sicher mit dem Ziel, einen optimalen und gleichbleibenden Standard bieten zu können.

Dafür empfiehlt das Netzwerk *Ferti*PROTEKT, dass kryokonservierende Zentren ihre Einfriertechnik durch eine Xenotransplantation von Ovargewebe auf immundefiziente SCID-(severe combined immunodeficiency)Mäuse überprüfen lassen, bevor sie eine Transplantation in der klinischen Routine anbieten. Es soll gezeigt werden, dass die Follikel nach Kryokonservierung und Auftauen ein gutes Entwicklungspotenzial aufweisen.

3.4.6 Anforderungen an eine Gewebebank für die Aufbereitung, Kryokonservierung und Lagerung von Ovargewebe

- Die Gewebeeinrichtung muss gewährleisten, dass die Verarbeitung des Gewebes einschließlich der Kennzeichnung, Kryokonservierung und Lagerung sowie die Prüfung nach dem Stand von Wissenschaft und Technik erfolgen.

- Die Aufbereitung muss in einem sterilen Laminar Air Flow Klasse II erfolgen (7, 8). Der Laminar Air Flow sollte in einem Reinraum der Reinheitsklasse „ISO Class 7/GMP Grade B ‚in operation' / Grade C ‚at rest B/C" stehen (13). Idealerweise erfolgt die Aufarbeitung in einem separaten und über eine Umzugsschleuse begehbaren Labor mit einer kontaminationsfreien Umgebung, in der ausschließlich das Ovargewebe steril und gekühlt präpariert werden kann.

- Vor der Entnahme muss gemäss GMP-Kriterien (Good Manufacturing Practice) sichergestellt sein, dass der Infektionsstatus der Patientin negativ ist (Ausschluss einer Hepatitis-B- und -C- und einer HIV-Infektion. Ausschluss einer Treponema-pallidum-Infektion (Deutschland)).

- Die zusätzliche Bestimmung der aktuellen AMH-Konzentration im Serum vor der Gewebeentnahme, die sonographische Größenbestimmung der Ovarien und des AFC, das Alter der Frau und die Dichtebestimmung der Primordial- und Primärfollikel dienen der Abschätzung der Ovarreserve und damit der Festlegung, wie viel Ovargewebe später transplantiert werden sollte (Kap. 3.5.5) (7, 8).

- Die Etablierung einer Methode zur Dichtebestimmung der Primodial- und Primärfollikel zur Überprüfung, dass Entnahme, Transport, Aufbereitung und Kryokonservierung zu keiner relevanten Schädigung der Follikel und Oozyten geführt haben (9).

- Eingesandtes Ovarialgewebematerial sollte für die Verwendung erst freigegeben werden, wenn die Qualität als zufriedenstellend beurteilt und entsprechend schriftlich nachgewiesen werden kann. Bei der Entnahme des Gewebes muss zusätzlich eine kleine Gewebeprobe zum histopathologischen Ausschluss maligner Zellen/Metastasen entnommen werden (7, 8).

- Ein nachweisbares Qualitätsmanagementsystem sollte sicherstellen, dass die genannten Anforderungen erfüllt werden.

Referenzen

1. **Schmidt KL, Ernst E, Byskov AG, Nyboe AA, Yding AC.** Survival of primordial follicles following prolonged transportation of ovarian tissue prior to cryopreservation. Hum Reprod 2003;18:2654-9.

2. **Liebenthron J, Montag M, Reinsberg J, Köster M, Isachenko V, van der Ven K, van der Ven H, Krüssel JS, von Wolff M.** Overnight ovarian tissue transportation for centralized cryobanking: a feasible option. Reprod Biomed Online 2019;38:740-9.

3. **von Wolff M, Andersen CY, Woodruff TK, Nawroth F.** *Ferti*PROTEKT, Oncofertility consortium and the Danish fertility-preservation networks – what can we learn from their experiences? Clin Med Insights Reprod Health 2019;13:1179558119845865.

4. **Rosendahl M, Schmidt KT, Ernst E, Rasmussen PE, Loft A, Byskov AG, Andersen AN, Andersen CY.** Cryopreservation of ovarian tissue for a decade in Denmark: a view of the technique. Reprod Biomed Online 2011;22:162-71.

5. **Gellert SE, Pors SE, Kristensen SG, Bay-Bjørn AM, Ernst E, Yding Andersen C.** Transplantation of frozen-thawed ovarian tissue: an update on worldwide activity published in peer-reviewed papers and on the Danish cohort. J Assist Reprod Genet 2018;35:561-70.

6. **Donnez J, Dolmans MM.** Ovarian tissue freezing: current status. Curr Opin Obstet Gynecol 2015;27:222-30.

7. **Bastings L, Liebenthron J, Westphal JR, Beerendonk CC, van der Ven H, Meinecke B, Montag M, Braat DD, Peek R.** Efficacy of ovarian tissue cryopreservation in a major European center. J Assist Reprod Genet 2014;31:1003-12.

8. **Beckmann MW, Lotz L, Toth B, Baston-Büst DM, Fehm T, Frambach T, Germeyer A, Goeckenjan M, Häberlin F, Henes M, Hirchenhain J, Hübner S, Korell M, Krüssel JS, Müller A, Reinsberg J, Schwab R, Seitz S, Sütterlin M, van der Ven H, van der Ven K, Winkler-Crepaz K, Wimberger P, von Wolff M, Liebenthron J, Dittrich R.** Concept paper on the technique of cryopreservation, removal and tansplantation of ovarian tissue for fertility preservation. Geburtshilfe Frauenheilkd 2019,79:53-62.

9. **Deutsche Gesellschaft für Gynäkologie und Geburtshilfe (DGGG), Deutsche Gesellschaft für Reproduktionsmedizin (DGRM), Deutsche Gesellschaft für Urologie (DGU).** Leitlinie: Fertilitätserhaltung bei onkologischen Therapien. Level S2k, AWMF Register Nr. 015/082, November 2017. http://www.awmf.org/leitlinien/detail/ll/015-082.html.

10. **Gosden RG, Baird DT, Wade JC, Webb R.** Restoration of fertility to oophorectomized sheep by ovarian autografts stored at −196° C. Hum Reprod 1994;9:597-603.

11. **Liebenthron J, Reinsberg J, van der Ven H, Saenger N, Kruessel JS, von Wolff M.** Serum Anti-Mullerian hormone concentration and follicle density throughout reproductive life and in different diseases – implications in fertility preservation. Hum Reprod 2019;34:2513-22.

12. **Isachenko E, Isachenko V, Nawroth F, Rahimi G, Weiss JM.** Effect of long-term exposure at suprazero temperatures on activity and viability of human ovarian cortex. Fertil Steril 2009;91(4 Suppl):1556-9.

13. **Mortimer D, Cohen J, Mortimer ST, Fawzy M, McCulloh DH, Morbeck DE, Pollet-Villard X, Mansour RT, Brison DR, Doshi A, Harper JC, Swain JE, Gilligan AV.** Cairo consensus on the IVF laboratory environment and air quality: report of an expert meeting. Reprod Biomed Online 2018;36:658-74.

3.5 Transplantation von Ovargewebe

Michael von Wolff

3.5.1 Rationale

Kryokonserviertes Ovargewebe kann transplantiert und zur Generierung von Oozyten in vivo und in vitro verwendet werden. Außerdem besteht die Möglichkeit, die Hormonproduktion des Gewebes zur Induktion der Pubertät oder als zeitlich begrenzten Ersatz einer Hormonersatztherapie zu nutzen.

Die Generierung von Oozyten in vitro durch eine Reifung der Primordialfollikel ist noch experimentell und wird in Kap. 3.9 beschrieben. Die Verwendung des Gewebes zur Induktion der Pubertät oder als zeitlich begrenzter Ersatz einer Hormonersatztherapie ist auf den ersten Blick eine attraktive, da scheinbar physiologische Option. Aufgrund der vielen Nachteile wird diese Technik jedoch kontrovers diskutiert (Kap. 3.5.5).

Die intraabdominale Transplantation von Ovargewebe zur Generierung spontaner oder IVF-unterstützer Schwangerschaften ist hingegen in zahlreichen Ländern anerkannt, da sie viele Vorteile bietet. Inzwischen wird die Transplantation in das Abdomen favorisiert, da die Entwicklung der Follikel intraabdominell aufgrund der dortigen Druck- und Temperaturverhältnisse am günstigsten ist. Idealerweise erfolgt die Transplantation orthotop, d.h. in das Becken in einen Bereich, der eine Spontanschwangerschaft ermöglicht.

Vorteile Transplantation	Nachteile Transplantation
Spontanschwangerschaften möglich	Schwangerschaftschancen nach Transplantation aufgrund begrenzter Datenlage noch nicht exakt zu beziffern
wiederholte Transplantationen möglich	Transplantation von Ovargewebe noch nicht klinisch etabliert, optimale Lokalisation des Transplantates, Operationstechnik und erforderliche Menge von Ovargewebe noch unklar

Tab. 1
Mögliche Vor- und Nachteile der Transplantation von Ovargewebe

3.5.2 Effektivität und Risiken

Effektivität

Die Datenlage zur Beurteilung der Effektivität der Ovargewebetransplantation ist noch begrenzt. Da die Daten der bisher publizierten Fallserien ähnliche Erfolgsraten aufweisen, kann aber bereits die Geburtenrate pro Transplantation abgeschätzt werden. Gemäß der größeren und seit 2016 publizierten Studien (Tab. 2) bekommt jede vierte Frau nach einer Transplantation ein Kind.

	Transplantierte Pat., n	Pat. mit Ovargewebeaktivität nach Transplantation, n (%)	Schwangerschaften insgesamt, n	Pat. mit mindestens einer Schwangerschaft, n (%)	Pat. mit mindestens einer Spontanschwangerschaft, n (%)	Pat. mit mindestens einer Lebendgeburt, n (%)
Van der Veen et al. 2016 (Deutschland, *FertiPROTEKT*) (1)	49	33 (67,3 %)	21	16 (32,7 %)	13	15 (30,3 %)
Meirow et al. 2016 (Israel) (2)	20	19 (95 %)	16	10 (50 %)	3	6 (30 %)
Jadoul et al. 2017 (Belgien) (3)	21	keine Daten	keine Daten	7 (33,3 %)	keine Daten	7 (33,3 %)
Diaz-Garcia et al. 2018 (Spanien, IVI) (4)	44	20 (45,4 %)	15	12 (27,3 %)	7	8 (18,2 %)
Gellert et al. 2018 (Dänemark) (5)	89	keine Daten	33	23 (25,4 %)	keine Daten	16 (18 %)
Fortin et al. 2019 (Frankreich) (6)	34	30 (88,2 %)	15	10 (29,4 %)	9	10 (29,4 %)
Total	257	102/147 (69,4 %)		72/257 (28 %)	32/48 (66,7 %)	62/257 (24,1 %)

Tab. 2
Schwangerschafts- und Geburtenraten nach Transplantation von Ovargewebe

Die meisten Schwangerschaften nach einer Ovargewebetransplantation entstehen spontan, weswegen eine Lokalisation des Gewebes in der Fossa ovarica oder auf dem Ovar angestrebt werden sollte. Nach den in Tab. 2 dargestellten Studien liegt die Spontanschwangerschaftsrate pro eingetretener Schwangerschaft bei 66,7 %. Gellert et al. (5) ermittelten in einer weltweiten Abfrage der transplantierenden Zenten eine Spontanschwangerschaftsrate von 46 %. Bei der Interpretation der Daten ist zu beachten, dass nicht gänzlich ausgeschlossen werden kann, dass die Schwangerschaften auch aus dem nicht-transplantierten Ovargewebe stammen können.

Die Präferenz eine⁻ Spontanschwangerschaft anstelle einer IVF-Therapie ist auch aus folgenden Gründen sinnvoll:

Daten von natürlichen IVF-Therapien (7) zeigen, dass die Schwangerschaftsrate bei einer IVF im natürlichem Zyklus bei Frauen < 35 Jahre pro Transfer ca. 30 % beträgt. Da aber nur jeder zweite Zyklus zu einem Transfer führt, beträgt die Schwangerschaftsrate pro Zyklus nur ca. 15 % und ist somit nur halb so hoch wie in einem Spontanzyklus. Somit ist grundsätzlich eine monofollikuläre IVF ohne Indikation für eine IVF-Therapie weniger effektiv als ein Schwangerschaftsversuch ohne eine IVF-Therapie. Hinzu kommt, dass die Effektivität der IVF nach einer Transplantation von Ovargewebe bei den meist hypergonadotropen Frauen niedriger ist als bei normogonadotropen Frauen ohne eine Transplantation (2, 8). Aufgrund dessen ist es vermutlich sinnvoller, bei regelmäßigen Zyklen, offenen Tuben und einer Normozoospermie zunächst eine Spontanschwangerschaft anzustreben.

Van der Ven et al. (1) analysierten die Erfolgsrate in Abhängigkeit vom Alter der Frau bei der Kryokonservierung. Diese Daten zeigen eine starke Altersabhängigkeit der Erfolgsrate mit einem deutlichen Abfall bei Frauen ≥ 35 Jahren. Bei Frauen < 35 Jahren betrug sie 37,8 %, bei ≥ 35 Jahren nur noch 15,4 %.

Transplantiert wird bei vielen verschiedenen Erkrankungen, mit verschiedenen Techniken und unter unterschiedlichen Bedingungen, wie es einige der Transplantationen im Netzwerk *Ferti*PROTEKT belegen (22) (Tab. 3).

Nr.	Diagnose	Alter bei Kryokonservierung (Jahre)	Alter bei Transplantation (Jahre)	AMH vor Kryokonservierung (ng/ml)	Chemotherapie	Transplantationsort	Schwangerschaften (n)	Geburten (n)
1	Mammakarzinom	33	38	0,54	ja	Peritonealtasche	1	fortlaufend
2	Lupus erythematodes	26	32	1,31	ja	Peritonealtasche	1	1 (Zwillinge)
3	Hodgkin-Lymphom	27	32	keine Daten	ja	Peritonealtasche	1	1
4	Hodgkin-Lymphom	35	37	0,96	ja	Peritonealtasche	1	1
5	Hodgkin-Lymphom	21	27	2,25	ja	Peritonealtasche	1	1
6	Mammakarzinom	34	38	0,54	ja	Peritonealtasche	2	1 (1x Abort)
7	Hodgkin-Lymphom	33	37	0,83	ja	Peritonealtasche	2	2
8	Zystadenofibrom	20	27	keine Daten	nein	Peritonealtasche	2 (1 x IVF)	1 (1x IVF, 1x spontan und Zwillinge)
9	Mammakarzinom	36	37	3,61	ja	Peritonealtasche	1	1
10	Hodgkin-Lymphom	30	32	2,43	ja	Ovar, Peritonealtasche	1	1
11	Borderline-tumor Ovar	21	28	keine Daten	ja	Peritonealtasche	1 (IVF)	1 (IVF)
12	Ewing-Sarkom	26	29	8,02	ja	Peritonealtasche	1	1
13	Mammakarzinom	36	39	1,06	ja	Peritonealtasche	1	1
14	Mammakarzinom	33	36	5,53	ja	Peritonealtasche	1	1

Tab. 3

Transplantationen im Netzwerk *Ferti*PROTEKT nach einem Übernachttransport des Gewebes vor der Kryokonservierung bei 14 Patientinnen mit einer prämaturen Ovarialinsuffizienz (POI), die zu mindestens einer Geburt führten (22)

Eine eindeutige Korrelation der Erfolgsrate mit der Menge des transplantierten Gewebes und der Follikeldichte konnte bisher nicht nachgewiesen werden (9).

Eine Geburtenrate von 50% pro Frau mit Transplantation erscheint mit optimierten Transplantationstechniken und nach Durchführung wiederholter Transplantationen bei einer Kryokonservierung im Alter < 35 Jahre realistisch erreichbar, muss aber in zukünftigen Studien noch bestätigt werden.

Risiken

Die Transplantation von Ovargewebe erfordert eine Laparoskopie, ggf. auch eine Laparotomie. Meist wird laparoskopisch transplantiert. Die Transplantation in das Beckenperitoneum ist immer auf diesem Wege möglich. Auch eine Transplantation auf das Ovar kann bei einer hohen operativen Expertise laparoskopisch (Abb. 1d) oder robotergestützt erfolgen (10). Bei der Transplantation von Ovargewebe sind die Operationsrisiken nicht höher als bei jeder anderen Laparoskopie, da die Frauen in der Regel zum Zeitpunkt der Operation keine gesundheitlichen Einschränkungen haben.

Wird die Transplantation per laparotomiam durchgeführt, sind die operativen Risiken etwas höher, die Dauer der Rekonvaleszenz länger und auch die kosmetischen Resultate durch die größere abdominelle Inzision weniger gut.

Die Risiken für eine Übertragung maligner Zellen wurden in Kapitel 3.3.2 beschrieben.

3.5.3 Techniken zur Verbesserung der Transplantationseffektivität

Ovargewebe kann ohne eine relevante Reduktion der Primordialfollikeldichte transportiert (Kap. 3.4.2) und kryokonserviert (Kap. 3.4.4) werden. Das Gewebe verliert erst nach der Transplantation einen großen Teil der Primordialfollikel durch die postoperative Ischämie, bedingt durch die anfangs noch fehlende Vaskularisierung des Gewebes. Darum wurden verschiedene Maßnahmen vorgeschlagen, um diese Reduktion zu verringern (Tab. 4). Diese sind jedoch noch experimentell und weitere Studien müssen abgewartet werden.

Behandlung des Transplantates mit:	Rationale	Effekte
Vascular endothelial growth factor (VEGF) (11)	Verbesserung der Angiogenese	Überlebensrate der Primordialfollikel ↑ Gefäßdichte im Transplantat ↑
Gonadotropine (HMG) (12)	Optimierung der Follikulogenese	Anzahl überlebender Follikel ↑ Vaskularisierung ↑ VEGF-Expression ↑
Anti-Müller-Hormon (AMH) (13)	Reduktion der Follikelrekrutierung	Prozentsatz Primordialfollikel ↑
Apoptosehemmer z.B. Sphingosin-1-Phosphat (S1P) (14)	Reduktion der Apoptose	Anzahl apoptotischer Follikel ↓ Gefäßdichte ↑
Co-Transplantation mit Stammzellen (15)	Verbesserung der Angiogenese	Anzahl überlebender Follikel ↓ Vaskularisierung ↑
Behandlung der Patientin mit Antioxidantien, z.B. Melatonin (16)	Reduktion der oxydativen Aktivität	Überlebensrate der Follikel ↑

Tab. 4
Tierexperimentelle Techniken zur Verbesserung der Transplantationseffektivität

3.5.4 Transplantation zur Vermeidung einer Hormonersatztherapie

Da das transplantierte Ovargewebe über mehrere Jahre aktiv ist (17) und durch die damit verbundene Follikulogenese zyklisch Östradiol produziert, besteht die Möglichkeit, dieses Gewebe als eine Art „Tissue Hormone Replacement Therapy" (TRT) (18) statt einer konventionellen „Hormone Replacement Therapy" (HRT) zu verwenden. Endokrinologen (18) sehen dieses Verfahren jedoch kritisch. So ist 1. immer eine Operation für die Transplantation erforderlich, 2. die physiologische Gestagenproduktion bei Frauen ohne einen Uterus nicht erforderlich und sogar gesundheitlich kontraproduktiv, 3. die Hormonmenge nicht steuerbar, 4. die Hormonsekretion nur durch eine erneute Operation zu beenden und 5. das Verfahren deutlich teuer als eine medikamentöse Hormonersatztherapie. Des Weiteren sollte das Risiko einer Übertragung maligner Zellen bedacht werden. Gleiches gilt für die Transplantation von Ovargewebe zur Induktion der Pubertät (19). Daher sollten diese Verfahren nur unter Studienbedingungen angewendet werden.

3.5.5 Praktische Vorgehensweise

Einführung

Es gibt verschiedene operative Zugänge und Techniken. Dazu gehören mit zunehmender Invasivität:

- Laparoskopie (ohne oder mit Verwendung eines Operationsrobotors),
- Mini-Laparotomie,
- Laparotomie.

Idealerweise sollte der am wenigsten invasive Zugang gewählt werden, ohne dass die Effektivität der Transplantation reduziert ist. Außerdem gibt es verschiedene Transplantationslokalisationen. Dazu gehören, mit zunehmender Ähnlichkeit zur natürlichen Lokalisation:

- heterotope Transplantation subperitoneal in die Abdominalwand,
- orthotope Transplantation in das Ligamentum latum,
- orthotope Transplantation in das Beckenperitoneum,
- orthotope Transplantation in das Ovar,
- orthotope Transplantation auf die dekortierte Ovaroberfläche.

Allerdings bedeutet das nicht, dass die den natürlichen Verhältnissen entsprechend beste Transplantationslokalisation auch die günstigste ist. So ist möglicherweise eine Transplantation in das gut perfundierte Beckenperitoneum besser als eine Transplantation in oder auf ein atrophes Ovar.

Die favorisierte Technik der Transplantation und Lokalisation des Transplantats sind weiterhin unklar. Das operative Vorgehen hängt stark von der operativen Expertise und der technischen Ausstattung des transplantierenden Zentrums ab.

Daher werden hier nur einige mögliche Operationstechniken dargestellt. Weitere Techniken und instruierende Videos finden sich als „peer reviewed publizierte" Videos auf Youtube (6, 10).

Vor der Transplantation

Das Gewebe wird durch speziell geschulte Biologen kurz vor der Transplantation aufgetaut. Noch ist unklar, wie viel Ovargewebe transplantiert werden soll. Bei den Transplantationen, die im Netzwerk *Ferti*PROTEKT zu einer Schwangerschaft führten (1), wurden nach der Kryokonservierung von ca. 50 % eines Ovars, meist 1/3 bis 1/2 des kryokonservierten Gewebes (ca. 15–20 % eines Ovars; ein Ovar = 100 %) transplantiert. Andere Zentren transplantieren auch größere Gewebemengen, insbesondere nach Kryokonservierung eines ganzen Ovars.

Im Rahmen der Transplantation sollte die Durchgängigkeit der Tuben überprüft und ggf. auch eine Hysteroskopie erwogen werden.

Transplantation in das Beckenperitoneum (Abb. 1a):

Das parietale Peritoneum wird lateral des Ovars über eine Länge von ca. 0,5–1 cm inzidiert. Eine subperitoneale Tasche wird stumpf präpariert und die Gewebestücke so eingebracht, dass die Kortexoberflächen dem Uterus zugewandt sind. Die Gewebestücke sollten nebeneinander und nicht übereinander liegen. Der Verschluss des Peritoneums erfolgt meist mit einer Einzelknopfnaht (z. B. mit PDS 5-0). Wenn die Tasche tief genug ist, kann ggf. auch auf einen Verschluss verzichtet werden.

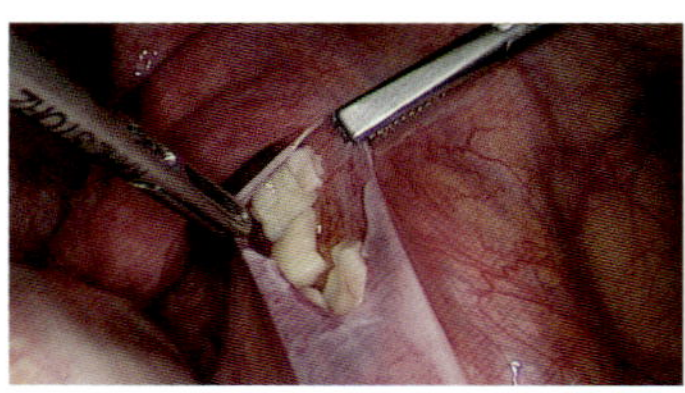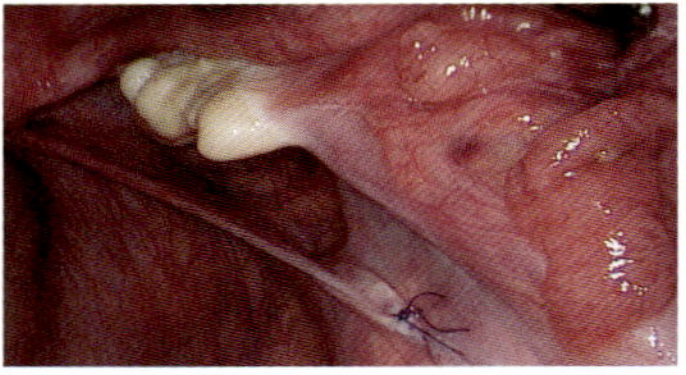

Abb. 1a
Transplantation in die Beckenwand (Universitätsfrauenklinik Bern, Schweiz)

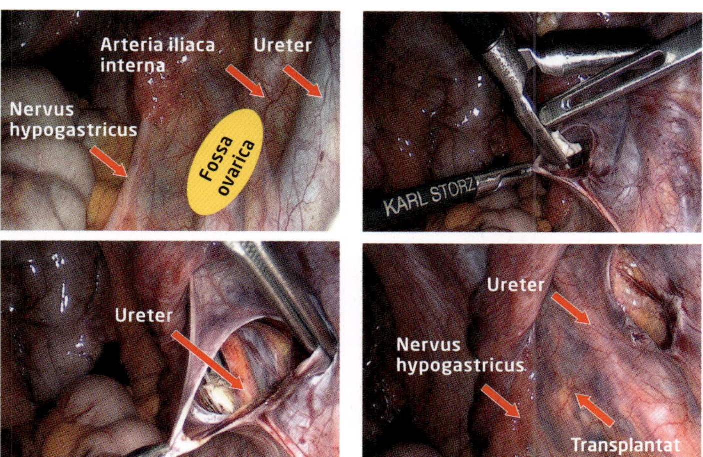

Abb. 1b
Detaillierte Darstellung der Transplantation in die Beckenwand (Universitätsfrauenklinik Bern, Schweiz)

Transplantation in das Ovar (Abb. 1c):

Das Gewebe wird idealerweise in das größere Ovar und somit meist in das Organ transplantiert, von dem das Ovargewebe vor der gonadotoxischen Therapie nicht entnommen wurde. Das Ovar wird inzidiert, sodass eine subkortikale Tasche resultiert. Sollte dies nicht möglich sein, wird es zentral inzidiert. Die Gewebestücke werden in der Tasche möglichst so ausgerichtet, dass die Kortexoberflächen der Ovaraußenfläche zugewandt sind. Der Verschluss des Ovars erfolgt meist mit Einzelknopfnähten.

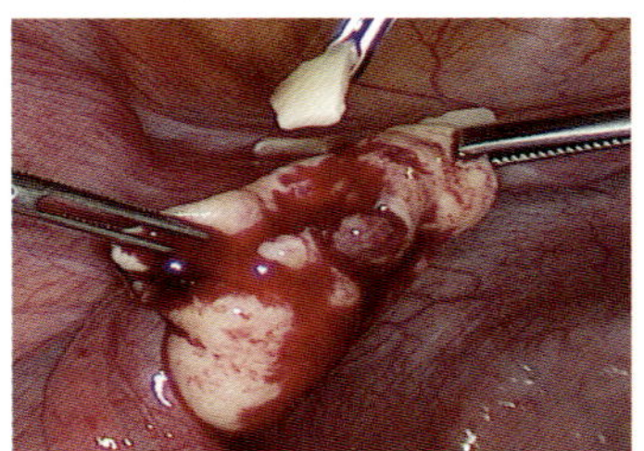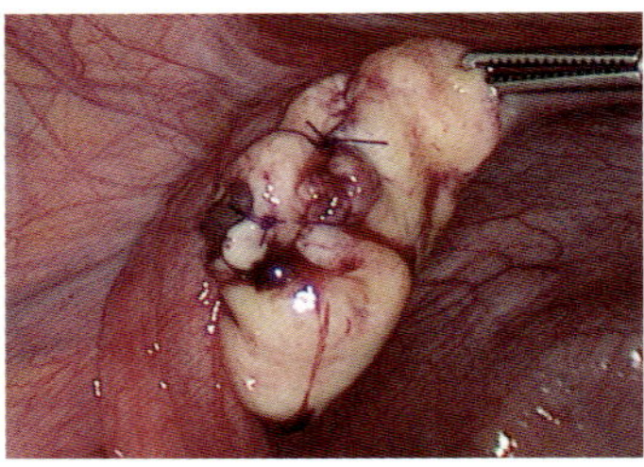

Abb. 1c
Transplantation in das Ovar (Universitätsfrauenklinik Bern, Schweiz)

Transplantation auf das Ovar (Abb. 1d):

Eine Transplantation auf die Ovaroberfläche setzt eine ausreichende Größe der Gewebestücke voraus, damit diese auch fixiert werden können. In der Literatur wurde beschrieben, dass die Ovaroberfläche vor der Fixierurg der Gewebestücke zunächst dekortiert wird (20). Dies ist jedoch laparoskopisch kaum möglich und wenn, dann auch nur bei einer glatten Ovaroberfläche. Auch besteht das Risiko, dass dabei eine relevante Kortexmenge verloren geht, die entweder noch aktiv ist oder durch das transplantierte Ovargewebe reaktiviert werden könnte. Deswegen kann die Ovaroberfläche auch nur mit einer Schere oberflächlich inzidiert werden, wodurch sich ein Wundspalt öffnet, der stumpf erweitert wird. Auf diesem können die Gewebestücke mit Einzelknopfnähten (z. B. mit PDS 5-0) fixiert werden. Von einer Fixierung mit Fibrinkleber und einer Abdeckung mit einem Interceed®-Netz wurde berichtet (21).

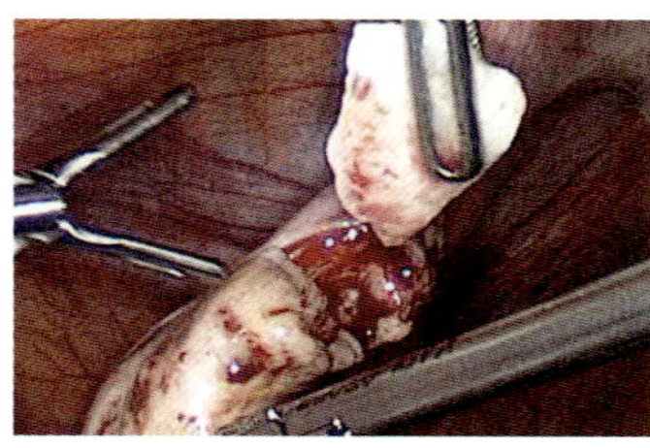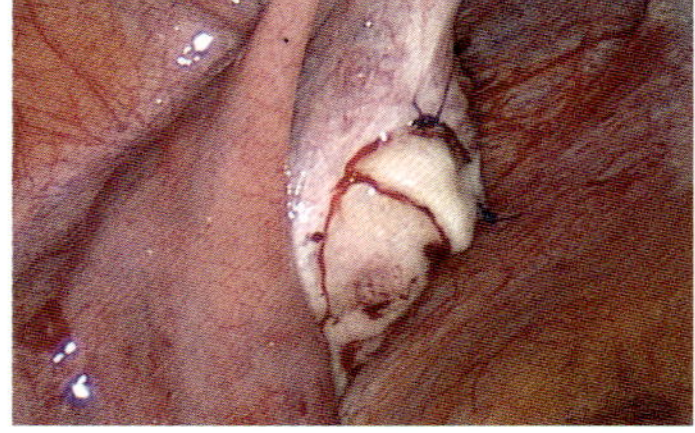

Abb. 1d
Transplantation auf das Ovar (Universitätsfrauenklinik Bern, Schweiz)

Follow-up:

Erste Aktivitätszeichen des Ovargewebes zeigen sich nach ca. drei Monaten, ggf. aber auch erst nach sechs Monaten. Abb. 1e zeigt ein ektopes Ovar nach einer subperitonealen Transplantation und nach einer Transplantation auf das Ovar.

Sollten eine Tubendurchgängigkeit und kein anderer relevanter Sterilitätsfaktor vorliegen, kann eine Spontanschwangerschaft angestrebt werden. Dazu wird oft ein Zyklusmonitoring durchgeführt, die Ovulation mit HCG induziert und der Zeitpunkt des Geschlechtsverkehrs optimiert. Die vielen erzielten Spontanschwangerschaften bestätigen, dass über mindestens ein halbes Jahr eine spontane Konzeption angestrebt werden sollte. Tritt keine Schwangerschaft ein oder liegt ein anderweitiger relevanter Sterilitätsfaktor vor, kann eine IVF, ggf. kombiniert mit einer ICSI, durchgeführt werden. Eine Gonadotropin-Stimulation zur Generierung mehrerer Follikel kann versucht werden, führt jedoch aufgrund der meist geringen Ovarreserve oft nicht zur multifollikulären Reaktion. Alternativ kann eine modifizierte „Natural-Cycle-IVF" erfolgen (7).

Weitere Details zum Follow-up nach der Transplantation werden im Kap. 4.2 beschrieben.

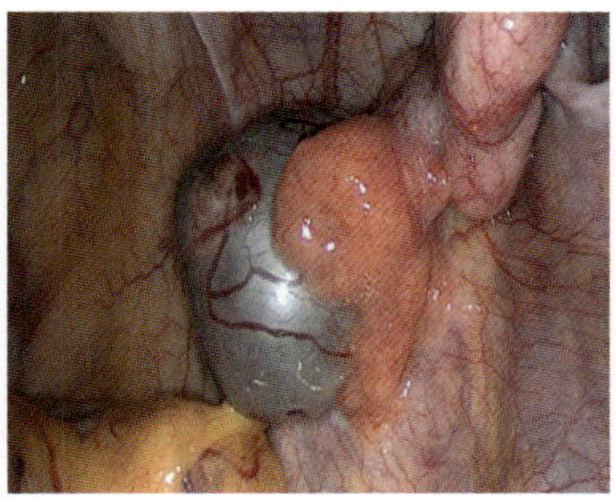 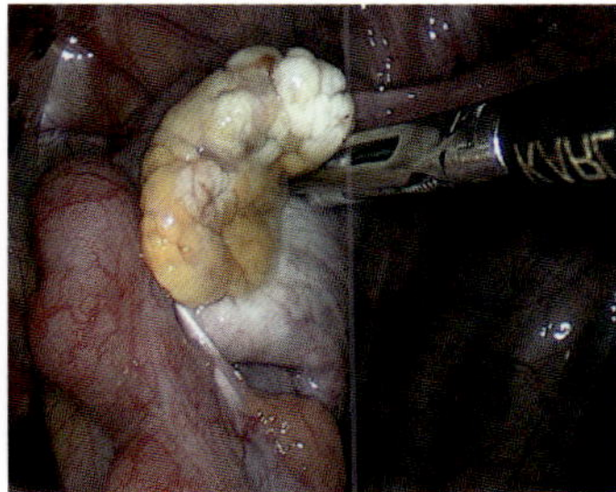

Abb. 1e
links: Ektopes Ovar nach der Transplantation in die Beckenwand, rechts: Ovar nach einer Transplantation auf das Ovar (Universitätsfrauenklinik Bern, Schweiz)

Referenzen

1. **Van der Ven H, Liebenthron J, Beckmann M, Toth B, Korell M, Krüssel J, Frambach T, Kupka M, Hohl MK, Winkler-Crepaz K, Seitz S, Dogan A, Griesinger G, Häberlin F, Henes M, Schwab R, Sütterlin M, von Wolff M, Dittrich R; *Ferti*PROTEKT network.** Ninety-five orthotopic transplantations in 74 women of ovarian tissue after cytotoxic treatment in a fertility preservation network: tissue activity, pregnancy and delivery rates. Hum Reprod 2016;31:2031-41.

2. **Meirow D, Ra'anani H, Shapira M, Brenghausen M, Derech Chaim S, Aviel-Ronen S, Amariglio N, Schiff E, Orvieto R, Dor J.** Transplantations of frozen-thawed ovarian tissue demonstrate high reproductive performance and the need to revise restrictive criteria. Fertil Steril 2016;106:467-74.

3. **Jadoul P, Guilmain A, Squifflet J, Luyckx M, Votino R, Wyns C, Dolmans MM.** Efficacy of ovarian tissue cryopreservation for fertility preservation: lessons learned from 545 cases. Hum Reprod 2017;32:1046-54.

4. **Diaz-Garcia C, Domingo J, Garcia-Velasco JA, Herraiz S, Mirabet V, Iniesta I, Cobo A, Remohí J, Pellicer A.** Oocyte vitrification versus ovarian cortex transplantation in fertility preservation for adult women undergoing gonadotoxic treatments: a prospective cohort study. Fertil Steril 2018;109:478-85.e2.

5. **Gellert SE, Pors SE, Kristensen SG, Bay-Bjørn AM, Ernst E, Yding Andersen C.** Transplantation of frozen-thawed ovarian tissue: an update on worldwide activity published in peer-reviewed papers and on the Danish cohort. J Assist Reprod Genet 2018;35:561-70.

6. **Fortin A, Azaïs H, Uzan C, Lefebvre G, Canlorbe G, Poirot C.** Laparoscopic ovarian tissue harvesting and orthotopic ovarian cortex grafting for fertility preservation: less is more. Fertil Steril 2019;111:408-10.

7. **von Wolff M.** The role of Natural Cycle IVF in assisted reproduction. Best Pract Res Clin Endocrinol Metab 2019;33:35-45.

8. **Gook D, Hale L, Polyokov A, Stern K.** Outcomes from heterotopic and orthotopic grafting of human cryopreserved ovarian tissue. Hum Reprod 2019;34(Suppl 1):i60-i61.

9. **Jensen AK, Kristensen SG, Macklon KT, Jeppesen JV, Fedder J, Ernst E, Andersen CY.** Outcomes of transplantations of cryopreserved ovarian tissue to 41 women in Denmark. Hum Reprod 2015;30:2838-45.

10. **Oktay K, Taylan E, Kawahara T, Cillo GM.** Robot-assisted orthotopic and heterotopic ovarian tissue transplantation techniques: surgical advances since our first success in 2000. Fertil Steril 2019;111:604-6.

11. **Shikanov A, Zhang Z, Xu M, Smith RM, Rajan A, Woodruff TK, Shea LD.** Fibrin encapsulation and vascular endothelial growth factor delivery promotes ovarian graft survival in mice. Tissue Eng Part A 2011;17:3095-104.

12. **Wang Y, Chang Q, Sun J, Dang L, Ma W, Hei C, Shen X, Zhao C, Cai Y, Pei X, Zhang X, Wang Y, Jiang X.** Effects of HMG on revascularization and follicular survival in heterotopic autotransplants of mouse ovarian tissue. Reprod Biomed Online 2012;24:646-53.

13. **Man L, Park L, Bodine R, Ginsberg M, Zaninovic N, Man OA, Schattman G, Rosenwaks Z, James D.** Engineered endothelium prov des angiogenic and paracrine stimulus to grafted human ovarian tissue. Sci Rep 2017;7:8203.

14. **Soleimani R, Heytens E, Oktay K.** Enhancement of neoangiogenesis and follicle survival by sphingosine-1-phosphate in human ovarian tissue xenotransplants. PLoS One 2011;6:e19475.

15. **Zhang Y, Xia X, Yan J, Yan L, Lu C, Zhu X, Wang T, Yin T, Li R, Chang HM, Qiao J.** Mesenchymal stem cell-derived angiogenin promotes primodial follicle survival and angiogenesis in transplanted human ovarian tissue. Reprod Biol Endocrinol 2017;15:18.

16. **Sapmaz E, Ayar A, Celik H, Sapmaz T, Kilic N, Yasar MA.** Effects of melatonin and oxytetracycline in autologous intraperitoneal ovary transplantation in rats. Neuro Endocrinol Lett 2003;24:350-4.

17. **Donnez J, Squifflet J, Van Eyck AS, Demylle D, Jadoul P, Van Langendonckt A, Dolmans MM.** Restoration of ovarian function in orthotopically transplanted cryopreserved ovarian tissue: a pilot experience. Reprod Biomed Online 2008;16:694-704.

18. **von Wolff M, Stute P.** Cryopreservation and transplartation of ovarian tissue exclusively to postpone menopause: technically possible but endocrinologically doubtful. Reprod Biomed Online 2015;31:718-21.

19. **von Wolff M, Stute P, Flück C.** Autologous transplantation of cryopreserved ovarian tissue to induce puberty – the endocrinologists' view. Eur J Pediatr 2016;175:2007-10.

20. **Dolmans MM, Luyckx V, Donnez J, Andersen CY, Greve T.** Risk of transferring malignant cells with transplanted frozen-thawed ovarian tissue. Fertil Steril 2013;99:1514-22.

21. **Donnez J, Dolmans MM.** Transplantation of ovarian tissue. Best Pract Res Clin Obstet Gynaecol 2014;28:1188-97.

22. **Liebenthron J, Montag M, Reinsberg J, Köster M, Isachenko V, van der Ven K, van der Ven H, Krüssel JS, von Wolff M.** Overnight ovarian tissue transportation for centralized cryobanking: a feasible option. Reprod Biomed Online 2019;38:740-9.

3.6 GnRH-Agonisten

Frank Nawroth

3.6.1 Rationale

Die Anwendung von Gonadotropin-Releasing-Hormone-Agonisten (GnRHa) im Rahmen der Fertilitätsprotektion beruht auf der Überlegung, dass die resultierende hypophysäre Down-Regulation und ovarielle Funktionsruhe die Sensitivität des Ovargewebes gegenüber zytotoxischen Effekten reduzieren könnten.

Allerdings erfolgt die Aktivierung der Primordialfollikel gonadotropin-unabhängig, was einen Einfluss über diesen Weg nicht plausibel erklärt (1). Weil zahlreiche Chemotherapeutika in gleicher Weise außerdem ebenso nicht bzw. wenig stoffwechsel- sowie teilungsaktive Zellen beeinflussen, muss dieser Wirkungsmechanismus zusätzlich kritisch hinterfragt werden.

Eine spezifische molekulare Erklärung für die effektive Wirkung der GnRHa zur Fertilitätsprotektion existiert momentan nicht (2).

GnRHa können i.m. (1x/d, als Monats- oder Drei-Monat-Depot), s.c. (1x/d) oder intranasal (2–3x/d) appliziert werden. Sie binden an den spezifischen hypophysären Rezeptor und führen zu einem initialen „Flair-up-Effekt" über ca. fünf bis sieben Tage, einer kurzfristig deutlich verstärkten Gonadotropin-Sekretion. Erst nach Entleerung der FSH-/LH-Speicher der Hypophyse resultiert eine Abnahme der Gonadotropin-Serumkonzentration sowie in Folge eine Inaktivierung der Ovarien. In Abhängigkeit von ihrer Wirkung am GnRH-Rezeptor der Hypophyse lassen sich GnRH-Agonisten (GnRHa) bzw. GnRH-Antagonisten (GnRHant) unterscheiden. Letztere führen zu einer Blockade des GnRH-Rezeptors und damit auch der hypophysären FSH- und LH-Ausschüttung innerhalb von nur etwa acht Stunden.

Eine initiale Kombination der GnRHa mit den GnRHant konnte den Flair-up-Effekt zwar nicht völlig verhindern, aber bei den meisten Patientinnen signifikant reduzieren (3).

3.6.2 Effektivität

Mittlerweile liegen zahlreiche Studien als Basis mehrerer Meta-Analysen der letzten Jahre vor. Nachteile mancher Studien sind die heterogenen Kollektive und die suboptimalen Outcome-Parameter Amenorrhoe-Rate oder FSH-Wert anstelle der Messung des AMH-Wertes (Anti-Müller-Hormon) im Serum prätherapeutisch sowie nach einem ausreichend langen Follow-up nach Therapieende.

Bedenken weckte lange die Hypothese, dass die Anwendung von GnRHa bei hormonrezeptorpositiven Tumoren die Ansprechbarkeit der Tumorzellen für eine Chemotherapie beeinträchtigen könnte. Literaturdaten konnten diese Vermutung aber nicht bestätigen (4).

Seit 2014 zeigten verschiedene Arbeiten nach der parallelen Chemotherapie/GnRHa-Gabe eine signifikant niedrigere Rate für das Auftreten einer prämaturen Ovarialinsuffizienz (premature ovarian insufficiency, POI) (5–8). In einer Meta-Analyse erreichte die POI-Reduktion nicht das Signifikanzniveau (9).

Zwei Meta-Analysen konnten keinen Effekt auf die untersuchten klinischen und Laborparameter nachweisen (10, 11).

Zwei prospektiv-randomisierte Studien (7, 12) sowie zwei Meta-Analysen (6, 8) zeigten in der GnRHa-Gruppe neben dem o.g. positiven Einfluss auf die POI-Rate auch eine signifikant höhere Schwangerschaftsrate (Tab. 1; Abb. 1, 2).

Literatur	Design	Ergebnisse mit GnRHa
Del Mastro et al. 2014 (5)	Meta-Analyse	• signifikante Reduktion der POI-Rate: OR 0,43 (R0,22–0,84)
Vitek et al. 2014 (11)	Meta-Analyse	• kein signifikanter Unterschied im Wiedereintritt der Regel: OR 1,47 (0,60–3,62)
Moore et al. 2015 (7)	prospektiv-randomisierte Studie	• signifikante Reduktion der POI-Rate: OR 0,30 (0,09–0,97) • signifikant höhere Schwangerschafts-Rate (21 vs. 11 %) • signifikant höheres krankheitsfreies (P = 0,04) und Gesamtüberleben (P = 0,05)
Elgindy et al. 2015 (10)	Meta-Analyse	• kein signifikanter Unterschied im Wiedereintritt der Regel: RR 1,12 (0,99–1,27) • kein signifikanter Unterschied im FSH- bzw. AMH-Wert sowie im AFC (Antral Follicle Count)
Munhoz et al. 2016 (8)	Meta-Analyse	• signifikant höhere Eumenorrhoe-Rate 6 bzw. wenigstens 12 Monate nach letzter Chemotherapie: OR 2,41 (1,40–4,15) bzw. 1,85 (1,33–2,59) • signifikant höhere Schwangerschafts-Rate: OR 1,85 (1,02–3,36)
Lambertini et al. 2018 (6)	Meta-Analyse	• signifikante Reduktion den POI-Rate: OR 0,38 (0,26–0,57) • signifikant höhere Schwangerschafts-Rate: OR 1,83 (1,06–3,15)
Hickman et al. 2018 (9)	Meta-Analyse	• höhere POI-Rate ohne GnRHa: OR 1,83 (1,34–2,49, nicht signifikant)
Moore et al. 2019 (12)	prospektiv-randomisierte Studie (längeres Follow-up zu [7])	• signifikant höhere Schwangerschafts-Rate (23,1 vs. 12,2 %) • kein signifikanter Unterschied im krankheitsfreien (P = 0,09) und Gesamtüberleben (P = 0,06)

Tab. 1
Relevante Studienergebnisse 2014–2019

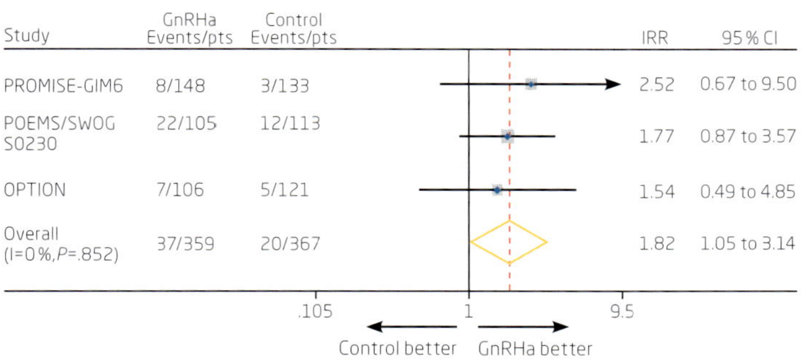

Study	GnRHa Events/pts	Control Events/pts		OR	95 % CI
PROMISE-GIM6	16/148	40/133		0.29	0.15 to 0.57
POEMS/SWOG S0230	5/66	15/69		0.33	0.10 to 1.14
Moffitt-led trial	3/26	2/21		1.17	0.14 to 9.55
GBG-37 ZORO	6/28	13/29		0.54	0.14 to 2.07
OPTION	21/95	41/107		0.41	0.20 to 0.81
Overall (I=0 %,P=.726)	51/363	111/359		0.37	0.25 to 0.57

Abb. 1

POI-Risiko von Mammakarzinom-Patientinnen mit und ohne GnRHa (6)

Study	GnRHa Events/pts	Control Events/pts		IRR	95 % CI
PROMISE-GIM6	8/148	3/133		2.52	0.67 to 9.50
POEMS/SWOG S0230	22/105	12/113		1.77	0.87 to 3.57
OPTION	7/106	5/121		1.54	0.49 to 4.85
Overall (I=0 %,P=.852)	37/359	20/367		1.82	1.05 to 3.14

Abb. 2

Schwangerschaftsrate von Mammakarzinom-Patientinnen mit und ohne GnRHa (6)

Aufgrund der genannten Studien hat sich 2018 die Kommission Mamma der Arbeitsgemeinschaft Gynäkologische Onkologie e.V. (AGO) entschlossen, GnRHa zur Fertilitätsprotektion hormonrezeptor-unabhängig zu empfehlen (13).

Die aktuelle Cochrane-Analyse bestätigt den protektiven Effekt der GnRHa auf die Erhaltung der Ovarfunktion, fordert aber weitere Untersuchungen hinsichtlich des Einflusses auf die Fertilität (14).

3.6.3 Langfristigkeit einer fertilitätsprotektiven Wirkung

Ein Kritikpunkt an den Studien ist der kurze Nachbeobachtungszeitraum und die sich daraus ergebende Frage, ob ein fertilitätsprotektiver Effekt der GnRHa über mehrere Jahre nachweisbar sein würde.

Demeestere et al. (15) untersuchten 67 Lymphom-Patientinnen (25,21 ± 0,64 Jahre) über ein medianes Follow-up von 5,33 (GnRHa-Gruppe) bzw. 5,58 Jahren (Kontrollgruppe). Nach dieser Zeit fanden sie keinen signifikanten Unterschied hinsichtlich der POI-Rate sowie dem AMH- bzw. FSH-Wert im Serum.

Lambertini et al. (16) bestätigten hingegen bei einem medianen Follow-up von 7,3 Jahren (6,3–8,2 Jahre) einen langfristigen protektiven Effekt auf die Ovarfunktion. Die kumulierte 5-Jahres-Inzidenz einer erhaltenen Regelblutung lag bei 72,6 % (95 % CI, 65,7–80,3 %) in der GnRHa-Gruppe vs. 64,0 % (95 % CI, 56,2–72,8 %) in der Kontrollgruppe. Adjustiert nach dem Alter ergab sich ein signifikanter Unterschied (HR 1,48; 95 % CI, 1,12–1,95; P = 0,006).

Hinsichtlich der Langfristigkeit eines protektiven Effektes der GnRHa besteht angesichts fehlender weiterer Studien weiterer Klärungsbedarf.

3.6.4 Risiken (inklusive Rezidivrate)

Grundsätzlich können GnRHa zu klimakterischen Beschwerden führen. Während einer Chemotherapie resultiert aber sowieso eine Suppression der Ovarialfunktion, sodass derartige Symptome durch den zuvor applizierten GnRHa allenfalls einige Tage früher möglich sind.

Der bei einer Anwendung >6 Monate mögliche irreversible Verlust an Knochendichte spielt normalerweise keine Rolle, weil die Chemotherapien diese Zeitdauer in aller Regel nicht überschreiten.

Für die oben bereits genannte Vermutung, dass GnRHa bei hormonrezeptorpositiven Tumoren theoretisch die Wirksamkeit einer Chemotherapie beeinträchtigen könnten, existieren aktuell keine Beweise [4]. Regan et al. (17) fanden in einem Follow-up von bis zu fünf Jahren nach Ende der Chemotherapie bei Mammakarzinom-Patientinnen keinen negativen Einfluss der GnRHa auf das krankheitsfreie Intervall.

3.6.5 Vorgehensweise

Bleibt zwischen Beratungsgespräch und geplantem Beginn einer Chemotherapie nur wenig Zeit, könnte man die hypophysäre (und damit auch ovarielle) Down-Regulation verkürzen, indem die erste GnRHa-Gabe zusätzlich einige Tage mit einem GnRHant kombiniert wird.

Wie bereits dargestellt, ist nicht bekannt, ob der Flare-up überhaupt abgewartet bzw. verhindert werden muss, da die zu schützenden Primordialfollikel – wie oben beschrieben – nicht gonadotropin-sensitiv sind. Nach heutiger Expertenmeinung kann der Start einer Chemotherapie auch kurzfristiger nach der GnRHa-Gabe erfolgen.

Ein Depot-GnRHa sollte wiederholt injiziert werden, damit die Down-Regulation ca. ein bis zwei Wochen über den letzten Chemotherapiezyklus hinaus anhält.

3.6.6 Praktische Anwendungsbeispiele

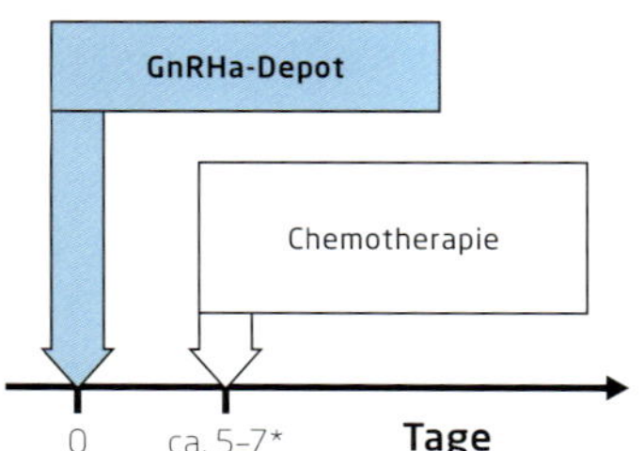

* auch früherer Beginn der Chemotherapie
  nach Expertenmeinung möglich

Abb. 3
Praktisches Vorgehen bei
GnRHa-Anwendung

Referenzen

1. **Xu M, Pavone ME, Woodruff T.** Fruitful progress to fertility: Preserving oocytes from chemodestruction. Nat Med 2011;17:1562-3.

2. **Lambertini M, Horicks F, Del Mastro L, Partridge AH, Demeestere I.** Ovarian protection with gonadotropin-releasing hormone agonists during chemotherapy in cancer patients: from biological evidence to clinical application. Cancer Treat Rev 2019;72:65-77.

3. **von Wolff M, Kämmerer U, Kollmann Z, Santi A, Dietl J, Frambach T.** Combination of gonadotropin-releasing hormone (GnRH) agonists with GnRH antagonists before chemotherapy reduce but does not completely prevent a follicle-stimulating hormone flare-up. Fertil Steril 2011;95:452-4.

4. **Pagani O, Regan MM, Walley BA, Fleming GF, Colleoni M, Láng I, Gomez HL, Tondini C, Burstein HJ, Perez EA, Ciruelos E, Stearns V, Bonnefoi HR, Martino S, Geyer CE Jr, Pinotti G, Puglisi F, Crivellari D, Ruhstaller T, Winer EP, Rabaglio-Poretti M, Maibach R, Ruepp B, Giobbie-Hurder A, Price KN, Bernhard J, Luo W, Ribi K, Viale G, Coates AS, Gelber RD, Goldhirsch A, Francis PA; TEXT and SOFT Investigators; International Breast Cancer Study Group.** Adjuvant exemestane with ovarian suppression in premenopausal breast cancer. N Engl J Med 2014;371:107-18.

5. **Del Mastro L, Ceppi M, Poggio F, Bighin C, Peccatori F, Demeestere I, Levaggi A, Giraudi S, Lambertini M, D'Alonzo A, Canavese G, Pronzato P, Bruzzi P.** Gonadotropin-releasing hormone analogues for the prevention of chemotherapy-induced premature ovarian failure in cancer women: systematic review and meta-analysis of randomized trials. Cancer Treat Rev 2014;40:675-83.

6. **Lambertini M, Moore HCF, Leonard RCF, Loibl S, Munster P, Bruzzone M, Boni L, Unger JM, Anderson RA, Mehta K, Minton S, Poggio F, Albain KS, Adamson DJA, Gerber B, Cripps A, Bertelli G, Seiler S, Ceppi M, Partridge AH, Del Mastro L.** Gonadotropin-releasing hormone agonists during chemotherapy for preservation of ovarian function and fertility in premenopausal patients with early breast cancer: a systematic review and meta-analysis of individual patient-level data. J Clin Oncol 2018;36:1981-90.

7. **Moore HC, Unger JM, Phillips KA, Boyle F, Hitre E, Porter D, Francis PA, Goldstein LJ, Gomez HL, Vallejos CS, Partridge AH, Dakhil SR, Garcia AA, Gralow J, Lombard JM, Forbes JF, Martino S, Barlow WE, Fabian CJ, Minasian L, Meyskens FL Jr, Gelber RD, Hortobagyi GN, Albain KS; POEMS/S0230 Investigators.** Goserelin for ovarian protection during breast-cancer adjuvant chemotherapy. N Engl J Med 2015;372:923-32.

8. **Munhoz RR, Pereira AA, Sasse AD, Hoff PM, Traina TA, Hudis CA, Marques RJ.** Gonadotropin-releasing hormone agonists for ovarian function preservation in premenopausal women undergoing chemotherapy for early-stage breast cancer: a systematic review and meta-analysis. JAMA Oncol 2016;2:65-73.

9. **Hickman LC, Llarena NC, Valentine LN, Liu X, Falcone T.** Preservation of gonadal function in women undergoing chemotherapy: a systematic review and meta-analysis of the potential role for gonadotropin-releasing hormone agonists. J Assist Reprod Genet 2018;35:571-81.

10. **Elgindy E, Sibai H, Abdelghani A, Mostafa M.** Protecting ovaries during chemotherapy through gonad suppression: a systematic review and meta-analysis. Obstet Gynecol 2015;126:187-95.

11. **Vitek WS, Shayne M, Hoeger K, Han Y, Messing S, Fung C.** Gonadotropin-releasing hormone agonists for the preservation of ovarian function among women with breast cancer who did not use tamoxifen after chemotherapy: a systematic review and meta-analysis. Fertil Steril 2014;102:808-15.e1.

12. **Moore HCF, Unger JM, Phillips KA, Boyle F, Hitre E, Moseley A, Porter DJ, Francis PA, Goldstein LJ, Gomez HL, Vallejos CS, Partridge AH, Dakhil SR, Garcia AA, Gralow JR, Lombard JM, Forbes JF, Martino S, Barlow WE, Fabian CJ, Minasian LM, Meyskens FL, Gelber RD, Hortobagyi GN, Albain KS.** Final analysis of the prevention of Early Menopause Study (POEMS)/SWOG Intergroup S0230. J Natl Cancer Inst 2019;111:210-3.

13. **Arbeitsgemeinschaft Gynäkologische Onkologie e.V. (AGO), Kommission Mamma 2018.** https://www.ago-online.de/fileadmin/downloads/leitlinien/mamma/2018-03/Gesamt_deutsch/Alle_aktuellen_Empfehlungen_2018.pdf

14. **Chen H, Xiao L, Li J, Cui L, Huang W.** Adjuvant gonadotropin-releasing hormone analogues for the prevention of chemotherapy-induced premature ovarian failure in premenopausal women. Cochrane Database Syst Rev 2019;3:CD008018.

15. **Demeestere I, Brice P, Peccatori FA, Kentos A, Dupuis J, Zachee P, Casasnovas O, Van Den Neste E, Dechene J, De Maertelaer V, Bron D, Englert Y.** No evidence for the benefit of gonadotropin-releasing hormone agonist in preserving ovarian function and fertility in lymphoma survivors treated with chemotherapy: final long-term report of a prospective randomized trial. J Clin Oncol 2016;34:2568-74.

16. **Lambertini M, Boni L, Michelotti A, Gamucci T, Scotto T, Gori S, Giordano M, Garrone O, Levaggi A, Poggio F, Giraudi S, Bighin C, Vecchio C, Sertoli MR, Pronzato P, Del Mastro L; GIM Study Group.** Ovarian suppression with triptorelin during adjuvant breast cancer chemotherapy and long-term ovarian function, pregnancies, and disease-free survival: a randomized clinical trial. JAMA 2015;314:2632-40.

17. **Regan MM, Walley BA, Francis PA, Fleming GF, Láng I, Gómez HL, Colleoni M, Tondini C, Pinotti G, Salim M, Spazzapan S, Parmar V, Ruhstaller T Abdi EA, Gelber RD, Coates AS, Goldhirsch A, Pagani O.** Concurrent and sequential initiation of ovarian function suppression with chemotherapy in premenopausal women with endocrine-responsive early breast cancer: an exploratory analysis of TEXT and SOFT. Ann Oncol 2017;28:2225-32.

3.7 Transposition der Ovarien

Matthias Korell

3.7.1 Rationale

Grund für eine Transposition der Ovarien ist deren Schutz vor einer geplanten Strahlentherapie. Die Erstbeschreibung dieses Verfahren erfolgte 1958 bei Frauen mit einem Zervixkarzinom (1). Für Frauen mit notwendiger Y-Feld-Bestrahlung beim Hodgkin-Lymphom wurde die Methode 1970 publiziert (2).

Dabei waren die angestrebten Ziele einerseits ein Erhalt der endokrinen Ovarfunktion und andererseits die Möglichkeit einer Konzeption nach der onkologischen Therapie. In der Literatur existiert keine einheitliche Terminologie – es wird von „Ovartransposition", „lateraler bzw. medialer Ovariopexie", „ovarian suspension" oder von „Oophoropexy" gesprochen.

Die Auswirkungen einer Bestrahlung auf die Ovarfunktion sind erheblich. Bereits eine Strahlendosis von 2 Gy für die Ovarien (LD50) reduziert die Follikeldichte um die Hälfte (3). Die Strahlendosis zur kompletten Ausschaltung der Ovarfunktion beträgt bei einer 30-jährigen Frau 16 Gy (4). Weitere Angaben zur Gonadotoxizität einer Radiatio sind im Kap. 1.5 dargestellt.

Eine Indikation zur Transposition kann insbesondere dann vorliegen, wenn eine gezielte Bestrahlung des Beckens geplant ist, bei der die Eierstöcke im Strahlenfeld liegen bzw. eine Strahlenexposition möglich ist (Tab. 1).

Hodgkin-Lymphom	Ewing-Sarkom des Beckens
Non-Hodgkin-Lymphom	Zervixkarzinom
Rektumkarzinom	Andere Indikationen zur Beckenbestrahlung

Tab. 1
Häufige Erkrankungen mit einer möglichen Indikation zur Ovartransposition bei Durchführung einer Bestrahlung im Beckenbereich

Das Ausmaß einer Schädigung der Ovarien durch die Bestrahlung lässt sich durch eine Bestimmung des Anti-Müller-Hormons (AMH) quantifizieren. Das AMH kann dabei auch im Kindesalter als Marker der ovariellen Reserve herangezogen werden (5). Inhibin und FSH sind dagegen zur Verlaufskontrolle weniger geeignet.

Die Frage, ob vor einer Radiatio eine uni- oder bilaterale Ovartransposition erfolgen soll, kann nur individuell entschieden werden. Dabei spielt neben der zu erwartenden Gonadotoxizität (unter Berücksichtigung einer ggf. zusätzlich geplanten Chemotherapie) auch der eventuelle Wunsch nach einer nur einseitigen Transposition eine Rolle, um über die verbliebene kontralaterale Seite eine Spontankonzeption zu ermöglichen.

Vorteile	Nachteile
etabliertes Verfahren	Zeitbedarf ca. eine Woche
hohe Rate an ovariellem Funktionserhalt	Operation erforderlich (Laparoskopie)
kombinierbar mit Entnahme von Ovargewebe zur Kryokonservierung	Reduktion der Erfolgsrate bei zusätzlicher Chemotherapie (Kryokonservierung von Oozyten oder Ovargewebe erforderlich!)
Operation mit anderen Eingriffen kombinierbar (z. B. Lymphonodektomie)	bei alleiniger Indikation häufig keine Kostenübernahme durch die Krankenkasse
	niedrige spontane Schwangerschaftsrate, insbesondere bei einer zeitgleichen Bestrahlung des Uterus

Tab. 2
Vor- und Nachteile einer Transposition der Ovarien vor einer Radiatio

3.7.2 Effektivität

Die Ergebnisse einer Ovartransposition vor einer Radiatio sind von verschiedenen Faktoren abhängig und daher schwierig pauschal zu beziffern. In einer Metaanalyse von 32 Publikationen mit insgesamt 1189 Patientinnen wird

eine Erfolgsrate im Sinne einer erhaltenen Ovarialfunktion mit 80,8 % (17–
95 %) angegeben (6). Dabei ist auch ein Publikationsbias anzunehmen, da viele
Fälle bzw. Studien mit niedriger Erfolgsrate nicht veröffentlicht sein dürften
(7).

Einflussfaktor auf die Effektivität ist neben dem Alter die zusätzliche Durchführung einer Chemotherapie, wobei eine Monotherapie als „Radiosensitizer"
eine geringere Auswirkung hat als eine Kombinationstherapie (8, 9).

Des Weiteren wird die Erfolgsrate einer Ovartransposition auch von der
Operationstechnik bestimmt. Es werden verschiedene Techniken wie die kra-
niale, die laterale, die mediale und auch die anteriore Transposition beschrieben
(10). Aufgrund der Inhomogenität der Kollektive und dem Fehlen prospektiv
randomisierter Studien ist keine verlässliche Aussage zum Vergleich der verschiedenen Techniken möglich.

Nachgewiesen ist hingegen die Bedeutung der neuen Position der Ovarien.
Entscheidend ist dabei der Abstand zum Bestrahlungsfeld, da in einer Dis-
tanz von 10 cm vom Bestrahlungsfeld noch ca. 10 % der Strahlendosis wirkt
(11). So führt eine Radiatio des gesamten Beckens trotz einer Transposition
wesentlich häufiger zu einer Ovarialinsuffizienz als ein lokal begrenztes After-
loading (35 % versus 5 %) (12). Darum ist vor der geplanten Transposition eine
genaue Absprache des Operateurs mit den Strahlentherapeuten erforderlich.

Entsprechend ist auch die Höhe der ovariellen Position ein relevanter Prognosefaktor. In einer multivariaten Analyse war die Höhe der Aufhängung mit
einer Odds ratio von 11,72 der relevanteste Prognosefaktor für den ovariellen Funktionserhalt. Das Ovar sollte mindestens 2 cm oberhalb des Becken-
kammes liegen (13). Es muss zusätzlich ein Sicherheitsabstand von etwa
2 cm einkalkuliert werden, da sich die Position der Ovarien postoperativ ver-
ändern kann (14).

Die Datenlage zur Effektivität einer ovariellen Transposition hinsichtlich der
Chance auf eine spätere Schwangerschaft und Geburt ist begrenzt, zumal
Schwangerschaften nach einer Transposition nicht sehr häufig eintreten (15).

Dies liegt möglicherweise auch daran, dass nach der Beendigung der onkologischen Therapie ggf. kein Kinderwunsch mehr vorliegt oder die Durchführung assistierter Reproduktionstechniken nicht erwogen wird (16). Außerdem reduziert die Bestrahlung der Gebärmutter nachweislich die Schwangerschaftschancen (s. Kap. 1.5). Hier könnte ggf. eine „Uterustransposition" bei Frauen mit Anal- oder Rektumkarzinom die Strahlendosis für die Gebärmutter reduzieren (17). Zur genaueren Bewertung und Beschreibung dieser Operationstechnik müssen noch weitere Untersuchungen durchgeführt werden.

Fernandez-Pineda et al. (18) verglichen Frauen mit einem Hodgkin-Lymphom mit einer Radiatio des Beckens. Bei 49 Frauen erfolgte eine Transposition, bei 41 nicht. Als Transposition wurde eine Fixierung der Ovarien in der Medianlinie retrouterin bezeichnet. Diese Technik führte weder zu einer Reduktion des POI-Risikos noch zu einer verbesserten Schwangerschaftschance. Diese Daten sprechen eher für die Präferenz einer hohen ovariellen Transposition. Allerdings erfordert diese durch die Durchtrennung der Tuben später eine assistiere Reproduktionstechnik.

3.7.3 Risiken

Die operativen Risiken einer Ovartransposition sind als gering einzustufen. Zumeist ist der Eingriff über eine Laparoskopie möglich. Erfolgt wegen einer anderen Indikation eine Laparatomie, kann simultan die Ovartransposition ohne wesentliche Erhöhung der Komplikationsrate durchgeführt werden.

Postoperativ bilden sich selten Ovarialzysten und sind eher Ausdruck einer gestörten Ovarfunktion (6). Diese Zysten sind aber in den meisten Fällen nicht therapiebedürftig.

Ovarial-Metastasen scheinen beim Adenokarzinom der Zervix mit 1,7 % häufiger als beim Plattenepithelkarzinom mit 0,5 % aufzutreten (19). Die Häufigkeit von Metastasen an den Trokareinstichstellen („port site metastasis") wird mit < 1 % angegeben (6).

3.7.4 Praktische Vorgehensweise

Zunächst wird, meist über einen laparoskopischen Zugang, das Abdomen begutachtet. Wichtig ist hierbei vor allem der Ausschluss einer intraabdominellen Tumorausbreitung. Zusätzlich indizierte Eingriffe wie z.B. eine Lymphonodektomie sollten zuerst erfolgen (18). Eine gleichzeitig geplante Kryokonservierung von Ovargewebe sollte ebenfalls vorgezogen und das Ovar mit einer Naht verschlossen werden.

Oft ist es erforderlich, die Adnexe nach Darstellung des ipsilateralen Ureters (Abb. 1a) vom Uterus abzusetzen (Abb. 1b). Hierzu können idealerweise Klammernahtgeräte eingesetzt werden, um Koagulationen zu vermeiden, welche die Ovarfunktion beeinträchtigen könnten. Zudem wird dadurch das Ovar mit Titanclips für die Bestrahlungsplanung markiert. Ansonsten ist die Anbringung von Metallclips am Ovar notwendig.

Der Infundibulumstiel wird soweit nach kranial freipräpariert (Abb. 1c), bis eine spannungsfreie Fixierung des Ovars in der Zielposition möglich ist. Eine Koagulation und/oder Torsion der Ovargefäße ist unbedingt zu vermeiden. Die Durchblutung kann gut anhand der Tube visualisiert werden, während dies beim Eierstock nicht möglich ist. Das Ovar wird an der Zielposition z.B. mit Einzelknopfnähten fixiert (Abb. 1d).

Zur Vermeidung eines Darmverschlusses sollte zusätzlich eine Fixation des Gefäßstiel an der Bauchwand erfolgen.

Abb. 1
Durchführung einer
laparoskopischen
Transposition
mit Verlagerung
eines Ovars
subdiaphragmal

a: Präparation
des Retroperi-
tonealraumes
zur Darstellung
des Ureters und
Mobilisation der
Adnexe

b: Absetzen
der Adnexe
mit einem
Linearcutter

c: Präparation
des Infundibu-
lumstiels

d: Naht-Fixierung
der Adnexe

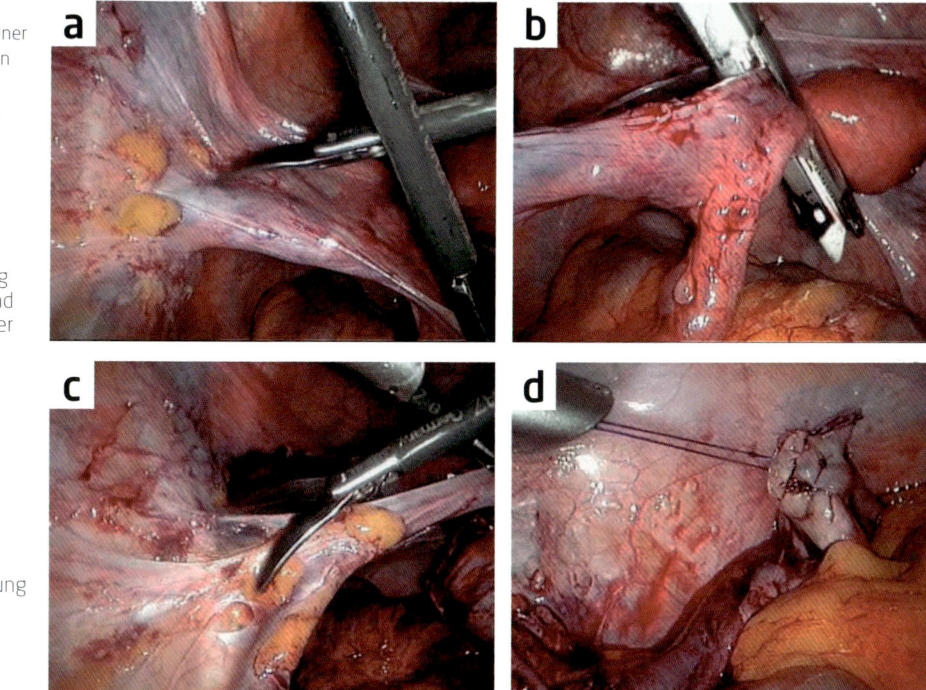

Referenzen

1. **McCall ML, Keaty EC,Thompson JD.** Conservation of ovarian tissue in the treatment of the carcinoma of the cervix with radical surgery. Am J Obstet Gynecol 1958;75:590-600.

2. **Ray GR, Trueblood HW, Enright LP, Kaplan HS, Nelsen TS.** Oophoropexy: a means of preserving ovarian function following pelvic megavoltage radiotherapy for Hodgkin's disease. Radiology 1970;96:175-80.

3. **Wallace WH, Thomson AB, Kelsey TW.** The radiosensitivity of the human oocyte. Hum Reprod 2003;18:117-21.

4. **Irtan S, Orbach D, Helfre S, Sarnacki S.** Ovarian transposition in prepubescent and adolescent girls with cancer. Lancet Oncol 2013;14:601-8.

5. **Brougham MF, Crofton PM, Johnson EJ, Evans N, Anderson RA, Wallace WH.** Anti-Müllerian hormone is a marker of gonadotoxicity in pre- and postpubertal girls treated for cancer: a prospective study. J Clin Endocrinol Metab 2012;97:2059-67.

6. **Mossa B, Schimberni M Di Benedetto L, Mossa S.** Ovarian transposition in young women and fertility sparing. Eur Rev Med Pharmacol Sci 2015;19:3418-25.

7. **Kicinski M, Springate DA, Kontopantelis E.** Publication bias in meta-analyses from the Cochrane Database of Systematic Reviews. Stat Med 2015;10;34:2781-93.

8. **Roberts J, Ronn R, Tallon N, Holzer H.** Fertility preservation in reproductive-age women facing gonadotoxic treatments. Curr Oncol 2015;22:294-304.

9. **Sklar CA, Mertens AC, Mitby P, Whitton J, Stovall M, Kasper C, Mulder J, Green D, Nicholson HS, Yasui Y, Robison LL.** Premature menopause in survivors of childhood cancer: a report from the childhood cancer survivor study. J Natl Cancer Inst 2006;98:890-6.

10. **Visvanathan DK, Cutner AS, Cassoni AM, Gaze M, Davies MC.** A new technique of laparoscopic ovariopexy before irradiation. Fertil Steril 2003;79:1204-6.

11. **Winarto H, Febia E, Purwoto G, Nuranna L.** The need for laparoscopic ovarian transposition in young patients with cervical cancer undergoing radiotherapy. Int J Reprod Med 2013;2013:173568.

12. **Gubbala K, Laios A, Gallos I, Pathiraja P, Haldar K, Ind T.** Outcomes of ovarian transposition in gynaecological cancers; a systematic review and meta-analysis. J Ovarian Res 2014;25:69.

13. **Hwang JH, Yoo HJ, Park SH, Lim MC, Seo SS, Kang S, Kim JY, Park SY.** Association between the location of transposed ovary and ovarian function in patients with uterine cervical cancer treated with (postoperative or primary) pelvic radiotherapy. Fertil Steril 2012;97:1387-93.

14. **Soda I, Ishiyama H, Ono S, Takenaka K, Arai M, Arai T, Iwase H, Sekiguchi A, Kawakami S, Komori S, Onda T, Hayakawa K.** Assessment of transposed ovarian movement: how much of a safety margin should be added during pelvic radiotherapy? J Radiat Res 2015;56:354-9.

15. **Kurt M, Uncu G, Cetintas SK, Kucuk N, Guler S, Ozkan L.** Successful spontaneous pregnancy in a patient with rectal carcinoma treated with pelvic radiotherapy and concurrent chemotherapy: the unique role of laparoscopic lateral ovary transposition. Eur J Gynaecol Oncol 2007;28:408-10.

16. **Salih SM, Albayrak S, Seo S, Stewart SL, Bradley K, Kushner DM.** Diminished utilization of in vitro fertilization following ovarian transposition in cervical cancer patients. J Reprod Med 2015;60:345-53.

17. **Azaïs H, Canova CE, Vesale E, Simon JM, Canlorbe G, Uzan C.** Laparoscopic uterine fixation to spare fertility before pelvic radiation therapy. Fertil Steril 2018;110:974–5.

18. **Fernandez-Pineda I, Davidoff AM, Lu L, Rao BN, Wilson CL, Srivastava DK, Klosky JL, Metzger ML, Krasin MJ, Ness KK, Pui CH, Robison LL, Hudson MM,6, Sklar CA, Green DM, Chemaitilly W.** Impact of ovarian transposition before pelvic irradiation on ovarian function among long-term survivors of childhood Hodgkin lymphoma: A report from the St. Jude Lifetime Cohort Study. Pediatr Blood Cancer 2018;65:e27232.

19. **Sutton GP, Bundy BN, Delgado G, Sevin BU, Creasman WT, Major FJ, Zaino R.** Ovarian metastases in stage IB carcinoma of the cervix: a Gynecologic Oncology Group study. Am J Obstet Gynecol 1992;166:50-3.

3.8 Kryokonservierung von Spermien und Hodengewebe

Sabine Kliesch

3.8.1 Rationale

Die Kryokonservierung von Spermien ist die präventive Behandlungsmöglichkeit, um fertilitätsgestörten oder durch eine Infertilität bedrohten männlichen Jugendlichen und Erwachsenen die spätere Vaterschaft zu ermöglichen (1, 2). Die Aufklärung onkologischer Patienten über die Möglichkeit der Kryokonservierung vor einer potenziell gonadotoxischen Therapie ist aktuellen Publikationen zufolge immer noch verbesserungsfähig und erreicht nur 39 % der Betroffenen (3). Aus diesem Grund wurde unter der Federführung der gynäkologischen, reproduktionsmedizinischen und urologischen Fachgesellschaften eine entsprechende AWMF-S2k-Leitlinie zum „Fertilitätserhalt bei onkologischen Erkrankungen" verfasst und 2018 publiziert (4).

Aber auch nicht-onkologische Erkrankungen können mit einer potenziell gonadotoxischen oder die Keimzellen reduzierenden (operativen) Therapie einhergehen und sollten Anlass sein, über fertilitätssichernde Maßnahmen wie die Kryokonservierung von Spermien zu beraten.

Die WHO empfiehlt darüber hinaus auch die Beratung von Männern mit einer elektiven Vasektomie im Hinblick auf eine präoperative Kryokonservierung von Spermien (5, 6). Bei Männern, die keine Spermien im Ejakulat (Azoospermie) aufweisen oder nicht ejakulieren können, besteht die Möglichkeit, durch eine operative Hodenfreilegung und die Durchführung einer – heutzutage optimalerweise mikrochirurgischen – testikulären Spermienextraktion Spermien aus dem Hodengewebe zu gewinnen und zu kryokonservieren (2, 7, 8). In sehr seltenen Fällen gelingt bei einer retrograden Ejakulation (posttraumatische, postoperative oder postradiogene Folge) die Kryokonservierung von Spermien aus Urin oder nach rektaler Stimulation.

Für präpubertäre Knaben oder frühpubertäre Jugendliche, deren Spermatogenese noch nicht ausgereift ist, besteht aktuell lediglich experimentell die Möglichkeit zur Hodengewebsentnahme des unreifen Gewebes, in dem die spermatogonialen Stammzellen ruhen und kryokonserviert werden können (9, 10).

Bereits 2012 wurde durch die Münsteraner Arbeitsgruppe um S. Kliesch und S. Schlatt für Deutschland das Netzwerk „Androprotect" gegründet, das für diese Maßnahmen die Rahmenbedingungen und Voraussetzungen in Deutschland geschaffen hat (11). In diesem Netzwerk sind aktuell fünf Zentren in Deutschland zusammengeschlossen (und weitere vier befinden sich in der Antragsphase), die den betroffenen Kindern und ihren Eltern in Kooperation mit dem Münsteraner Centrum für Reproduktionsmedizin und Andrologie diese fertilitätssichernde Maßnahme anbieten.

Die präpubertäre Hodengewebsentnahme mit spermatogonialen Stammzellen hat ebenfalls bereits 2018 Eingang in die o.g. AWMF-S2k-Leitlinie gefunden (Empfehlung 52 und 53) (4).

International haben sich im Jahr 2013 das Netzwerk „Nordfertil" (Nordic Centre for Fertility Preservation) in den nordischen Ländern und bereits 2006 in den USA das Oncofertility Consortium gegründet, wobei letzteres komfortabel mit einer Anschubfinanzierung von 20 Mio $ ausgestattet worden war. Im Rahmen von Forschungsverbünden auch in Europa („GROWSPERM", 2014 bis 2019) wurde intensiv an der Weiterentwicklung der Methodik gearbeitet, um aus testikulären Stammzellen mittels In-vitro- oder In-vivo-Verfahren zu einem späteren Zeitpunkt eine Refertilisierung des Betroffenen zu erreichen (8, 12). Ein Durchbruch wurde 2019 aus Pittsburgh publiziert: im nicht humanen Primaten konnte erstmals der Nachweis erbracht werden, dass präpubertär entnommenes Hodengewebe nach Transplantation skrotal zur Ausreifung von Tubuli seminiferi und reifen Spermatozoen führt, die im Rahmen einer ICSI in einer Schwangerschaft und nachfolgend der Geburt eines Affenbaby („Grady", graft derived baby) resultierten (13, 14).

3.8.2 Indikation zur Kryokonservierung von Spermien und Hodengewebe

Die Indikation zur Kryokonservierung von Spermien und Hodengewebe erstreckt sich auf alle systemischen Therapien, die potenziell gonadotoxische Effekte aufweisen sowie auf alle lokalen Behandlungen, welche die Gonadenfunktion direkt oder über ihre Steuerungsmechanismen beeinträchtigen können. Darüber hinaus besteht die medizinische Notwendigkeit zur Fertilitätsprotektion auch bei operativen Verfahren, die langfristig die Samendeposition (Ejakulation und/oder Erektion) beeinträchtigen. In Ländern, in denen die Verwendung kryokonservierter Samenproben auch posthum erlaubt ist, wird die Kryokonservierung auch Männern im Rahmen einer gefährlichen Tätigkeit, z.B. Militärdienst, empfohlen (2). Grundsätzlich besteht für jeden Mann die Möglichkeit, eine Fertilitätsreserve („social freezing") anzulegen (15).

Vorteile Kryokonservierung von Spermien	Nachteile Kryokonservierung von Spermien
Anlage eines später verwendbaren Kryodepots zur Kinderwunschbehandlung. Die Kryokonservierung ist auch bei < 100 000 Spermien prinzipiell möglich.	Durch den Vorgang des Einfrierens und späteren Auftauens verlieren die Spermien bis zu 50 % ihrer Vitalität. Das bedeutet, dass bei sehr eingeschränkter Samenqualität geprüft werden muss (< 100 000 Spermien), ob die Qualität nach dem Auftauen auch eine effektive Fertilitätsreserve darstellt.
Das Kryodepot ist unter Beachtung der gesetzlichen Vorgaben an den jeweiligen Aufenthaltsort des Inhabers für eine Kinderwunschbehandlung transferierbar.	Die Kosten des Verfahrens müssen je nach länderspezifischen Vorgaben von den Patienten (anteilig) selbst getragen werden oder werden von den Krankenkassen übernommen.
Bei der Kryokonservierung von Spermien aus dem Urin oder nach rektaler Elektrostimulation muss die Qualität der Spermien nach dem Einfrieren und Auftauen genau geprüft werden, da hier häufig ein kompletter Vitalitätsverlust vorliegt.	Spermien aus dem Urin eignen sich aufgrund des Milieus nur sehr selten für die Kryokonservierung. Hier kann eine Hodengewebsentnahme zur Spermiengewinnung vorteilhaft sein.
	Die Kryokonservierung ist länderspezifisch an gesetzliche Vorgaben gebunden. In Deutschland muss für die Entnahme von Hodengewebe und die Aufbereitung der Samenproben zur Kryokonservierung die Erlaubnis nach § 20b AMG und für die Aufbereitung und Verwendung kryokonservierter Samenproben nach § 20c AMG vorliegen.

Tab. 1

Vor- und Nachteile der Kryokonservierung von Spermien

Vorteile Kryokonservierung von Hodengewebe	Nachteile Kryokonservierung von Hodengewebe
Bei fehlenden Spermien im Ejakulat (Azoospermie) stellt die Kryokonservierung von Spermien aus Hodengewebe die einzige Option für einen Fertilitätserhalt dar. Unter Beachtung der gesetzlichen Rahmenbedingungen sind heutzutage die mikrochirurgischen operativen Techniken akzeptierter Standard. Falls diese regional nicht verfügbar sind, besteht die Möglichkeit der multilokulären Gewebsentnahme, u. U. mit dem höheren Risiko für Blutungen und stärkerer Traumatisierung des verbleibenden Hodenparenchyms. Dieses Verfahren ist beim spät- und postpubertären Jugendlichen sowie beim Mann anwendbar.	• Es handelt sich um eine operative Maßnahme, die in spezialisierten Zentren durchgeführt werden muss. • Möglicherweise muss aufgrund der Intervention die Einleitung der onkologischen Therapie um einige Tage verschoben werden. • Die Verwendung der testikulären (oder epididymalen) Spermien für eine Kinderwunschbehandlung ist ausschließlich im Rahmen einer ICSI-Therapie möglich.
Die Kryokonservierung von unreifem Hodengewebe bei präpubertären oder frühpubertären Jungen fokussiert auf das Einfrieren von gonadalen Stammzellen mit speziellen Techniken (DMSO-basiert).	Die Kryokonservierung von unreifem Hodengewebe bei präpubertären oder frühpubertären Jungen ist noch experimentell und derzeit kann nicht garantiert werden, dass die spätere Generierung von fertilisierungsfähigen Samenzellen tatsächlich erfolgen kann, auch wenn dies prinzipiell im Tierexperiment und in vitro bereits gezeigt wurde.
Aus dem Nebenhoden können bei einer nicht korrigierbaren Obstruktion der ableitenden Samenwege mikrochirurgisch Spermien aspiriert werden (MESA). Diese Spermien sind reifer und motiler als die testikulären Spermien.	Die Motilität der Spermien aus dem Nebenhoden stellt ein Problem dar, da sie ohne das schützende Hodengewebe der Kryokonservierung ausgesetzt sind.

Tab. 2

Vor- und Nachteile der Kryokonservierung von Hodengewebe

3.8.3 Effektivität und Risiken

Effektivität

Die Kryokonservierung von Spermien aus dem Ejakulat ist eine effektive Therapie, die allerdings mit einem ca. 50 %igen Verlust vitaler Zellen einhergeht. Von den Patienten, die sich zur Kryokonservierung von Spermien vorstellen, weisen 40 % einen Hodentumor auf, nach der Häufigkeit gefolgt von Patienten mit einer Leukämie-, Lymphom- oder Sarkomerkrankung (2). Rund 20 % aller Tumorpatienten sind zum Zeitpunkt der Erkrankung azoosperm oder nicht mehr in der Lage zu ejakulieren. Für diese Patienten ist die operative Spermiengewinnung mittels testikulärer Spermienextraktion, optimal in mikrochirurgischer Technik, die einzige präventive Therapiealternative. Dieses Verfahren ermöglicht 60–70 % dieser Patienten die Chance, fertilisierungsfähige Spermien einzufrieren (2).

Die Nutzung kryokonservierter Samenproben erfolgt insbesondere beim onkologisch erkrankten Patienten aufgrund des häufig jungen Alters bei noch nicht bestehender Partnerschaft und oftmals erst Jahre nach Abschluss der Therapie im „geheilten" Stadium mit zeitlicher Verzögerung. Ältere Studien als auch aktuelle Untersuchungen zeigen eine Nutzung der Kryodepots bei rund 8–11 % der Betroffenen (1, 16, 17). Leider versterben rund 12 % der Patienten infolge der Schwere ihrer Erkrankung (16). Eine zeitlich (zum Teil über Jahre verzögerte) Erholung der Spermatogenese führt zu einer Auflösung der Kryodepots, wobei hier die prozentualen Angaben sehr variabel sein können und in einer Metaanalyse 16 % der Kryodepots betreffen (17). Diejenigen Männer, die ihr Kryodepot nutzten, erlebten in fast der Hälfte der Fälle die Geburt von mindestens einem Kind, wobei die ICSI-Therapie die höchsten Erfolgsraten zeigte (16, 17).

Risiken

Mit dem präventiven Therapieangebot der Kryokonservierung von Spermien sind für den Patienten keine Risiken verbunden. Im Hinblick auf spätere Nachkommen gibt es keine Hinweise, dass die Verwendung kryokonservierter Samenproben onkologisch oder nicht-onkologisch erkrankter Patienten mit einem erhöhten Fehlbildungsrisiko der Nachkommen einhergeht. Allerdings bestehen Risiken in der Methode der ICSI-Therapie per se, die – nach heutigem Kenntnisstand aufgrund den Paaren innewohnenden Problemen – mit einem 1,3fach höheren Fehlbildungsrisiko der Nachkommen einhergeht (18). Eine genetische Beratung vor Einleitung einer ICSI-Therapie wird aus diesem Grund bei allen Paaren empfohlen und ist seit 2018 in der Richtlinie der Bundesärztekammer zur „Entnahme und Übertragung von menschlichen Keimzellen im Rahmen der assistierten Reproduktion" (19) und der AWMF-S2k-Leitlinie „Diagnostik und Therapie vor einer assistierten reproduktionsmedizinischen Behandlung" (20) entsprechend gefordert.

Ein Übertragungsrisiko von Tumorzellen bei der Verwendung kryokonservierter Samenzellen in der Kinderwunschbehandlung gibt es ebenfalls nicht. Dies gilt auch für testikulär gewonnene Spermien. Insbesondere bei Patienten mit einem Keimzelltumor des Hodens werden häufig testikuläre Spermien aus dem Hodentumor benachbarten Regionen gewonnen. Auch hier besteht weder für die Verwendung dieser Samenzellen noch für die Nachkommen ein erhöhtes Risiko durch das Therapieverfahren per se.

In der Beratung zu berücksichtigen sind hereditäre Komponenten einer Erkrankung, wie z.B. das familiär erhöhte Hodentumorrisiko für männliche Nachkommen eines Hodentumorpatienten oder z.B. genetische Aspekte der Leukämieerkrankung (20, 21).

Die operative Spermiengewinnung geht mit dem potenziellen Risiko einer Operation und der damit verbundenen Narkose einher. Das Risiko für Nachblutungen, Infektionen und Wundheilungsstörungen liegt in erfahrenen Händen bei < 5 % über alle Patientengruppen und muss sicher individuell mit dem Patienten besprochen werden (2).

Ein geringes Risiko ergibt sich bei der Langzeitlagerung durch eine mögliche Verschlechterung der Samenqualität nach dem Auftauen, wobe hier die Datenlage nicht eindeutig ist. Huang et al. (22) beschrieben eine Spermienüberlebensrate bei einer Lagerung von 0–5 Jahren von durchschnittlich 85,7 %. Nach einer Lagerung von 6–10 Jahren bzw. von 11–15 Jahren fiel diese signifikant auf 82,1 % bzw. 73,9 %. Die Erfolgsraten der IVF-Therapien waren aber von der Lagerungsdauer unabhängig. Allerdings wurde diese Studie nicht an Patienten, sondern an gesunden Samenspendern durchgeführt. Darüber hinaus bleibt unklar, ob die zu erwartende Abnahme der Samenqualität durch den Einfrier- und Auftauvorgang in diese Analyse bereits eingegangen ist oder nicht. Aus den bisherigen klinischen Erfahrungen eines Tertiärzentrums ist eine signifikante Abnahme durch die Dauerlagerung kryokonservierter Samenproben bei onkologischen Patienten nicht zu verzeichnen (1).

3.8.4 Vorgehensweise

Gewinnung und Kryokonservierung von Spermien

Gewinnung von Spermien
Das Ejakulat für die Fertilitätsprotektion sollte gewonnen und gelagert werden, bevor ein Jugendlicher oder erwachsener Mann sich einer potenziell fertilitätsschädigenden Prozedur oder Exposition unterzieht. Dazu gehören operative Verfahren ebenso wie die Radio- oder Chemotherapie.

- Das Hodenvolumen im niedrigen bis subnormalen Erwachsenenbereich kann auf eine bereits initiierte Spermatogenese hinweisen. Adoleszente Jungen weisen im Vergleich zu erwachsenen Patienten unabhängig von der Grunderkrankung vergleichbare Ejakulatparameter bei der Kryokonservierung auf (1, 23, 24).

- Die Gewinnung der Probe erfolgt durch Masturbation des Patienten. Selten wird eine Samenprobe durch rektale Elektrostimulation gewonnen. Insbesondere bei früh- bis spätpubertären Jugendlichen kann diese Methode diskutiert werden. Da eine Anästhesie in diesen Fällen erforderlich ist und gerade beim Jugendlichen in der Pubertätsentwicklung die Fähigkeit zur Ejakulation auch ein Zeichen der pubertären Reife darstellt, sollte in diesen Fällen der testikulären Samenzellgewinnung im Rahmen einer Narkose der Vorzug gegeben werden, da simultan bei noch fehlender Reife des Keimepithels die Kryokonservierung von Stammzellen ermöglicht wird (9, 10).

Die WHO empfiehlt, dass bei der Kryokonservierung von normalen Samenproben ausreichend viele Proben für mindestens zehn oder mehr Inseminationen asserviert werden sollten, um sicherzustellen, dass eine gute Chance für eine Schwangerschaft besteht (5, 6). Bei den sowohl bei onkologischen Patienten zur Fertilitätsprotektion als auch bei Infertilitätspatienten sehr häufigen Einschränkungen der Ejakulatqualität hat sich das Poolen mehrerer Proben als nicht sinnvoll erwiesen. Vielmehr sollte in Analogie zur WHO-Empfehlung die eingefrorene Menge für zehn oder mehr ICSI-Behandlungen ausreichend sein (5, 6). Dies ist mit den Standardsets für die Ejakulatkryokonservierung, die 36 Straws à 300 µl Ejakulat enthalten, in den meisten Fällen gewährleistet. Bei deutlich reduzierter Samenqualität (entweder sehr wenige Spermien oder extrem wenige motile bzw. vitale Spermien) sollte die Anlage eines zweiten Depots mit dem Patienten diskutiert und ermöglicht werden.

Kryokonservierung von Spermien

Die Kryokonservierung ist ebenso wie die Lagerung der Spermen ein komplexes Verfahren und stellt hohe Anforderungen an die Verantwortung und Zuverlässigkeit des Laborpersonals. Voraussetzung für ihre Durchführung durch ein Labor ist in Deutschland die Genehmigung nach AMG § 20b und für die spätere Verwendung die Erlaubnis nach § 20c AMG. Ein maximal drei Monate alter HIV- und Hepatitis-Test aus einer Einrichtung, die über die Erlaubnis nach § 20b AMG verfügt oder mit dieser vertraglich geregelt kooperiert, müssen ebenfalls vorliegen. Ein Vertragsabschluss mit dem Patienten für die Kryokonservierung und die spätere Lagerung der Proben ist ebenso notwendig wie eine entsprechende Haftpflichtversicherung des verantwortlichen Labors.

Empfehlungen zum Risikomanagement werden im aktuellen WHO-Laborhandbuch gegeben (5, 6) und in Grundzügen im Folgenden widergegeben: Grundvoraussetzung für die Lagerung der Proben ist ein Alarmsystem für die Entdeckung von flüssigem Stickstoff und niedrigem atmosphärischem Sauerstoff. Um das Risiko der Kreuzkontamination mit infektiösen Agenten während der Lagerung zwischen den Proben zu reduzieren (z. B. Übertragung von HIV, Hepatitis B oder C durch die Kryokonservierungsbehältnisse), wird der Lagerung in der Dampfphase des flüssigen Stickstoffs der Vorzug gegeben und auf einen sicheren Verschluss der Kryostraws geachtet. In der Dampfphase zur Lagerung ist besonders auf die Temperatur der Proben zu achten, die keinesfalls über -130 °C erreichen darf, um die Spermien nicht zu schädigen.

Unbedingt ist die eindeutige Identifizierung der Proben sicherzustellen. Ein sicheres Kodiersystem für die Beschriftung der Kryoröhrchen und -gefäße ist essentiell. Die entsprechenden Codes werden in allen Labordatenblättern und Computerdatenbanken bezogen auf den Patienten vermerkt. Bei Verwendung von Aliquots der kryokonservierten Spermien wird die Anzahl der noch verbliebenen Proben in der Datenbank entsprechend dokumentiert. Idealerweise sollte ein/-e MTA nur eine Probe zu einem Zeitpunkt verarbeiten.

Es gibt verschiedene Kryokonservierungsprotokolle für Ejakulatspermien sowie kommerziell verfügbare Kryoprotektiva, die dem Ejakulat unter Beachtung entsprechender Inkubationszeiten vorsichtig beigemischt werden. Das Kühlen und Einfrieren des Ejakulates erfolgt heutzutage üblicherweise mit programmierbaren Einfriergeräten. Diese kontrollieren die Zufuhr des flüssigen Stickstoffdampfes in die Gefrierkammer und dokumentieren die Einfrierschritte elektronisch. Ein übliches Einfrierprotokoll kühlt die Proben um 1,5 °C pro Minute von 20 °C bis zu -6 °C und danach um 6 °C pro Minute bis zu -100 °C ab. Nach rund 40 Minuten wird dann die Temperatur der Kammer bei -100 °C für 30 Minuten gehalten, bis die Kryokassetten in die Gasphase des flüssigen Stickstofftanks zur Dauerlagerung transferiert werden können. Bei der Versendung von kryokonservierten Samenproben sind die jeweiligen nationalen und internationalen Gesetze für die Versendung von flüssigem Stickstoff und humanem biologischen Material zu beachten.

Aktuell sind auch Verfahren der Vitrifikation von Spermien in der Erprobung, die möglicherweise insbesondere bei nur geringer Spermienzahl einen Vorteil bieten können (25).

Vor der Verwendung der kryokonservierten Proben müssen diese aufgetaut und vom Kryoprotektivum getrennt werden. Nach dem Auftauen bei Raumtemperatur wird der Inhalt für die assistierte Befruchtungsbehandlung aufbereitet oder für die Bestimmung der Auftaumotilität vorbereitet (um das Ergebnis der Kryokonservierung zu testen). Das Kryoprotektivum muss durch Verdünnung in kleinen Volumenschritten ausgewaschen werden.

Gewinnung und Kryokonservierung von Hodengewebe

Gewinnung von Hodengewebe

Die Hodengewebeentnahme mit dem Ziel der testikulären Spermienextraktion (TESE) erfolgt nach Eröffnung der Skrotalhaut und Freilegung der Hoden beidseits in lokaler oder Allgemeinanästhesie nach entsprechender präoperativer Aufklärung des Patienten. Optimal ist die Entnahme in mikrochirurgischer bzw. mikroskopisch assistierter Technik (Mikro-TESE, m-TESE), alternativ multilokulär aus verschiedenen Arealen des Hodens (Standard-TESE), wobei grundsätzlich auf eine Erhaltung der Hodendurchblutung und eine penible Blutungskontrolle während des Eingriffes zu achten ist. Bei Patienten mit einer Obstruktion als Ursache der Azoospermie ist die multilokuläre Gewebeentnahme ausreichend. In Einzelfällen kann hier auch (bei nicht korrigierbarer Obstruktion) die mikrochirurgische epididymale Aspiration von Samensekret (MESA) zum Einsatz kommen. Die Feinnadelpunktion ist der offenen Hodengewebeentnahme im Hinblick auf Spermienausbeute und postoperative Narbenbildung unterlegen und wird nicht empfohlen (8).

Beim präpubertären Jungen ist die Spermatogenese noch nicht initiiert, sodass hier ausschließlich die experimentelle Option der Entnahme von spermatogonialen Stammzellen (SSC) mittels Hodenbiopsie besteht (9, 10).

Bei der Entnahme von Hodengewebe für die Kryokonservierung von spermatogonialen Stammzellen beim präpubertären Jungen oder frühpubertären Jugendlichen erfolgt die offene Biopsie vorzugsweise nur an einem Hoden. Da dieses Verfahren experimentell ist, liegen nur begrenzte Erfahrungen vor. Für das deutsche Netzwerk Androprotect, das seinen Ursprung am Centrum für Reproduktionsmedizin und Andrologie des Universitätsklinikums in Münster hat, wird nach Vorliegen der Einverständniserklärung sowohl für cas experimentelle Vorgehen als auch die Operation die Entnahme von drei ca. reiskorngroßen Biopsien aus einem Hoden empfohlen. Die drei Biopsien werden unterschiedlich verarbeitet (s. u.). Das Netzwerk Androprotect befindet sich im Aufbau mit dem Ziel, für alle kinderonkologischen und kinderurologischen Zentren die Kryokonservierung und Analyse der Proben der Betroffenen zu ermöglichen. Informationen können unter andrologie@ukmuenster.de angefordert werden.

Kryokonservierung von präpubertärem Hodengewebe (z. B. Androprotect Münster)

Im Rahmen von Androprotect wird eine der drei entnommenen Gewebeproben für die (immun-)histologische Aufarbeitung zur Prüfung auf das Vorhandensein von Stammzellen fixiert. Zwei Proben werden für die Kryokonservierung auf DMSO-Basis nach Protokollen für immatures Hodengewebe aufbereitet, kryokonserviert und in der Gasphase des flüssigen Stickstoffes gelagert (12, 26). Eine Probe wird für den Patienten gelagert, eine für die Forschung verwendet. Ein entsprechendes Ethikvotum liegt vor. Drei grundsätzliche Strategien werden hier im Rahmen eines internationalen Forschungsverbundes verfolgt: (I.) ektopes oder orthotopes Grafting oder Xenografting von Gewebe; (II.) Retransplantation von SSC; (III.) In-vitro-Spermatogenese (11, 27–30). Das Netzwerk Androprotect umfasst derzeit fünf Zentren in Deutschland, vier weitere Zentren befinden sich in der Antragsphase (Ethikvotum, Kooperationsvereinbarungen) und übersenden die entnommenen Proben zur weiteren Analyse, Aufbereitung und Lagerung an das CeRA in Münster. Durch die mit dem Netzwerk verbundene und am CeRA in den letzten Jahren durchgeführte Begleitforschung konnten wertvolle Erkenntnisse über das präpubertäre menschliche Keimepithel gewonnen werden (12, 31–33). Informationen zu Androprotect können unter andrologie@ukmuenster.de angefordert werden.

Kryokonservierung von postpubertärem Hodengewebe

Die Kryokonservierung von Hodengewebe mit testikulären Spermien erfolgt je nach Labor etwas unterschiedlich. Der Kryokonservierung der Spermien im Hodengewebeverbund ist insbesondere bei nur fokal erhaltener Spermatogenese wahrscheinlich der Vorzug vor der Kryokonservierung der isolierten Spermien nach mechanischer oder enzymatischer Aufbereitung zu geben, da der Gewebeverbund bei sehr eingeschränkter Qualität der Hodengewebsproben die Spermien beim Kryo- und Auftauvorgang besser schützt. Ebenso wie die Kryokonservierung von Ejakulatspermien erfolgt die Kryokonservierung nach Zugabe von kommerziell erhältlichen Kryoprotektiva. Der Einfriervorgang erfolgt schrittweise mit einem programmierbaren Einfriergerät (s. o.). Die Voraussetzungen, die Sicherheitsvorgaben und Anforderungen an die Kryokonservierung von postpubertärem Hodengewebe entsprechen denen für Ejakulatspermien.

3.8.5 Praktische Vorgehensweise

Grundsätzlich sollten die Patienten möglichst früh in einem andrologischen oder reproduktionsmedizinischen Zentrum vorgestellt werden, das über ein entsprechendes Labor für die Kryokonservierung von Spermien und Hodengewebe verfügt, um ein möglichst großes Zeitfenster für die Durchführung der fertilitätsprotektiven Maßnahmen zu ermöglichen (16). Im Falle der (Mikro-)TESE ist die Zusammenarbeit mit einer urologisch-andrologischen Einrichtung erforderlich, welche die infrastrukturellen Anforderungen nach AMG erfüllt und das operative Verfahren entsprechend anbietet. Für die Kryokonservierung von gonadalen Stammzellen ist die Zusammenarbeit mit hochspezialisierten Zentren in Europa erforderlich. Für den deutschsprachigen Raum steht das Centrum für Reproduktionsmedizin und Andrologie, Universitätsklinikum Münster, als Ansprechpartner zur Verfügung (10–12).

In Abb. 1 wird orientierend die systematische Vorgehensweise zur Durchführung der Kryokonservierung von Spermien und Hodengewebe in den Patientengruppen dargestellt.

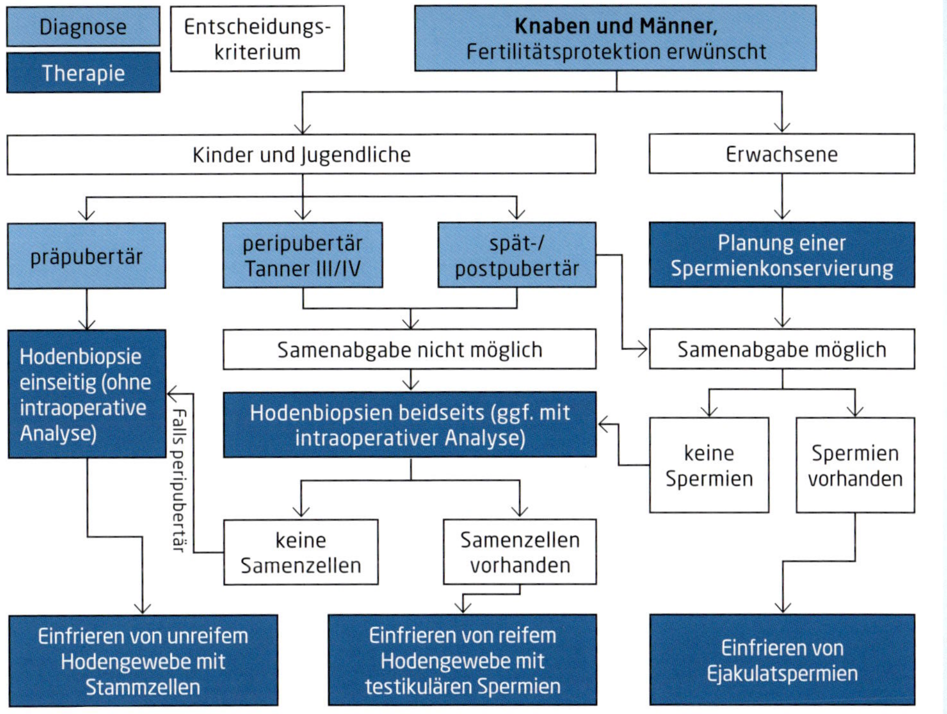

Abb. 1

Orientierende Darstellung des Vorgehens zur Fertilitätsprotektion bei Knaben, Jugendlichen und Männern

Referenzen

1. **Kliesch S, Behre HM, Nieschlag E.** Cryopreservation of semen from adolescent patients with malignancies. Med Pediatr Oncol 1996;26:20-7.

2. **Kliesch S, Kamischke A, Cooper TG, Nieschlag, E.** Kryokonservierung menschlicher Spermien zur Zeugungsreserve. In: Nieschlag E, Behre HM, Nieschlag S (Hrsg). Andrologie: Grundlagen und Klinik der reproduktiven Gesundheit des Mannes. 3. Aufl. Springer, Berlin, Heidelberg, 2009,515-31.

3. **Nangia AK, Krieg SA, Kim SS.** Clinical guidelines for sperm cryopreservation in cancer patients. Fertil Steril 2013;100:1203-9.

4. **Deutsche Gesellschaft für Gynäkologie und Geburtshilfe (DGGG), Deutsche Gesellschaft für Reproduktionsmedizin (DGRM), Deutsche Gesellschaft für Urologie (DGU).** Leitlinie: Fertilitätserhaltung bei onkologischen Therapien. Level S2k, AWMF Register Nr. 015/082, November 2017. http://www.awmf.org/leitlinien/detail/ll/015-082.html.

5. **World Health Organization.** WHO laboratory manual for the examination and processing of human semen, 5th ed. World Health Organization, Geneva, 2010.

6. **Nieschlag E, Schlatt S, Behre HM, Kliesch S, unter Mitarbeit von Bongers R, Gottardo F, Greither T, Hellenkemper B, Nieschlag S, Nordhoff V, Schalkowski M, Zitzmann M.** WHO-Laborhandbuch zur Untersuchung und Aufarbeitung des menschlichen Ejakulates (Übersetzung). 5. Aufl. Springer-Verlag, Berlin, Heidelberg, 2012.

7. **Colpi GM, Colpi EM, Piediferro G, Giacchetta D, Gazzano G, Castiglioni FM, Magli MC, Gianaroli L.** Microsurgical TESE versus conventional TESE for ICSI in non-obstructive azoospermia: a randomized controlled study. Reprod Biomed Online 2009;18:315-9.

8. **Jungwirth A, Diemer T, Dohle GR, Giwercman A, Kopa Z, Krausz C, Tournaye H.** Guidelines on Male Infertility. European Association of Urology 2015, http://uroweb.org/wp-content/uploads/EAU-Guidelines-Male-Infertility-20151.pdf.

9. **Picton HM, Wyns C, Anderson RA, Goossens E, Jahnukainen K, Kliesch S, Mitchell RT, Pennings G, Rives N, Tournaye H, van Pelt AM, Eichenlaub-Ritter U, Schlatt S; ESHRE Task Force On Fertility Preservation In Severe Diseases.** A European perspective on testicular tissue cryopreservation for fertility preservation in prepubertal and adolescent boys. Hum Reprod 2015;30:2463-75.

10. **Kliesch S.** Androprotect und Perspektiven der Fertilitätstherapie. Urologe 2016;55:898-903.

11. **Schlatt S, Kliesch S.** Fertilitätsprotektion bei Männern – Mehr als nur Spermienkryokonservierung. Gyn Endokrinol 2012;10:91-7.

12. **Sharma S, Wistuba J, Pock T, Schlatt S, Neuhaus N.** Spermatogonial stem cells: updates from specification to clinical relevance. Hum Reprod Update 2019;25:275-97.

13. **Fayomi AP, Peters K, Sukhwani M, Valli-Pulask H, Shetty G, Meistrich ML, Houser L, Robertson N, Roberts V, Ramsey C, Hanna C, Hennebold JD, Dobrinski I, Orwig KE.** Autologous grafting of cryopreserved prepubertal rhesus testis produces sperm and offspring. Science 2019;363:1314.

14. **Neuhaus N, Schlatt S.** Stem-cell based options to preserve male fertility. Science 2019;363:1283-4.

15. **Gromoll J, Tüttelmann F, Kliesch S.** „Social freezing" – die männliche Seite. Urologe 2016;55:58-62.

16. **Muller I, Oude Ophuis RJ, Broekmans FJ, Lock TM.** Semen cryopreservation and usage rate for assisted reproductive technology in 898 men with cancer. Reprod Biomed Online 2016;32:147-53.

17. **Ferrari S, Paffoni A, Filippi F, Busnelli A, Vegetti W, Somigliana E.** Sperm cryopreservation and reproductive outcome in male cancer patients: a systematic review. Reprod Biomed Online 2016;33:29-38.

18. **von Wolff M, Haaf T.** In-vitro-Fertilisations-Technologien und Kindergesundheit – Risiken, Ursachen und mögliche Konsequenzen. Dtsch Ärztebl 2020;117:23-30.

19. **Bundesärztekammer.** Richtlinie zur Entnahme und Übertragung von menschlichen Keimzellen im Rahmen der assistierten Reproduktion, Dtsch Ärztebl 2018,115:A-1096/B-922/C-918.

20. **Al-Jebari Y, Rylander L, Stahl O, Giwercman A.** Risk of congenital malformations in children born before paternal cancer. JNCI Cancer Spectr 2018;2:pky027.

21. **Al-Jebari Y, Glimelius I, Berglund Nord C, Cohn-Cedermark G, Stahl O, Tandstad T, Jensen A, Haugnes HS, Daugaard G, Rylander L, Giwercman A.** Cancer therapy and risk of congenital malformations in children fathered by men treated for testicular germ-cell cancer: A nationwide register study. PLOS Med 2019;16:e1002816.

22. **Huang C, Lei L, Wu HL, Gan RX, Yuan XB, Fan LQ, Zhu WB.** Long-term cryostorage of semen in a human sperm bank does not affect clinical outcomes. Fertil Steril 2019;112:663-9.e1.

23. **Bahadur G, Ling KL, Hart R, Ralph D, Riley V, Wafa R, Ashraf A, Jaman N, Oyede AW.** Semen production in adolescent cancer patients. Hum Reprod 2002;17:2654-6.

24. **Kamischke A, Jürgens H, Hertle L, Berdel WE, Nieschlag E.** Cryopreservation of sperm from adolescents and adults with malignancies. J Androl 2004;25:586-92.

25. **Berkovitz A, Miller N, Silberman M, Belenky M, Itsykson P.** A novel solution for freezing small numbers of spermatozoa using a sperm vitrification device. Hum Reprod 2018;33:1975-83.

26. **Jahnukainen K, Ehmcke J, Hou M, Schlatt S.** Testicular function and fertility preservation in male cancer patients. Best Pract Res Clin Endocrinol Metab 2011;25:287-302.

27. **Schlatt S, Ehmcke J, Jahnukainen K.** Testicular stem cells for fertility preservation: preclinical studies on male germ cell transplantation and testicular grafting. Pediatr Blood Cancer 2009;53:274-80.

28. **Jahnukainen K, Ehmcke J, Nurmio M, Schlatt S.** Autologous ectopic grafting of cryopreserved testicular tissue preserves the fertility of prepubescent monkeys that receive sterilizing cytotoxic therapy. Cancer Res 2012;72:5174-8.

29. **Stukenborg JB, Schlatt S, Simoni M, Yeung CH, Elhija MA, Luetjens CM, Huleihel M, Wistuba J.** New horizons for in vitro spermatogenesis? An update on novel three-dimensional culture systems as tools for meiotic and post-meiotic differentiation of testicular germ cells. Mol Hum Reprod 2009;15:521-9.

30. **Stukenborg JB, Alves-Lopes JP, Kurekt M, Albalushi H, Reda A, Keros V, Töhönen V, Bjarnason R, Romerius P, Sundin M, Noren Nyström U, Langenskiöld C, Vogt H, Henningsohn L, Mitchell RT, Söder O, Petersen C, Jahnukainen K.** Spermatogonial quantity in human prepubertal testicular tissue collected for fertility preservation prior to potentially sterilizing therapy. Hum Reprod 2018;33:1677-83.

31. **Neuhaus N, Yoon J, Terwort N, Kliesch S, Seggewiss J, Huge A, Voss R, Schlatt S, Grindberg RV, Schöler HR.** Single-cell gene expression analysis reveals diversity among human spermatogonia. Mol Hum Reprod 2017;23:79-90.

32. **Heckmann L, Langenstroth-Röwer D, Pock T, Wistuba J, Stukenborg JB, Zitzmann M, Kliesch S, Schlatt S, Neuhaus N.** A diagnostic germ cell score for immature testicular tissue at risk of germ cell loss. Hum Reprod 2018;33:636-45.

33. **Mincheva M, Sandhowe-Klaverkamp R, Wistuba J, Redmann K, Stukenborg JB, Kliesch S, Schlatt S.** Reassembly of adult human testicular cells: can testis cord-like structures be created in vitro? Mol Hum Reprod 2018;24:55-63.

3.9 Weitere Techniken

Ralf Dittrich, Michael von Wolff

In-vitro-Maturation

Als In-vitro-Maturation (IVM) bezeichnet man hier die Entnahme und Nachreifung (Maturation) unreifer Oozyten (Germinalvesikel-Stadium oder Metaphase I) nach Gewinnung durch eine transvaginale oder Aspiration von Follikeln aus exstirpiertem Ovargewebe.

Ursprünglich wurde diese Technik entwickelt, um insbesondere bei Frauen mit polyzystischen Ovarien eine hochdosierte Gonadotropinstimulation und damit das Risiko einer ovariellen Überstimulation zu vermeiden. Nach der Jahrtausendwende erfolgte diese Technik in vielen Zentren, routinemäßig vor allem bei Frauen mit einem Polyzystischen Ovar-Syndrom (PCOS). Erste Studien zeigten, dass das Krankheitsrisiko für die Kinder nach einer IVM nicht erkennbar erhöht ist (1). Die berichteten Erfolgschancen lagen in einigen Zentren relativ hoch, insbesondere bei Frauen mit einem PCOS.

Wird eine IVM bei Frauen als fertilitätsprotektive Maßnahme durchgeführt, handelt es sich jedoch in der Regel nicht um Frauen mit einem PCOS. Entsprechend ist die Effektivität bei solchen Frauen deutlich niedriger. Grynberg et al. (2) führten eine IVM bei 248 Frauen mit einem Mammakarzinom durch (31,5 ± 0,3 Jahre), um eine ovarielle Stimulation zu vermeiden. Die Ergebnisse waren bei einer Eizellentnahme in der Follikel- und der Lutealphase ähnlich. Bei einer Aspiration in der Follikelphase wurden 6,2 bzw. in der Lutealphase 6,8 Oozyten kryokonserviert. Bedenkt man, dass bei einer hochdosierten Gonadotropin-Stimulation bei Mammakarzinom-Patientinnen ca. 13 reife Oozyten gewonnen werden können (3, 4), ist die IVM schon hinsichtlich der Oozytenzahl deutlich weniger effektiv.

Hinzu kommt das deutlich geringere Schwangerschaftspotenzial der Oozyten nach einer Kryokonservierung. So publizierten Cao et al. (5), dass sich nur 13 % der in vitro maturierten, kryokonservierten und dann fertilisierten Oozyten zu Embryonen entwickelten, im Vergleich zu 33 % ohne eine vorherige Kryokonservierung. Rösner et al. (6) berichteten über lediglich zwei Geburten nach 32 Auftauzyklen in 61 Fällen, in denen in vitro maturierte Oozyten kryokonserviert worden waren.

Die IVM ist somit wenig effektiv. Sie sollte nicht als alleinige fertilitätsprotektive Maßnahme und nur in spezialisierten Zentren bei Frauen mit einem hohen antralen Follikelcount (AFC) erfolgen, bei denen < 2 Wochen für eine hoch dosierte Gonadotropinstimulation zur Verfügung stehen (Kap. 3.1).

Alternativ kann die IVM angewendet werden, um die Oozyten aus Follikeln von Ovargewebe vor dessen Kryokonservierung zu aspirieren. Huang et al. (7) berichteten über vier Frauen (21–38 Jahre). In drei Fällen erfolgte eine Hemi- und bei einer Frau eine totale Ovarektomie. Insgesamt wurden bei den vier Frauen aus dem entnommenen Gewebe elf Oozyten aspiriert, von denen acht maturiert und vitrifiziert werden konnten. Uzelac et al. (8) publizierten über eine 23-jährige Patientin, der nach einer unilateralen Ovarektomie zehn unreife Oozyten entnommen und davon vier maturiert wurden. Die Kryokonservierung erfolgte jedoch erst nach der Fertilisierung der Oozyten. Zwei Embryonen wurden später transferiert, aus denen sich eine Schwangerschaft mit nachfolgender Geburt entwickelte. Abir et al. (9) führten diese Technik an Ovargewebe bei 42 Mädchen und Frauen im Alter von 2–18 Jahren durch. 395 Oozyten wurden gewonnen und davon 121 kryokonserviert, was durchschnittlich knapp drei Oozyten pro Mädchen/Frau entspricht. Zu bedenken ist, dass neben dem deutlich geringeren Entwicklungspotenzial nach einer Kryokonservierung zusätzlich die Oozytenqualität bei peripubertären Frauen niedriger zu sein scheint (10).

Diese und weitere Fallberichte zeigen, dass sich aus biopsiertem Ovargewebe nur wenige Oozyten gewinnen lassen. Berücksichtigt man weiterhin die oben genannten niedrigen Blastozysten-, Entwicklungs- und Geburtenraten (5, 6), wird offensichtlich, dass dieses Verfahren wenig effektiv ist und daher nur bei einem hohen AFC sowie in spezialisierten Zentren erfolgen sollte.

Medikamentöse Therapieansätze

Immunmodulator AS101

Der Immunmodulator AS101 wurde erstmals 1987 von einer israelischen Arbeitsgruppe beschrieben (11). AS101 (Ammonium trichloro[dioxoethylene-o,o´]tellurate) hemmt das antiinflammatorische Zytokin IL-10, wodurch der sogenannte Akt-Pathway aktiviert wird. Akt reduziert in klinischen Studien am Menschen die hämatopoetischen Nebenwirkungen von Chemotherapien, ohne deren Effektivität zu verringern. Außerdem scheint AS101 einen antitumoralen Effekt aufzuweisen (12).

Carmely et al. (13) verabreichten männlichen Mäusen intraperitoneal Cyclophosphamid und gaben einigen Tieren zusätzlich AS101. Die Gabe von AS101 reduzierte die Schädigung der Tubuli seminiferi und die DNA-Fragmentierung der Spermien signifikant. Die Paarung der männlichen Mäuse mit unbehandelten weiblichen Mäusen führte in der Gruppe der AS101-behandelten Tiere zu einer höheren Anzahl und einem höheren Gewicht der Nachkommen.

Kalich-Philosoph et al. (14) untersuchten die Effekte von Cyclophosphamid mit und ohne AS101 auf den Follikelpool von Mäusen. Sie zeigten, dass Cyclophosphamid das Wachstum der Primordialfollikel induziert, was zu einer Art „burn out" des Follikelpools und somit zu einer cyclophosphamid-induzierten Ovarialinsuffizienz führt. Eine Begleitbehandlung mit AS101 reduzierte in Mäusen die cyclophosphamid-induzierte Aktivierung der Primordialfollikel, wodurch sich die Ovarreserve unter der Chemotherapie weniger stark verringerte.

Der fertilitätsprotektive Effekt von AS101 wurde bei Mäusen in einer weiteren Studie aus dem Jahr 2017 bestätigt (15).

Apoptosehemmer Ceramide-I-Phospate, CIP

Zahlreiche Studien zeigten, dass Chemotherapeutika die Apoptose induzieren und die Angiogenese dysregulieren. Sphingolipide sind als polare Lipide und als Bestandteile der Zellmembran u. a. in die Regulation der Apoptose und in die Angiogenese eingebunden. Zu den bioaktiven Sphingolipid-Metaboliten gehört das Sphingosin-I-Phosphat (CIP). Es wird angenommen, dass CIP als Fertilitätsprotektivum fungieren könnte.

Pascuali et al. (16) verabreichten Mäusen intraperitoneal Cyclophosphamid und gaben einigen zusätzlich CIP. Die Gabe von CIP reduzierte signifikant die cyclophosphamid-induzierte Apoptose, verbesserte die stromale Gefäßfunktion und reduzierte den Abfall der Ovarreserve.

Anti-Müller-Hormon (AMH)

AMH wird überwiegend von wachsenden Follikeln wie den Sekundärfollikeln gebildet und hemmt die Rekrutierung von Primordialfollikeln. Dadurch wird ein vorzeitiger Verlust der Ovarreserve verhindert. Es wird davon ausgegangen, dass Chemotherapeutika wie Cyclophosphamid und Cisplatin die wachsenden Follikel schädigen, wodurch die AMH-Sekretion abfällt. Infolgedessen kommt es zu einer starken Rekrutierung von Primordialfollikeln und damit abnehmenden Ovarreserve. Dies wird als „Burn-out-Effekt" bezeichnet.

Aus diesen Effekten leitet sich das Konzept ab, während einer Chemotherapie AMH zu verabreichen, um den Chemotherapie-induzierten Abfall von AMH aufzufangen.

Versuche an Mäusen, denen intraperitoneal AMH appliziert wurde, haben bestätigt, dass AMH den Cyclophosphamid-induzierten Verlust der Ovarreserve reduzieren kann (17, 18).

Xenotransplantation von Ovargewebe

Unter Xenotranplantation versteht man hier die Transplantation von zuvor kryokonserviertem Ovargewebe in andere Spezies, meist immundefiziente Mäuse. Das Ziel ist die Generierung von Oozyten in anderen Spezies, um die Oozyten dann in vitro zu maturieren, zu fertilisieren und den Frauen zu transferieren. Die Xenotransplantation könnte insbesondere bei Erkrankungen zur Anwendung kommen, bei denen sich die autologe Ovargewebe-Transplantation (Kap. 3.5) wegen des hohen Risikos einer Kontamination des Gewebes mit Tumorzellen, z. B. bei einer Leukämie, verbietet.

Dittrich et al. (19) haben 2015 die Xenotransplantation umfassend reflektiert und ihre Nutzbarkeit als fertilitätsprotektive Maßnahme bewertet.

Bereits 2002 wurde der Beweis erbracht, dass eine Xenotransplantation grundsätzlich möglich ist. Snow et al. (20) transplantierten Ovargewebe unter die Nierenkapsel von Ratten. Es entwickelten sich Oozyten, die nach IVM und Fertilisierung zu erfolgreichen Embryotransfers führten. Seit 2003 erfolgten auch Studien, u.a. von Lotz et al. (21), bei denen humanes Ovargewebe immundefizienten Mäusen (Severe combined immunodeficiency = SCID-Mäuse) in die Nierenkapsel, subkutan oder intramuskulär transplantiert wurde. Es konnten mehrere Dutzend Oozyten generiert werden. Die meisten der reifen Oozyten (Metaphase II) entstammten aber kleineren Follikeln als im Humansystem. Aus ethischen Gründen wurden die Oozyten nicht fertilisiert oder transferiert, sodass der Beweis aussteht, dass eine Xenotransplantation auch im Humansystem erfo greich sein kann. Als Einwände gegen die Xenotransplantation wird zum einen die Übertragung von Zoonosen genannt, wofür das Risiko aber gering zu sein scheint (22). Zum anderen werden ethische Bedenken formuliert. Eine umfassende Bewertung dieser Technik durch Ethiker erfolgte unseres Wissens aber noch nicht.

In vitro Growth

Als In vitro Growth (IvG) wird hier die Kultivierung von Oozyten im Gewebeverband oder in isolierten Follikeln bezeichnet, um unreife Oozyten für die anschließende IVM zu gewinnen. Die IvG könnte insbesondere bei Frauen zur Anwendung kommen, bei denen Ovargewebe vor einer zytotoxischen Erkrankung kryokonserviert wurde, bei denen sich aber die autologe Ovargewebetransplantation (Kap. 3.5) wegen des hohen Risikos einer Kontamination des Gewebes mit Tumorzellen, z.B. bei einer Leukämie, verbietet.

Telfer & Zelinski (23) haben die IvG umfassend untersucht. Das wesentliche Problem liegt in der langen Entwicklungszeit der Follikel vom präantralen bis zum präovulatorischen Stadium, die im Humansystem ca. 90 Tage beträgt. Es wird davon ausgegangen, dass ein 3-Stufen-Kultursystem erforderlich ist. Zunächst wird im Gewebeverband die Entwicklung der Primordialfollikel induziert, dann werden Follikel isoliert, kultiviert und schließlich unreife

Oozyten aus den Follikeln extrahiert und in vitro maturiert. Alle Einzelschritte wurden erfolgreich im Humansystem durchgeführt und eine Koppelung aller drei Schritte erstmals Anfang 2018 von McLauglin et al. (24), als „Proof of Concept" publiziert. Sie kultivierten humanes Ovargewebe von zehn Frauen, extrahierten daraus 87 Sekundärfollikel und ließen diese weiter reifen. Daraus gewonnene Kumulus-Oozyten-Komplexe inkubierten sie, bis insgesamt neun Eizellen einen Polkörper und eine Metaphase-II-Spindel wie bei einer ovulierten Eizelle aufwiesen. Morphologisch zeigen diese IvG-Eizellen einen großen Polkörper. Ihr Entwicklungspotenzial ist bislang unbekannt.

Artifizielles Ovar

Aufgrund der vielen technischen Hürden, die beim IvG noch zu bewältigen sind, beschreitet eine Brüsseler Arbeitsgruppe einen anderen Weg. Primordialfollikel werden aus Ovargewebe isoliert und in einer Fibrinmatrix fixiert, sodass eine Art artifizielles Ovargewebe entsteht.

Diese Matrix kann dann orthotop transplantiert werden, damit in vivo Follikel heranreifen. Bei der Transplantation von humanen präantralen Follikeln, die in Alginat eingebettet wurden, konnten bei einer Transplantation in Mäuse nach einer Woche einige Antralfollikel identifiziert werden (25). Seither gab es eine Reihe von alternativen Ansätzen, die sich vom Einkapseln der isolierten Follikel, aufgrund der dadurch gegebenen Einschränkungen im Hinblick auf Raum für Gefäßeinsprossung bzw. Versorgung, Follikelwachstum und Ovulation, wegbewegen. Die Entwicklung geht hin zur Nachbildung der natürlichen Morphologie des ovariellen Stützgerüstes, wobei auch die mechanischen Eigenschaften eine wichtige Rolle spielen. Laronda et al. (26) entwickelten ein artifizielles Ovar, dessen Matrix aus einem Gelatinehydrogel mit Poren für Vaskularisierung, Follikelwachstum und Ovulation besteht, welches mittels 3D-Druck hergestellt wurde. Mit diesem Ansatz erzielten sie Nachkommen im Mausmodell. Chiti et al. (27) unterstrichen 2018 in einer Veröffentlichung, dass es wichtig sei, sich an der natürlichen fibrillären Struktur des Stützgerüsts im Ovargewebe zu orientieren. Dies berücksichtigten Liverani et al. (28) bei gleichzeitiger Weiterentwicklung der Materialeigenschaften der Matrixfasern des artifiziellen Ovars. Sie nutzten die Technik des Elektrospinnens, um ein synthetisches Polymer, welches aufgrund seiner guten mechanischen

Eigenschaften sowie seiner langsamen Degradation in der regenerativen Medizin weitverbreitet genutzt wird, mit der biokompatiblen Gelatine zu kombinieren. Das Ziel ist dabei, die mögliche Transplantationsdauer des künstlichen Ovars bei Beibehaltung der Biokompatibilität zu verlängern und so an die Dauer der humanen Follikelreifung anzupassen. Letztere dauert mit ca. 90 Tagen deutlich länger als in der Maus, deren Follikel nach 10–12 Tagen reif sind. Aus diesem Grund arbeiteten Liverani et al. (28) mit Schweinefollikeln, deren Größe und Reifungsdauer mit 40–50 Tagen zwischen dem bisher verwendeten Mausmodell und den humanen Bedingungen liegen.

Eine Transplantation im Humansystem erfolgte bisher noch nicht. Theoretisch können bei der Isolierung der Follikel bei Leukämie-Patientinnen auch Tumorzellen in die Matrix übertragen werden. Diverse Untersuchungen zeigen aber, dass das Risiko dafür sehr gering zu sein scheint (29).

Eizellen aus Keimbahn-Stammzellen oder Keimbahn-Vorläuferzellen innerhalb des Ovars?

Entgegen der Annahme, dass die Anzahl an Eizellen im Ovar von Geburt an festgelegt ist und sich keine neuen Follikel und Eizellen bilden, beschreiben einige Veröffentlichungen das Vorhandensein von Zellen, welche gleichzeitig Marker von Keimbahn- und Stammzellen aufweisen. Diese Zellen wurden in verschiedenen Spezies – auch im menschlichen Ovar – nachgewiesen und von einigen Autoren als Keimbahn-Stammzellen bzw. von anderen wiederum als unipotente Keimbahn-Vorläuferzellen des Ovars beschrieben. Dennoch ist das Vorhandensein solcher Zellen im humanen Ovar nach wie vor umstritten, da es manchen Forschungsgruppen nicht gelang, den Nachweis dieser Zellen zu reproduzieren. Auch über die Funktion solcher potenziellen Stamm- oder Vorläuferzellen besteht Uneinigkeit. Eindeutige Nachweise im humanen System fehlen bislang. Möglicherweise können aus diesen Zellen tatsächlich neue Eizellen gebildet werden. Bisher gelang es zumindest, Oozyten-ähnliche Zellen – in vitro und auch mittels Xenotransplantation – aus potenziellen Stamm- oder Vorläuferzellen des humanen Ovars zu generieren.

Die Entwicklungskompetenz dieser oozytenähnlichen Zellen ist derzeit noch nicht bekannt (30).

Sollte es Keimbahn-Stammzellen oder -Vorläuferzellen im Ovar geben und möglich sein, daraus neue Eizellen zu bilden, wäre dies eine weitere Option zur Wiederherstellung der Fertilität nicht nur nach gonadotoxischer Therapie, sondern auch für einen weit größeren Kreis an Patientinnen, z. B. mit einer prämaturen Ovarialinsuffizienz (POI).

Uterustransplantation

Inzwischen besteht auch die Möglichkeit einer Uterustransplantation. Nach der ersten Geburt nach einer Uterustransplantation durch die schwedische Gruppe um Mats Brännström wurden nach der wissenschaftlichen Literatur bisher 30 Transplantationen durchgeführt (31). Brännström et al. gehen allerdings von einer doppelt so hohen Anzahl erfolgter Transplantationen aus. Geboren wurden inzwischen mehr als zehn Kinder, in einem Fall sogar nach der Transplantation des Uterus einer verstorbenen Frau (31). Publiziert wurde auch bereits die Entbindung von zwei Kindern nach einer Uterustransplantation infolge der Hysterektomie wegen eines Zervixkarzinoms (32). Dennoch gilt die Methode weiterhin als experimentell.

Technik	Rationale	Effektivität im Tiermodell	Effektivität im Humansystem	Klinische Studien	Einsatz im Humansystem schon möglich
In-vitro-Maturation (IVM)	1. Entnahme unreifer Oozyten aus dem Ovar zur Vermeidung einer ovariellen Stimulation 2. Entnahme unreifer Oozyten aus dem Ovar vor Kryokonservierung von Ovargewebe	bereits bei Tieren durchgeführt	bereits im Humansystem durchgeführt, Geburten berichtet, Effektivität gering	bereits durchgeführt	ja

Technik	Rationale	Effektivität im Tiermodell	Effektivität im Humansystem	Klinische Studien	Einsatz im Humansystem schon möglich
Medikamentöse Therapieoptionen (AS101, CIP, AMH)	Hemmung der chemotherapie-induzierten Reduktion der Ovarreserve durch: 1. Aktivierung des AKT-Pathways (AS101), 2. Hemmung der Apoptose (CIP) oder 3. Hemmung der Rekrutierung von Primordialfollikeln (AMH)	Reduktion der Gonadotoxizität im Mausmodell	noch nicht nachgewiesen	nein	nein
Xenotransplantation	Transplantation von Ovargewebe in immundefiziente Tiere zur Generierung von Oozyten, insbesondere bei Erkrankungen mit hohem Risiko einer Tumorzellkontamination von Ovargewebe	Entwicklung von Nachkommen im Maus-/Rattenmodell	Oozyten nach Transplantation in SCID-Mäuse gewonnen, bisher keine Generierung von Embryonen	nicht bekannt	nein
In vitro Growth (IvG)	Kultivierung von Ovargewebe oder isolierten Follikeln zur Generierung von Oozyten, insbesondere bei Erkrankungen mit hohem Risiko einer Tumorzellkontamination von Ovargewebe	Entwicklung von Nachkommen im Mausmodell	Entwicklung von Embryonen aus Primaten in der Maus, Entwicklung von menschlichen Germinalvesikeln in der Maus	nicht bekannt	nein

Technik	Rationale	Effektivität im Tiermodell	Effektivität im Humansystem	Klinische Studien	Einsatz im Humansystem schon möglich
„Artifizielles" Ovar	Isolierung von prä-antralen Follikeln aus Ovargewebe, Fixierung derselben in einer Matrix und orthotope Transplantation der Matrix, insbesondere bei Erkrankungen mit hohem Risiko einer Tumorzell-kontamination von Ovargewebe	Entwicklung von humanen Follikeln in der Maus, Mausnachkommen im Mausmodell	bisher keine Anwendung im Humansystem	nicht bekannt	nein
Eizellen aus Keimbahn-Stammzellen/-Vorläuferzellen?	Entwicklung neuer Eizellen aus potenziellen Keimbahn-Stammzellen/-Vorläuferzellen	Nachkommen im Mausmodell	Entwicklung von eizellähnlichen Zellen aus potenziellen Keimbahn-Stammzellen/-Vorläuferzellen, Entwicklungspotenzial bislang unbekannt	nicht bekannt	nein
Uterustransplantation	Transplantation des Uterus nach Hysterektomie aufgrund einer malignen Erkrankung	ja	ja, bisher > 30 Transplantationen mit mindestens 10 Kindern, erst eine Transplantation mit Geburten nach einer malignen Erkrankung (Zervixkarzinom)	ja	ja

Tab. 1
Weitere Techniken zur Fertilitätsprotektion, die nicht in den Kap. 3.1 bis 3.8 beschrieben wurden

Referenzen

1. **Roesner S, von Wolff M, Elsaesser M, Roesner K, Reuner G, Pietz J, Bruckner T, Strowitzki T.** Two-year development of children conceived by IVM: a prospective controlled single-blinded study. Hum Reprod 2017;32:1341-50.

2. **Grynberg M, Poulain M, le Parco S, Sifer C, Fanchin R, Frydman N.** Similar in vitro maturation rates of oocytes retrieved during the follicular or luteal phase offer flexible options for urgent fertility preservation in breast cancer patients. Hum Reprod 2016;31:623-9.

3. **Quinn MM, Cakmak H, Letourneau JM, Cedars MI, Rosen MP.** Response to ovarian stimulation is not impacted by a breast cancer diagnosis. Hum Reprod 2017;32:568–74.

4. **von Wolff M, Bruckner T, Strowitzki T, Germeyer A.** Fertility preservation: ovarian response to freeze oocytes is not affected by different malignant diseases-an analysis of 992 stimulations. J Assist Reprod Genet 2018;35:1713-9.

5. **Cao YX, Chian RC.** Fertility preservation with immature and in vitro matured oocytes. Semin Reprod Med 2009;27:456-64.

6. **Roesner S, Von Wolff M, Eberhardt I, Beuter-Winkler P, Toth B, Strowitzki T.** In vitro maturation: a five-year experience. Acta Obstet Gynecol Scand 2012;91:22-7.

7. **Huang JY, Tulandi T, Holzer H, Tan SL, Chian RC.** Combining ovarian tissue cryobanking with retrieval of immature oocytes followed by in vitro maturation and vitrification: an additional strategy of fertility preservation. Fertil Steril 2008;89:567-72.

8. **Uzelac PS, Delaney AA, Christensen GL, Bohler HC, Nakajima ST.** Live birth following in vitro maturation of oocytes retrieved from extracorporeal ovarian tissue aspiration and embryo cryopreservation for 5 years. Fertil Steril 2015;104:1259-60.

9. **Abir R, Ben-Aharon I, Garor R, Yaniv I, Ash S, Stemmer SM, Ben-Haroush A, Freud E, Kravarusic D, Sapir O, Fisch B.** Cryopreservation of in vitro matured oocytes in addition to ovarian tissue freezing for fertility preservation in paediatric female cancer patients before and after cancer therapy. Hum Reprod 2016;31:750-62.

10. **Duncan FE.** Egg quality during the pubertal transition – is youth all it's cracked up to be? Front Endocrinol (Lausanne) 2017;8:226.

11. **Sredni B, Caspi RR, Klein A, Kalechman Y, Danziger Y, Ben Ya'akov M, Tamari T, Shalit F, Albeck M.** A new immunomodulating compound (AS-101) with potential therapeutic application. Nature 1987;330:173-6.

12. **Sredni B.** Immunomodulating tellurium compounds as anti-cancer agents. Semin Cancer Biol 2012;22:60-9.

13. **Carmely A, Meirow D, Peretz A, Albeck M, Bartoov B, Sredni B.** Protective effect of the immunomodulator AS101 against cyclophosphamide-induced testicular damage in mice. Hum Reprod 2009;24:1322-9.

14. **Kalich-Philosoph L, Roness H, Carmely A, Fishel-Bartal M, Ligumsky H, Paglin S, Wolf I, Kanety H, Sredni B, Meirow D.** Cyclophosphamide triggers follicle activation and "burnout"; AS101 prevents follicle loss and preserves fertility. Sci Transl Med 2013;5:185ra62.

15. **Di Emidio G, Rossi G, Bonomo I, Alonso GL, Sferra R, Vetuschi A, Artini PG, Provenzani A, Falone S, Carta G, D'Alessandro AM, Amicarelli F, Tatone C.** The natural carotenoid crocetin and the synthetic tellurium compound AS101 protect the ovary against cyclophosphamide by modulating SIRT1 and mitochondrial markers. Oxid Med Cell Longev 2017;2017:8928604.

16. **Pascuali N, Scotti L, Di Pietro M, Oubiña G, Bas D, May M, Gómez Muñoz A, Cuasnicú PS, Cohen DJ, Tesone M, Abramovich D, Parborell F.** Ceramide-1-phosphate has protective properties against cyclophosphamide-induced ovarian damage in a mice model of premature ovarian failure. Hum Reprod 2018;33:344-9.

17. **Sonigo C, Beau I, Grynberg M, Binart N.** AMH prevents primordial ovarian follicle loss and fertility alteration in cyclophosphamide-treated mice. FASEB J 2019;33:1278-87.

18. **Roness H, Spector I, Leichtmann-Bardoogo Y, Savino AM, Dereh-Haim S, Meirow D.** Pharmacological administration of recombinant human AMH rescues ovarian reserve and preserves fertility in a mouse model of chemotherapy, without interfering with anti-tumoural effects. J Assist Reprod Genet 2019;36:1793-803.

19. **Dittrich R, Lotz L, Fehm T, Krüssel J, von Wolff M, Toth B, van der Ven H, Schüring AN, Würfel W, Hoffmann I, Beckmann MW.** Xenotransplantation of cryopreserved human ovarian tissue-a systematic review of MII oocyte maturation and discussion of it as a realistic option for restoring fertility after cancer treatment. Fertil Steril 2015;103:1557-65.

20. **Snow M, Cox SL, Jenkin G, Trounson A, Shaw J.** Generation of live young from xenografted mouse ovaries. Science 2002;297:2227.

21. **Lotz L, Liebenthron J, Nichols-Burns SM, Montag M, Hoffmann I, Beckmann MW, van der Ven H, Töpfer D, Dittrich R.** Spontaneous antral follicle formation and metaphase II oocyte from a non-stimulated prepubertal ovarian tissue xenotransplant. Reprod Biol Endocrinol 2014;12:41.

22. **Fishman JA, Patience C.** Xenotransplantation: infectious risk revisited. Am J Transplant 2004;4:1383-90.

23. **Telfer EE, Zelinski MB.** Ovarian follicle culture: advances and challenges for human and nonhuman primates. Fertil Steril 2013;99:1523-33.

24. **McLaughlin M, Albertini DF, Wallace WHB, Anderson RA, Telfer EE.** Metaphase II oocytes from human unilaminar follicles grown in a multi-step culture system. Mol Hum Reprod 2018;24:135-42.

25. **Vanacker J, Dolmans MM, Luyckx V, Donnez J, Amorim CA.** First transplantation of isolated murine follicles in alginate. Regen Med 2014;9:609-19.

26. **Laronda MM, Rutz AL, Xiao S, Whelan KA, Duncan FE, Roth EW, Woodruff TK, Shah RN.** A bioprosthetic ovary created using 3D printed microporous scaffolds restores ovarian function in sterilized mice. Nat Commun 2017;8:15261.

27. **Chiti MC, Dolmans MM, Mortiaux L, Zhuge F, Ouni E, Shahri PAK, Van Ruymbeke E, Champagne SD, Donnez J, Amorim CA.** A novel fibrin-based artificial ovary prototype resembling human ovarian tissue in terms of architecture and rigidity. J Assist Reprod Genet 2018;35:41-8.

28. **Liverani L, Raffel N, Fattahi A, Preis A, Hoffmann I, Boccaccini AR, Beckmann MW, Dittrich R.** Electrospun patterned porous scaffolds for the support of ovarian follicles growth: a feasibility study. Sci Rep 2019;9:1150.

29. **Soares M, Sahrari K, Amorim CA, Saussoy P, Donnez J, Dolmans MM.** Evaluation of a human ovarian follicle isolation technique to obtain disease-free follicle suspensions before safely grafting to cancer patients. Fertil Steril 2015;104:672-680.e2.

30. **Telfer EE, Anderson RA.** The existence and potential of germline stem cells in the adult mammalian ovary. Climacteric 2019;22:22-6.

31. **Brännström M, Enskog A, Kvarnström N, Ayoubi JM, Dahm-Kähler P.** Global results of human uterus transplantation and strategies for pre-transplantation screening of donors. Fertil Steril 2019;112:3-10.

32. **Brännström M, Dahm-Kähler P.** Uterus transplantation and fertility preservation. Best Pract Res Clin Obstet Gynaecol 2019;55:109-16.

4 Nach der Fertilitätsprotektion

4.1 Therapie uteriner Blutungen bei Chemotherapien

Nicole Sänger, Michael von Wolff, Frank Nawroth

Einleitung

Abnorme Blutungen als Folge einer myelosuppressiven Therapie sind mit einer signifikanten Morbidität der betroffenen Patientinnen assoziiert, weshalb bereits im Vorfeld der gonadotoxischen Behandlung über Präventivkonzepte nachgedacht werden sollte. Klinisch relevant sind vor allem die Menorrhagie/Menometrorrhagie mit einem Blutverlust von > 80 ml pro Zyklus über > 7 Tage, aber auch irreguläre, azyklische Blutungen mit erheblichen Folgekomplikationen. Bei Patientinnen mit einer Thrombozytopenie kann sich das Management der Blutungsstörung als ein herausforderndes Dilemma für die behandelnden Onkologen darstellen. Neben der Entscheidung über den geeigneten Behandlungsbeginn (d.h. im Akutfall bzw. für die Prävention) sind die medikamentösen Optionen möglicherweise auch aufgrund von Kontraindikationen eingeschränkt.

Zu den regelmäßig eingesetzten Substanzen zählen einzeln oder in Kombination:

- orale Kontrazeptiva,
- GnRH-Agonisten,
- Östrogen- und Gestagenpräparate inkl. der intrauterinen Gestagenspirale,
- Tranexamsäure,
- Blutprodukte wie Thrombozytenkonzentrat, rekombinante Faktor-VIIa-Präparate.

Einheitliche Therapieempfehlungen existieren bislang nicht. Hormonelle Therapiekonzepte in Form von oralen Kontrazeptiva gehören im klinischen Alltag zur First-Line-Therapie, können allerdings in Dosierung (Einfach- oder Doppeldosierung) und Anwendungsregime (zyklisch versus Langzyklus) stark voneinander abweichen. GnRH-Agonisten (GnRHa) und Tranexamsäure besitzen ebenfalls einen hohen Stellenwert, wohingegen eine regelmäßige Thrombozytenkonzentrat-Applikation aufgrund des Risikos einer Alloimmunisierung selten indiziert wird. Auch chirurgisch-interventionelle Verfahren werden – insbesondere bei Therapieversagen – diskutiert. Hierzu zählen z.B. die Kürettage oder auch Ballonverfahren wie sie in der Geburtshilfe zum Einsatz kommen. Ablative Verfahren des Endometriums oder die Uterusarterienembolisation (UAE) sollten insbesondere bei prämenopausalen Patientinnen mit prospektivem Kinderwunsch selbst in der Akutsituation nicht bzw. nur als Ultima Ratio erfolgen. Außerdem führt die UAE erst zeitverzögert zum gewünschten Therapieergebnis in Form einer Oligo- oder Amenorrhoe.

Ziel sollte es sein, die Patientin bereits vor Beginn der gonadotoxischen Therapie adäquat nach individuellem Risiko-Nutzen-Profil medikamentös einzustellen, um unerwünschte Ereignisse neben dem ohnehin bestehenden Nebenwirkungsprofil der Chemotherapie zu verhindern. Dieses Kapitel beleuchtet die am häufigsten verabreichten Medikationen und soll Lösungsmöglichkeiten der uterinen Blutungsstörung in der Myelosuppression aufzeigen.

4.1.1 Orale Kontrazeptiva

Kombinierte orale Kontrazeptiva (KOK) können Menorrhagien/Menometrorrhagie bei prämenopausalen Patientinnen unter myelosuppressiver Therapie reduzieren und im Falle der Langzeitanwendung zur Amenorrhoe führen. Sie finden aufgrund einer guten Akzeptanz sowohl des Behandelnden als auch der Betroffenen häufig klinische Verwendung. Zudem werden sie oftmals bereits vorher zur Kontrazeption genutzt. Kontrollierte, randomisierte Studien hinsichtlich der Effektivität und Sicherheit bei einer chemotherapie-assoziierten thrombozytopenen Blutungsstörung onkologischer Patientinnen fehlen allerdings (1). Die Verwendung von KOK ist dennoch durchaus mit einigen Sicherheitsbedenken vergesellschaftet (2). So ist die Applikation insbesondere bei Tumorpatientinnen und der dadurch per se bestehenden Hyperkoagulabilität mit einem zusätzlich erhöhten Risiko thromboembolischer Erkrankungen assoziiert. Klassische Progestin-only pills (POPs) (oder die Gestagenspirale) können hingegen, bei nachvollziehbarem Wunsch zur Vermeidung der Östrogenkomponente, zu für beide Seiten unbefriedigenden

Durchbruch- und Dauerblutungen führen (3). Dennoch wurde für den Einsatz reiner Gestagenpräparate eine Reduktion sowohl der Blutungsmenge als auch der -dauer beschrieben (4).

Zu berücksichtigen ist, dass sekundäre Symptome der gonadotoxischen Therapie wie Übelkeit, Erbrechen, Diarrhoe und Mukositis zu einer reduzierten Absorption, damit inadäquater Dosierung und somit insuffizienter Wirkung der KOK führen können. Auch zeigt sich pharmakologisch, dass unter Umständen eine Dosisanpassung insbesondere cytochrom-P-verstoffwechselnder Substanzen (inklusive der KOK) notwendig ist, da sie im Rahmen der Detoxifikation der Zytostatika beschleunigt abgebaut werden können. Nicht zuletzt sollten die Beeinträchtigung der hepatischen Funktion und das bestehende Risiko der Hepatotoxizität unter Chemotherapie bei gleichzeitiger Verwendung insbesondere der KOK bedacht werden, wenngleich die Einschätzung erschwert sein kann, ob erhöhte Transaminasen auf die zytotoxische Therapie per se oder die (Neu-) Einstellung auf KOK zurückzuführen sind.

4.1.2 GnRH-Agonisten

Das Wirkprinzip von GnRHa wurde bereits im Kapitel 3.6 ausführlich beschrieben. In mehreren Studien wurde die Induktion einer Amenorrhoe unter Verwendung von GnRHa zur Prävention der Blutungsstörungen in thrombozytopenen Phasen einer Chemotherapie evaluiert und als mögliche Behandlungsoption dokumentiert (3–9).

Wenige klinische Studien existieren hingegen zum Vergleich von GnRHa mit KOK bei onkologischen Patientinnen (5). Während KOK zu einer raschen Reduktion der Menorrhagie führen können und sich nach Absetzen der Medikation der Zyklus rasch wieder regulieren kann, bedarf es bis zur gewünschten Amenorrhoe oft einer längeren Applikationszeit der GnRHa vor einer gonadotoxischen Therapie. Dafür hält der Effekt auch nach Ende der Chemotherapie – bedingt durch deren Wirkprinzip – über einen längen Zeitraum an. Einen signifikanten Unterschied in der Ausprägung einer Lebertoxizität scheint es, zumindest nach aktueller Datenlage, unter gleichzeitiger Chemotherapie und bei onkologischen Patientinnen nicht zu geben.

Je nach Grunderkrankung kann die Chemotherapie oder Bestrahlung innerhalb weniger Tage indiziert sein, sodass der Aufschub bis zum Eintritt einer präventiv hormonell induzierten Amenorrhoe inakzeptabel wird. Somit kann bei Applikation von GnRHa nicht immer auf den Zyklus der Patientin Rücksicht genommen werden. Es wird allerdings inzwischen angenommen, dass GnRHa auch kurz vor der Chemotherapie appliziert werden können.

Bei alleiniger GnRHa-Therapie muss aufgrund des zunächst vorhandenen Flare-up-Effekts mit einer späteren Östrogen-Entzugsblutung gerechnet werden, welche potenziell in den Nadir fallen könnte. In Studien zeigte sich, dass die gleichzeitige, kontinuierliche Gabe eines Gestagens innerhalb des ersten Monats der GnRHa-Anwendung dieses Problem verhindern kann (6, 7). Optimalerweise erfolgen sowohl die Applikation des GnRHa als auch des Gestagens einen Monat vor Beginn der Chemotherapie, was allerdings nur im Falle einer geplanten Stammzelltransplantation auch realistisch umsetzbar ist.

Das Nebenwirkungsprofil der GnRHa sollte v.a. ohne geplante Östrogensubstitution bedacht und mit der Patientin diskutiert werden. Hierzu zählen Hitzewallungen, Übelkeit, Erbrechen, allergische Reaktionen, Infekte und Nekrosenbildung an der Injektionsstelle sowie die Reduktion der Knochendichte. Es empfiehlt sich daher, die GnRHa-Gabe nach Möglichkeit nicht länger als sechs Monate fortzuführen. Außerdem kann sie (bei hormonell inaktiven Tumoren) z.B. mit einer Östrogentherapie kombiniert werden. Aufgrund der klinisch bevorzugten Applikation mit dem kombinierten Ziel der Amenorrhoe und der Fertilitätsprotektion werden GnRHa häufig indiziert, gerne zusammen mit einem kombinierten oralen Kontrazeptivum.

4.1.3 Östrogen- und Gestagenpräperate

Unter einer über mehr als zwei Wochen anhaltenden Blutung ist das Endometrium meist atrophisch und sonographisch flach. Eine Stabilisierung des Endometriums erzielt man in dieser Situation am besten mit einer reinen hochdosierten Östrogentherapie. Da eine hochdosierte orale Therapie auch zur Übelkeit führen kann und, wie bei oralen Kontrazeptiva beschrieben, die Absorption reduziert und die Leber durch den First-pass-Metabolismus zusätzlich belastet werden kann, ist unter einer Chemotherapie eine transkutane Applikation zu erwägen.

Zu beachten ist, dass nach ein bis zwei Wochen zusätzlich ein Gestagen verabreicht werden muss, um eine Transformation des dann aufgebauten Endometriums und damit eine geregelte Abbruchblutung zu ermöglichen.

Bei einem hoch aufgebauten Endometrium resultiert die Blutung ggf. aus einer unzureichenden Transformation, sodass eine reine Gestagenanwendung zu empfehlen ist.

Im Falle einer nicht möglichen sonographischen Bestimmung der Endometriumdicke ist die gleichzeitige Östrogen-/Gestagentherapie zu erwägen. Dies kann mit den in Tab. 1 beschriebene Präparaten, aber auch mit oralen, einphasischen, z.B. Levonorgestrel-haltigen Kontrazeptiva (s. oben) erfolgen. Allerdings müssen diese in einer initial höheren Dosierung gestartet werden (z.B. Tag 1: 3 Tbl., Tag 2: 2 Tbl., ab Tag 3: 3 Tbl.), was zu Übelkeit und einem erhöhten Thromboserisiko führen kann.

Intrauterine Gestagenspiralen dienen zur Prävention einer Blutung unter einer Chemotherapie. Aufgrund dessen müssen sie vor einer Chemotherapie auch nicht entfernt werden.

4.1.4 Tranexamsäure

Die besten Daten zur Reduktion überperiodenstarker, uteriner Blutungen existieren aus randomisierten Studien mit Tranexamsäure, wenngleich die Einschlusskriterien nicht für onkologische Patientinnen galten (10). Nebenwirkungen wurden selten beschrieben und betrafen meist die Dysmenorrhoe, Kopf- und Rückenschmerzen. Auch der Zusammenhang zwischen einer Tranexamsäure-Substitution und dem Risiko für venöse Thrombosen oder Lungenembolien (VTE) wurde untersucht (11). Die Auswertung unter Bereinigung sämtlicher VTE-erhöhender Faktoren wie z.B. die gleichzeitige Einnahme oraler Kontrazeptiva, eine chirurgische Intervention, chronisch-entzündliche Darmerkrankungen, Lupus erythematosus (SLE) oder auch Adipositas und Rauchen ergab aber keine signifikante Risiko-Erhöhung. Einschränkend bleibt anzumerken, dass diese Untersuchungen – wie bereits erwähnt – nicht an onkologischen Patientinnen mit Menorrhagien/Menometrorrhagie und folglich bestehender Hyperkoagulabilität erfolgten und vermutlich künftig auch nicht durchgeführt werden. Eine Dosierung von mindestens 3x 1–1,5 g/d oral führte zu einer deutlichen Reduktion der Blutungsmenge (10, 12).

4.1.5 Weitere Therapeutika

Substanzen wie Danazol und Desmopressin finden innerhalb Deutschlands wenig Verwendung. Auch Ulipristalacetat wird trotz raschem Sistieren uteriner Blutungen in über 90 % und innerhalb von fünf bis sieben Tagen (13, 14) bei onkologischen Patientinnen selbst off-label kaum rezeptiert. Ulipristalacetat zählt zur Gruppe der selektiven Progesteron-Rezeptor-Modulatoren mit sowohl agonistischen als auch antagonistischen Eigenschaften. Es fixiert mittzyklische Östrogenlevel, ohne das bekannte Nebenwirkungsspektrum von GnRHa aufzuweisen und zeigte vergleichbare Effekte auf das Blutungsverhalten bei Patientinnen mit Uterus myomatosus im Vergleich zur GnRHa-Applikation (15). Aufgrund der potenziellen Hepatotoxizität ist eine sorgfältige Evaluation im beschriebenen Patientenkollektiv geboten.

4.1.6 Praktische Vorgehensweise

Blutungsprophylaxe (Abb. 1)
- Bei ausreichender Zeit bis zum Beginn der Chemotherapie: orale kombinierte Einphasen-Kontrazeptiva mit einer Östrogenkomponente von ca. 30 µg in Kombination mit einem Gestagen mit einem geringen Thromboserisiko und einer antiöstrogenen Partialwirkung, z.B. Levonorgestrel.
- Bei einem hohen Thromboserisiko: Gestagen-Monotherapie mit einem Gestagen mit einem geringen Thromboserisiko und einer antiöstrogenen Partialwirkung, z.B. Medroxyprogesteronacetat (MPA): 1–2x 10 mg / Tag.
- Alternativ möglich und effektiv, aber teurer: GnRHa, v.a. unter dem gleichzeitigen Gesichtspunkt der Fertilitätsprotektion. Start der Behandlung eine Woche vor Beginn der Chemotherapie, nach Expertenmeinung auch kürzeres Intervall kein Problem. Ggf. bei hypoöstrogenen Beschwerden zusätzlich Östrogene, z.B. 25–50 µg Östradiol transdermal oder 1–2 mg Östradiol(valerat)/d.

Behandlung von Blutungen unter der Chemotherapie (Tab. 1, Abb. 1)

- orale Tranexamsäure: wirkt schnell, hat aber eine kurze Halbwertszeit, weswegen sie wiederholt verabreicht werden muss. Wenngleich ein erhöhtes Thromboserisiko in klinischen Studien nicht bestätigt wurde, ist es bei (bisher dahingehend nicht untersuchten) onkologischen Patientinnen nicht auszuschließen. Dosierung: 3–4x 1–1,5 g/d.
- orale oder transkutane Östrogene und/oder Gestagene je nach sonographisch messbarer Dicke des Endometriums. Dosierungen s. Tab. 1.
- orale Gestagen-Monotherapie bei hohem Thromboserisiko. Dosierung s. Tab. 1.

Wirkstoff	Dosis	Anwendungs-dauer	Wirkungs-eintritt	Kommentar
orale Östrogene	6–8 mg mikronisiertes Östradiol(valerat) oral/d bis zur minimalen Blutung (ca. 24–48 h), dann 1–2 x 2 mg Östradiol (valerat) oral/d	max. ca. 3 Wochen, dann zusätzlich Gestagene, z. B. MPA: 1 x 10 mg oral/d über 10 d	Blutungsstopp nach ca. 10 h	Anwendung insbesondere bei flachem Endometrium, Cave: erhöhtes Thromboserisiko
transkutane Östrogene	200 µg transdermal Östradiol/d	s. orale Östrogene	s. orale Östrogene	Anwendung insbesondere bei flachem Endometrium, geringeres Thromboserisiko als bei oralen Östrogenen
orale Gestagene	z. B.: • Medroxyprogesteronacetat (MPA): 2x 10–20 mg oral/d oder • Chormadinonacetat (CMA): 2–4 mg oral/d oder • Norethisteronacetat (NETA): 1–2x 5mg oral/d	mind. 10 d	Blutungsstopp nach ca. 72 h	Anwendung insbesondere bei hoch aufgebautem Endometrium
orales Antifibrinolytikum	Tranexamsäure: 3–4 x 1–1,5 g/d		Blutungsstopp nach ca. 2–3 h	Cave: fraglich erhöhtes Thromboserisiko

Tab. 1

Beispiele für medikamentöse Therapien bei akuten uterinen Blutungen unter einer Chemotherapie

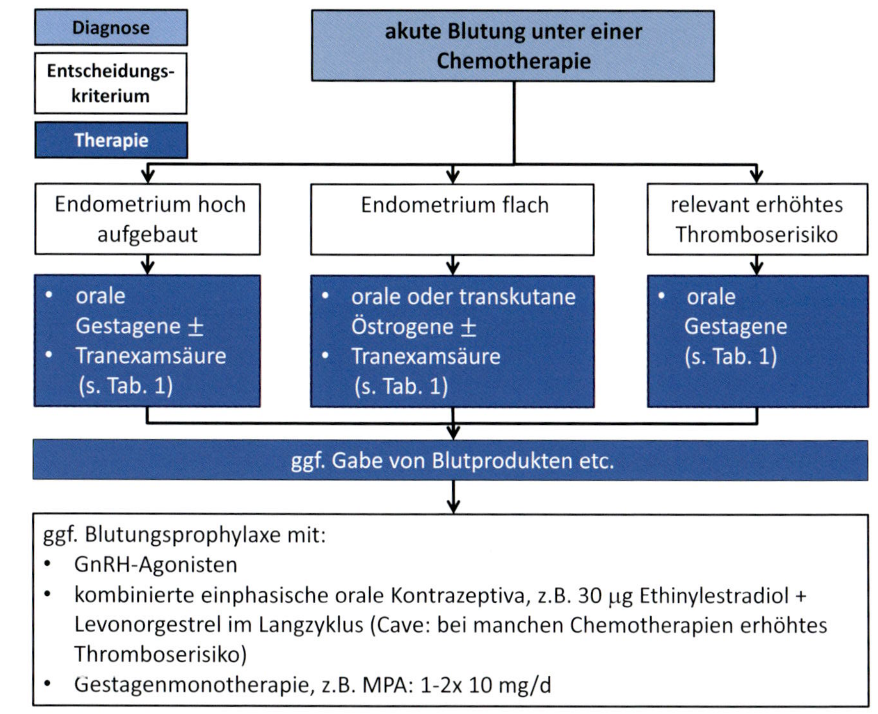

Abb. 1

Orientierende Vorgehensweise bei akuten Blutungen unter einer Chemotherapie

Referenzen

1. **Bates JS, Buie LW, Woodis CB.** Management of menorrhagia associated with chemotherapy-induced thrombocytopenia in women with hematologic malignancy. Pharmacotherapy 2011;31:1092-110.

2. **Purisch SE, Shanis D, Zerbe C, Merideth M, Cuellar-Rodriguez J, Stratton P.** Management of uterine bleeding during hematopoietic stem cell transplantation. Obstet Gynecol 2013;121(2 Pt 2 Suppl 1):424-7.

3. **Chiusolo P, Salutari P, Sica S, Scirpa P, Laurenti L, Piccirillo N, Leone G.** Luteinizing hormone-releasing hormone analogue: leuprorelin acetate for the prevention of menstrual bleeding in premenopausal women undergoing stem cell transplantation. Bone Marrow Transplant 1998;21:821-3.

4. **Boonyawat K, O'Brien SH, Bates SM.** How I treat heavy menstrual bleeding associated with anticoagulants. Blood 2017;130:2603-9.

5. **Sica S, Salutari P, Di Mario A, Chiusolo P, Rutella S, La Barbera EO, Leone G, Scirpa P.** Treatment and prophylaxis of hypermenorrhea with leuprorelin in premenopausal women affected by acute leukemia at diagnosis. Am J Hematol 1996;51:248-9.

6. **Lhommé C, Brault P, Bourhis JH, Pautier P, Dohollou N, Dietrich PY, Akbar-Zadeh G, Lucas C, Pico JL, Hayat M.** Prevention of menstruation with leuprorelin (GnRH agonist) in women undergoing myelosuppressive chemotherapy or radiochemotherapy for hematological malignancies: a pilot study. Leuk Lymphoma 2001;42:1033-41.

7. **Laufer MR, Townsend NL, Parsons KE, Brody KA, Diller LR, Emans SJ, Guinan EC.** Inducing amenorrhea during bone marrow transplantation. A pilot study of leuprolide acetate. J Reprod Med 1997;42:537-41.

8. **Meirow D, Rabinovici J, Katz D, Or R, Shufaro Y, Ben-Yehuda D.** Prevention of severe menorrhagia in oncology patients with treatment-induced thrombocytopenia by luteinizing hormone-releasing hormone agonist and depo-medroxyprogesterone acetate. Cancer 2006;107:1634-41.

9. **Ghalie R, Porter C, Radwanska E, Fitzsimmons W, Richman C, Kaizer H.** Prevention of hypermenorrhea with leuprolide in premenopausal women undergoing bone marrow transplantation. Am J Hematol 1993;42:350-3.

10. **Lukes AS, Moore KA, Muse KN, Gersten JK, Hecht BR, Edlund M, Richter HE, Eder SE, Attia GR, Patrick DL, Rubin A, Shangold GA.** Tranexamic acid treatment for heavy menstrual bleeding: a randomized controlled trial. Obstet Gynecol 2010;116:865-75.

11. **Sundström A, Seaman H, Kieler H, Alfredsson L.** The risk of venous thromboembolism associated with the use of tranexamic acid and other drugs used to treat menorrhagia: a case-control study using the General Practice Research Database. BJOG 2009;116:91-7.

12. **Lukes AS, Muse K, Richter HE, Moore KA, Patrick DL.** Estimating a meaningful reduction in menstrual blood loss for women with heavy menstrual bleeding. Curr Med Res Opin 2010;26:2673-8.

13. **Donnez J, Tatarchuk TF, Bouchard P, Puscasiu L, Zakharenko NF, Ivanova T, Ugocsai G, Mara M, Jilla MP, Bestel E, Terrill P, Osterloh I, Loumaye E; PEARL I Study Group.** Ulipristal acetate versus placebo for fibroid treatment before sugery. N Engl J Med 2012;366:409-20.

14. **Donnez J, Tomaszewski J, Vázquez F, Bouchard P, Lemieszczuk B, Baró F, Nouri K, Selvaggi L, Sodowski K, Bestel E, Terrill P, Osterloh I, Loumaye E; PEARL II Study Group.** Ulipristal acetate versus leuprolide for fibroid treatment before sugery. N Engl J Med 2012;366:421-32.

15. **Estradella J, Español P, Ascencio F, Perelló J, Calaf J.** Ulipristal acetate for the management of acute heavy menstrual bleeding without fibroids. Gynecol Endocrinol 2018;34:554-7.

4.2 Kinderwunschtherapie nach einer fertilitätsprotektiven Maßnahme

Michael von Wolff

4.2.1 Allgemeines

Wenn möglich, sollte nach einer fertilitätsprotektiven Maßnahme eine Spontankonzeption angestrebt werden, da assistierte Reproduktionstechniken mit einem größeren Aufwand, mehr behandlungsinduziertem Stress und bei der Durchführung einer In-vitro-Fertilisation (IVF) mit einem erhöhten Risiko für kindliche Fehlbildungen einhergehen (1). Für eine Spontankonzeption spricht auch, dass es keinen Anhalt für eine erhöhte Fehlbildungsrate der Kinder nach einer gonadotoxischen Therapie gibt (2). Allerdings sollte der Kinderwunsch aus reproduktionsbiologischer Sicht frühestens ein halbes Jahr nach Abschluss der Chemotherapie realisiert werden, da die Auswaschphase der Chemotherapie und ein Zyklus der Spermatogenese und Oogenese abgewartet werden sollten. Aus onkologischer Sicht muss in der Regel wesentlich länger als ein halbes Jahr gewartet werden. Eine Kinderwunschtherapie ist erst dann möglich, wenn eine Schwangerschaft mit der Grunderkrankung vereinbar ist und der Onkologe die Patientin/den Patienten für eine Schwangerschaft freigegeben hat.

Wird bei niedriger Ovarreserve eine Spontankonzeption angestrebt, sollte frühzeitig eine Fertilitätsabklärung erfolgen (Spermiogramm, Überprüfung der Tubendurchgängigkeit, Ausschluss endokrinologischer Auffälligkeiten etc.), damit Pathologien bei der Kinderwunschbehandlung berücksichtigt werden können. Bei einem unregelmäßigen Zyklus kann versucht werden, ein Zyklusmonitoring mittels ultrasonographischer und/oder hormoneller Untersuchungen durchzuführen, um eine Follikulogenese nachzuweisen und den Zeitpunkt des Geschlechtsverkehrs zu optimieren. Bei einer geringgradigen andrologischen Subfertilität wäre eine intrauterine Insemination zu überlegen und bei einer hochgradigen Einschränkung der Spermienqualität eine IVF bzw. intrazytoplasmatische Spermieninjektion (ICSI) indiziert.

Wenn eine prämature Ovarialinsuffizienz (POI) oder eine Azoospermie vorliegt oder eine Schwangerschaft nicht spontan eintritt, können die kryokonservierten Keimzellen oder das Gonadengewebe genutzt werden.

4.2.2 Abrufraten

Kryokonservierte Gameten und Gonadengewebe werden nur dann abgerufen, wenn in Folge der onkologischen oder nicht-onkologischen Behandlung eine Infertilität eintritt. Entsprechend ist die Abrufrate der kryokonservierten Präparate relativ gering (Tab. 1). Allerdings ist davon auszugehen, dass diese für Oozyten und Ovargewebe steigen, da oft viele Jahre bis zum Kinderwunsch vergehen. Dennoch zeigen die Daten, dass die Indikation für eine Kryokonservierung nicht zu großzügig gestellt werden sollte (Kap. 1.5), um zu viele unnötige Kryokonservierungen zu vermeiden.

	Patienten mit einer Kryokonservierung, n	Patienten mit mindestens einem Embryotransfer, n (%)	Patienten mit mindestens einer Transplantation, n (%)	Patienten mit Verwendung kryokonservierter Spermien, n (%)
Oozyten (3, 4)	2097	129/2097 (6,1 %)		
Ovargewebe (4–6)	3845		114/3845 (2,9 %)	
Spermien (7)	11798			974/11798 (8,3 %)

Tab. 1
Abrufraten von Oozyten, Ovargewebe und Spermien nach einer Kryokonservierung als fertilitätsprotektive Maßnahme

4.2.3 Erfolgsraten

Die Erfolgsraten nach der Verwendung kryokonservierter Oozyten (Kap. 3.2),
Ovargewebe (Kap. 3.5) und Spermien (Kap. 3.8) sind stark abhängig von der
Anzahl und Qualität der Gameten bzw. des Ovargewebes. Eine orientierende
Prognose der Erfolgsraten gibt Tab. 2 wieder. Danach bekommen ca. ein Drit-
tel der Frauen nach der Verwendung kryokonservierter Oozyten oder Ovarge-
webe ein Kind. Bei kryokonservierten Spermien ist es ca. die Hälfte der Paare.

Die Erfolgsrate pro durchgeführter Kryokonservierung ist allerdings sehr
niedrig (Tab. 2) und liegt aufgrund der geringen Abrufrate bei allen Techniken unter 5 %. Detaillierte Daten zu den Erfolgsraten sind für Oozyten in
Kap. 3.2, für Ovargewebe in Kap. 3.5 und für Spermien in diesem Kapitel in Tab.
3 dargestellt.

	Erfolgsraten	Patientinnen mit mindestens einer Geburt pro Anzahl erfolgter Kryokonservierungen, n (%)
Oozyten (3, 4)	**Schwangerschaftsrate** pro Transfer: (1,4 Embryonen): 38,9 %. **Geburtenrate** pro Transfer: (1,4 Embryonen): 30,0 %. **Patientinnen mit mindestens einer Geburt** nach Verwendung der Oozyten: 35,2 % (3), 32,6 % (4)	41/2097 (2,0 %)
Ovargewebe (4–6)	**Patientinnen mit mindestens einer Schwangerschaft** nach Transplantation: 32,7 % (4), 27,3 % (3), 33,3 % (5). **Patientinnen mit mindestens einer Geburt** nach Transplantation: 30,3 % (5), 18,2 % (4), 33,3 % (6).	30/3845 (0,8 %)

	Erfolgsraten	Patientinnen mit mindestens einer Geburt pro Anzahl erfolgter Kryokonservierungen, n (%)
Spermien (7)	**Schwangerschaftsrate** pro Therapiezyklus: intrauterine Insemination (IUI): 13 %, IVF: 30 %. **Geburtenrate** pro Therapiezyklus: IUI: 8 %, IVF: 25 %. **Paare mit mindestens einer Geburt** nach Verwendung der Spermien: 49 %	237/5461 (4,4 %)

Tab. 2
Erfolgsraten nach Verwendung von Oozyten, Ovargewebe und Spermien nach einer Kryokonservierung als fertilitätsprotektive Maßnahme

4.2.4 Nach einer Kryokonservierung von Spermien

Wenn eine therapieinduzierte andrologische Sterilität vorliegt, kann auf die kryokonservierten Spermien (Kap. 3.8) zugegriffen werden. Wurde eine große Anzahl motiler Spermien kryokonserviert, können einige Versuche einer intrauterinen Insemination (IUI) erfolgen. Allerdings sollte das Spermien-Depot bei einer Azoospermie des Mannes nicht komplett aufgebraucht werden, um später noch eine IVF durchführen zu können, falls keine Schwangerschaft nach der IUI eintritt. Bei eingeschränkter Qualität des Spermiendepots ist primär eine IVF bzw. ICSI anzustreben.

Tab. 3 stellt die Erfolgsraten einer IUI bei infertilen Paaren ohne eine vorherige fertilitätsprotektive Therapie und ohne Kryokonservierung dar. Sollte die Partnerin des Mannes ca. ≤ 35 Jahre alt sein und keine Sterilitätsanamnese vorliegen, ist von höheren Schwangerschaftsraten auszugehen. Die Daten zeigen, dass für einen Inseminationsversuch mindestens eine Million motiler Spermien vorhanden sein sollten.

	untersuchte Zyklen, n	Schwangerschaftsraten in Abhängigkeit von der Anzahl inseminierter, motiler Spermien (x 10^6)							
		<1	<2	1-<2	1-4	2-<5	5-9	5-<10	≥10
Wainer et al. (8)	2564	3,1%		8,7%		11,9%		14,8%	13,1%
Cao et al. (9)	1153		4,1%			15,6%		12,7%	15,0%
Gubert et al. (10)	2062	3,8%			12,7%		12,2%		16,7%

Tab. 3
Klinische Schwangerschaftsraten nach IUI in Abhängigkeit von der Gesamtzahl inseminierter, nicht kryokonservierter Spermien

4.2.5 Nach einer Kryokonservierung von Oozyten

Oozyten müssen nach der Kryokonservierung (Kap. 3.2) zunächst aufgetaut und fertilisiert werden. Die Fertilisierung erfolgt durch eine ICSI. Der Transfer kann sowohl im Spontanzyklus als auch nach einem Endometriumaufbau mit Östrogenen/Progesteron erfolgen. Obwohl beide Techniken bei einer Eumenorrhoe hinsichtlich der Erfolgsrate gleichwertig sind (11), wird wegen der bessere Planbarkeit oft ein Endometriumaufbau mit Östrogenen/Progesteron bevorzugt.

Grundsätzlich unterscheidet sich das therapeutische Vorgehen nicht von einer IVF infertiler Paare. Daten zur Erfolgsrate finden sich in Tab. 2 und im Kap. 3.2 (Abb. 1, Tab. 2).

4.2.6 Nach einer Kryokonservierung von Ovargewebe

Nach der Kryokonservierung (Kap. 3.4) und Transplantation von Ovargewebe (Kap. 3.5) dauert es ca. zwei bis drei Monate, bis aus den Primordial- und Primärfollikeln sprungreife Follikel heranwachsen. Durch die hohe FSH-Konzentration im Blut kann zunächst eine größere Kohorte an Follikeln generiert werden, was initial zu einem multifollikulären Wachstum führt. Idealerweise wird diese erste Kohorte für die Kinderwunschtherapie genutzt, entweder durch eine HCG-Gabe und gezielten Geschlechtsverkehr oder durch eine Follikelpunktion. Das Risiko für Mehrlinge scheint sehr gering zu sein.

Grundsätzlich stellt sich die Frage, ob das Ziel eine Spontan- oder eine IVF-Schwangerschaft sein sollte. Nach den bisher publizierten Studien sind Spontan- häufiger als IVF-Schwangerschaften (Tab. 4). Selbst Zentren. die eine IVF präferieren, berichten von spontanen Konzeptionen zwischen den IVF-Zyklen. Daher ist es sinnvoll, zum Zeitpunkt der Gewebetransplantation sicherzustellen, dass keine zusätzlichen Sterilitätsfaktoren (pathologisches Spermiogramm, Tubenverschluss, endokrine Pathologien etc.) vorliegen.

	Transplantierte Patientinnen, n	Spontan-Schwangerschaften, n	IVF-Schwangerschaften, n
Van der Veen et al. (5)	49	18	3
Meirow et al. (12)	20	6	13
Diaz-Garcia et al. (4)	44	5	5
Fortin et al. (13)	34	9	1
Total	147	38	22

Tab. 4
Spontan- und IVF-Schwangerschaften nach Transplantation von Ovargewebe

Bei der Kinderwunschtherapie ist zu beachten, dass die Menstruationszyklen nach einer Gewebetransplantation nicht mit normalen Spontanzyklen zu vergleichen sind. Nach der Transplantation liegt funktionell eine beginnende POI vor. Die Ovarreserve ist durch die geringe Menge transplantierten Gewebes und den Gewebeverlust in den ersten Wochen nach der Transplantation sehr niedrig. Aufgrund dessen:

- sind die Menstruationszyklen oft unregelmäßig,
- liegt meist eine zumindest passagere Hypergonadotropinämie vor,
- sind Follikelreifungsstörungen möglich,
- treten ggf. vorzeitige Ovulationen auf.

M. Nitzschke (Fa. Cryocan) entwickelte ein Modell verschiedener Stadien der POI, die modifiziert in Tab. 5 wiedergegeben werden und aus dem therapeutische Empfehlungen abgeleitet werden können.

Wenn die Ovarreserve durch die Transplantation einer größeren Gewebemenge nicht zu gering ist, was durch eine leicht erhöhte AMH-Konzentration nachgewiesen werden kann, kann eine Gonadotropinstimulation durchgeführt werden. Ist die Ovarreserve jedoch sehr gering und liegt bei einer beginnenden POI ein Stadium der Kompensation vor, bietet sich eine Natural-Cycle-IVF an, wie sie ausführlich an anderer Stelle beschrieben wird ([14], www.ivf-naturelle.com). Bei einer follikulär-endometrialen Desynchronisation durch ein frühzeitiges follikuläres Wachstum in der vorherigen Lutealphase (aufgrund tendenziell erhöhter Basis-FSH-Konzentrationen) kann versucht werden, die luteale FSH-Freisetzung durch kombinierte, einphasische Östrogen/gestagenhaltige Kontrazeptiva oder Gestagene zu supprimieren. Bei einem vorzeitigen LH-Anstieg bei noch unreifen Follikeln kann eine frühzeitige Gabe von GnRH-Antagonisten (GnRHant), z. B. beginnend ab einer Follikelgröße von 13–14 mm, erfolgen. Werden GnRHant länger als einen Tag appliziert, muss die damit verbundene Reduktion der FSH-Freisetzung durch die tägliche Injektion von z. B. 50–75 IE Gonadotropinen aufgefangen werden.

Stadium	Pathophysiologie	Mögliche klinische Charakteristika	Häufige Hormonkonzentrationen	Mögliche therapeutische Intervention
Kompensation	Ovarreserve niedrig, Zykluslänge normal	Zykluslänge normal, Follikelphase normal, Lutealphase normal	AMH sehr niedrig/nicht nachweisbar, Basis-E2 normal, Basis-FSH-Konzentration normal	Natural-Cycle-IVF ohne Gonadotropinstimulation
Desynchronisation	vorzeitiges Follikelwachstum bereits während der späten Lutealphase/Menstruation, endometriale Proliferationsphase verkürzt	Zykluslänge verkürzt, Follikelphase verkürzt, Lutealphase normal	AMH sehr niedrig/nicht nachweisbar, Basis-E2 erhöht, Basis-FSH-Konzentration normal/leicht erhöht	Natural-Cycle-IVF kombinierte E2/P-Kontrazeptiva im Vorzyklus zur Suppression einer vorzeitigen lutealen Follikulogenese
vorzeitige Ovulation	Vorzeitiger LH-Anstieg	Vorzeitiger LH-Anstieg	AMH sehr niedrig/nicht nachweisbar, Basis-E2 normal, Basis-FSH-Konzentration erhöht, vorzeitiger LH-Anstieg	Natural-Cycle-IVF, frühzeitige Gabe von GnRH-Antagonisten ± FSH/HMG
Dekompensation	kein oder nur unregelmäßiges Follikelwachstum	Zykluslänge verlängert/Amenorrhoe, Follikelphase verlängert, Lutealphase normal oder insuffizient	AMH nicht nachweisbar, E2 niedrig, Basis-FSH-Konzentration sehr hoch	keine IVF möglich

Tab. 5
Modell einer Stadieneinteilung der POI und daraus abgeleitete therapeutische Interventionsmöglichkeiten (M. Nitzschke, Fa. Cryocan & M. von Wolff)

Durch die genannten Veränderungen des Zyklus ist der ideale Zeitpunkt für eine Follikelaspiration schwer vorhersehbar. Oft wird deswegen sehr früh bei noch kleinen Follikeln punktiert. Gook et al. (15) aspirierten bei einer durchschnittlichen Follikelgröße von 14 mm. Aufgrund der geringen Follikelgröße spülten sie die Follikel dabei nicht. Eine Spülung führte jedoch bei einem monofollikulären Wachstum zu einer höheren Eizellausbeute und Transferwahrscheinlichkeit (Tab. 6, [16]). Im Vergleich zu Frauen ohne eine Ovargewebetransplantation sind sowohl die Anzahl gewonnener Metaphase-II-Oozyten als auch die Fertilisierungsrate geringer. Die Eizellausbeute könnte zwar durch eine Spülung der Follikel erhöht werden (Tab. 6, [16]), dennoch dürfte die Effektivität der IVF weiterhin niedrig sein.

	IVF bei Frauen nach orthotoper Transplantation von Ovargewebe (ohne Follikelspülung) (15)	IVF im natürlichen Zyklus bei Kinderwunschpatientinnen (ohne Follikelspülung) (16)	P-Wert	IVF im natürlichen Zyklus bei Kinderwunschpatientinnen (mit Follikelspülung) (16)
mittleres Alter der Frauen (Jahre)	28,4 (Zeitpunkt der Kryokonservierung)	35,0		35,0
aspirierte Follikel, n	108	81		83
mittlere Follikelgröße, mm	14,3	18		18
Oozyten gesamt, n	68 (63,0 %)	51 (63,0 %)		69 (83,1 %)
Metaphase-II-Oozyten, n	47 (43,5 %)	48 (59,3 %)	< 0,05	64 (77,1 %)
Oozyten mit Fertilierungsversuch, n	53	48		64
fertilisierte Oozyten (Tag 2), n	28 (52,8 %)	38 (79,2 %)	< 0,05	52 (81,8 %)

	IVF bei Frauen nach orthotoper Transplantation von Ovargewebe (ohne Follikelspülung) (15)	IVF im natürlichen Zyklus bei Kinderwunschpatientinnen (ohne Follikelspülung) (16)	P-Wert	IVF im natürlichen Zyklus bei Kinderwunschpatientinnen (mit Follikelspülung) (16)
transferierte Embryonen, n	20	38		52
Schwangerschaften pro Transfer, n	5 (25,0 %)	10 (26,3 %)	n.s.	12 (23,1 %)

Tab. 6
Vergleich der Effektivität einer IVF nach Transplantation von Ovargewebe mit einer IVF im natürlichen Zyklus bei infertilen Frauen ohne Transplantation und ohne maligne Vorerkrankungen

Aufgrund der Hypergonadotropinämie und dem damit verbundenen Risiko einer vorzeitigen Ovulation oder vorzeitigen Luteinisierung der Follikel präferieren manche Zentren die Downregulation mit GnRH-Antagonisten spätestens ab einer Follikelgröße von 13 mm in Kombination mit einer Gonadotropinstimulation (z. B. 75 IE jeden 2. Tag [14] oder 225 IE Humanes Menopausen-Gonadotropin (HMG) täglich [12]). Der damit verbundene therapeutische Aufwand und die Kosten sind jedoch erheblich.

Aufgrund dieser Schwierigkeiten ist der Versuch einer Spontankonzeption eine praktikable Vorgehensweise. Zur Verbesserung der Erfolgschancen kann ein Zyklusmonitoring, kombiniert mit einer HCG-Gabe zur Ovulationsauslösung, gefolgt von einem getimten Geschlechtsverkehr erwogen werden. Nur wenn innerhalb eines Jahres nach der Transplantation keine Schwangerschaft eintritt oder zusätzlich andere Sterilitätsfaktoren vorliegen, sollte primär eine IVF erfolgen.

Referenzen

1. **von Wolff M, Haaf T.** In-vitro-Fertilisations-Technologien und Kindergesundheit – Risiken, Ursachen und mögliche Konsequenzen. Dtsch Ärztebl 2020;117:23-30.

2. **Meistrich ML, Byrne J.** Genetic disease in offspring of long-term survivors of childhood and adolescent cancer treated with potentially mutagenic therapies. Am J Hum Genet 2002;70:1069-71.

3. **Cobo A, García-Velasco JA, Domingo J, Pellicer A, Remohí J.** Elective and onco-fertility preservation: factors related to IVF outcomes. Hum Reprod 2018;33:2222-31.

4. **Diaz-Garcia C, Domingo J, Garcia-Velasco JA, Herraiz S, Mirabet V, Iniesta I, Cobo A, Remohí J, Pellicer A.** Oocyte vitrification versus ovarian cortex transplantation in fertility preservation for adult women undergoing gonadotoxic treatments: a prospective cohort study. Fertil Steril 2018;109:478-85.e2.

5. **Van der Ven H, Liebenthron J, Beckmann M, Toth B, Korell M, Krüssel J, Frambach T, Kupka M, Hohl MK, Winkler-Crepaz K, Seitz S, Dogan A, Griesinger G, Häberlin F, Henes M, Schwab R, Sütterlin M, von Wolff M, Dittrich R; *Ferti*PROTEKT network.** Ninety-five orthotopic transplantations in 74 women of ovarian tissue after cytotoxic treatment in a fertility preservation network: tissue activity, pregnancy and delivery rates. Hum Reprod 2016;31:2031-41.

6. **Jadoul P, Guilmain A, Squifflet J, Luyckx M, Votino R, Wyns C, Dolmans MM.** Efficacy of ovarian tissue cryopreservation for fertility preservation: lessons learned from 545 cases. Hum Reprod 2017;32:1046-54.

7. **Ferrari S, Paffoni A, Filippi F, Busnelli A, Vegetti W, Somigliana E.** Sperm cryopreservation and reproductive outcome in male cancer patients: a systematic review. Reprod Biomed Online 2016;33:29-38.

8. **Wainer R, Albert M, Dorion A, Bailly M, Bergère M, Lombroso R, Gombault M, Selva J.** Influence of the number of motile spermatozoa inseminated and of their morphology on the success of intrauterine insemination. Hum Reprod 2004;19:2060-5.

9. **Cao S, Zhao C, Zhang J, Wu X, Zhou L, Guo X, Shen R, Ling X.** A minimum number of motile spermatozoa are required for successful fertilisation through artificial intrauterine insemination with husband's spermatozoa. Andrologia 2014;46:529-34.

10. **Gubert PG, Pudwell J, Van Vugt D, Reid RL, Velez MP.** Number of motile spermatozoa inseminated and pregnancy outcomes in intrauterine insemination. Fertil Res Pract 2019;5:10.

11. **Ghobara T, Gelbaya TA, Ayeleke RO.** Cycle regimens for frozen-thawed embryo transfer. Cochrane Database Syst Rev 2017;7:CD003414.

12. **Meirow D, Ra'anani H, Shapira M, Brenghausen M, Derech Chaim S, Aviel-Ronen S, Amariglio N, Schiff E, Orvieto R, Dor J.** Transplantations of frozen-thawed ovarian tissue demonstrate high reproductive performance and the need to revise restrictive criteria. Fertil Steril 2016;106:467-74.

13. **Fortin A, Azaïs H, Uzan C, Lefebvre G, Canlorbe G, Poirot C.** Laparoscopic ovarian tissue harvesting and orthotopic ovarian cortex grafting for fertility preservation: less is more. Fertil Steril 2019;111:408-10.

14. **von Wolff M.** The role of natural cycle IVF in assisted reproduction. Best Pract Res Clin Endocrinol Metab 2019;33:35-45.

15. **Gook D, Hale L, Polyokov A, Stern K.** Outcomes from heterotopic and orthotopic grafting of human cryopreserved ovarian tissue. Hum Reprod 2019;34(Suppl.):i60-i61.

16. **Kohl Schwartz, A, Calcaferri I, Roumet M, Fink A, Wuuest A, Weidlinger S, Mitter V, Leeners B, von Wolff M.** Follicular flushing leads to higher oocyte yield in monofollicular natural cycle IVF – a prospective randomized controlled trial. Hum Reprod 2020;submitted.

4.3 Schwangerschaft nach einer Chemotherapie oder Bestrahlung des Beckens

Michael von Wolff

4.3.1 Effekte einer Chemotherapie

Der Effekt einer Chemotherapie auf eine spätere Schwangerschaft scheint generell eher gering zu sein. Erhöhte Fehlbildungsrisiken wurden nach einer vorherigen Chemotherapie nicht beschrieben (1). Allerdings scheint das Risiko für einen Frühabort etwas höher zu liegen (2, 3). Andere Schwangerschaftspathologien wie Frühgeburten und ein niedriges Geburtsgewicht treten nach einer Studie aus den 80er-Jahren nur häufiger auf, wenn die Schwangerschaft innerhalb des ersten Jahres nach beendigter Chemotherapie eintrat (4).

Bei der Durchführung einer Chemotherapie in der Kindheit ist die Datenlage jedoch nicht eindeutig. In einigen Studien wurde kein nachteiliger Effekt gefunden. Van de Loo et al. (5) beschrieben hingegen bei einer onkologischen Therapie in der Kindheit ohne eine Radiotherapie (und somit überwiegend nach einer Chemotherapie) ein erhöhtes Risiko für eine Frühgeburt (< 37. SSW) (OR 4,21, 95 % CI, 1,02–17,32). Van de Loo et al. (5) versuchten, die kontroverse Datenlage dahingehend aufzulösen, dass insbesondere Chemotherapien mit Alkylantien wie Busulfan (6) zu einem reduzierten Uterusvolumen und damit zu einem erhöhten Risiko für Schwangerschaftspathologien zu führen scheinen.

4.3.2 Effekte einer Radiotherapie

Der Effekt einer Bestrahlung des Beckens hängt stark von der Strahlenintensität und vom Alter bei der Strahlenexposition ab, sodass Effekte kaum pauschal beschrieben werden können.

Van de Loo et al (5) untersuchten den Effekt einer abdominalen/pelvinen Bestrahlung in der Kindheit (n=55) auf das Uterusvolumen und nachfolgende Schwangerschaften. Daten zur Strahlendosis lagen in dieser Studie nicht vor. 51 % der Frauen, die in der Kindheit eine Radiotherapie erhielten, wiesen einen kleinen Uterus (< 44,3 ml) auf. In einer nicht-onkologischen Vergleichsgruppe betrug der Anteil nur 19 %. Nach einer onkologischen Therapie (unabhängig davon, ob mit oder ohne Radiotherapie) waren die Risiken im Vergleich zu einer nicht-onkologischen Kontrollgruppe sowohl für eine Frühgeburt (< 37. SSW) (OR 10,31, 95 % CI 1,68–63,18) als auch für ein niedriges Kindsgewicht (< 2500 g) (OR 19,86, 95 % CI 1,90–207.58) erhöht. Nach einer Radiotherapie lagen die Risiken tendenziell noch höher.

Daten zu Schwangerschaftsrisiken in Relation zu einer spezifischen Strahlendosis wurden von Salooja et al. (7) untersucht. Sie verglichen Frauen mit einer Stammzelltransplantation mit und ohne Ganzkörperbestrahlung. Analysiert wurden 28 Schwangerschaften bei 21 Frauen (neun Frauen nach einer assistierten Reproduktion) nach einer Ganzkörperbestrahlung (Median 10 Gy, 7–12 Gy) im Vergleich zu 58 Schwangerschaften bei 46 Frauen ohne Radiatio. Bei den Frauen mit einer Ganzkörperbestrahlung lag der Anteil der Kinder mit einem Geburtsgewicht < 2500 g bei ca. 30 % im Vergleich zu 10 % ohne Bestrahlung.

Daten zu Schwangerschaften nach einer direkten Bestrahlung des Beckens liegen nur sporadisch vor. Hürmüz et al. (8) berichteten von einer spontanen Einlingsgravidität im Alter von 26 Jahren mit einer Sectio in der 39. SSW nach einer Radiatio des Beckens mit 30 Gy wegen eines Analkarzinoms im Alter von 25 Jahren.

De Menezes et al. (9) beschrieben eine Zwillingsgravidität nach einer Eizellspende im Alter von 31 Jahren nach einer Radiatio des rechten Beckens mit 36 Gy wegen eines Hodgkin-Lymphoms mit 16 Jahren. In der 35. SSW erfolgte eine Sectio wegen einer Präeklampsie. Dabei zeigte sich eine rechtsseitige Adhärenz der Plazenta, welche auf die Bestrahlung zurückgeführt wurde.

Bath et al. (10) berichteten von einer komplikationslosen spontanen Einlingsgravidität im Alter von 20 Jahren mit einer Sectio in der 38. SSW bei einem Kindsgewicht von 2950 g nach einer Radiatio des linken Beckens mit 55 Gy und des rechten Beckens mit 10 Gy wegen eines Ewing-Sarkoms mit 16 Jahren.

Teh et al. (11) analysierten systematisch die klinischen Konsequenzen einer Radiatio in der Kindheit und im Erwachsenenalter und kamen zu folgenden Schlussfolgerungen:

- Eine Radiatio im Kindesalter scheint einen größeren negativen Effekt auf den Uterus zu haben als im Erwachsenenalter.

- Eine Radiatio des adulten Uterus bei einer Ganzkörperbestrahlung (12 Gy) ist mit einem erhöhten Risiko für Aborte, Frühgeburten und ein niedriges Geburtsgewicht assoziiert.

- Bei einer Radiatio des Uterus mit > 25 Gy im Kindesalter sollte grundsätzlich von einer Schwangerschaft abgeraten werden.

- Bei einer Radiatio des Uterus mit > 45 Gy im Erwachsenenalter sollte grundsätzlich von einer Schwangerschaft abgeraten werden.

Referenzen

1. **Meistrich ML, Byrne J.** Genetic disease in offspring of long-term survivors of childhood and adolescent cancer treated with potentially mutagenic therapies. Am J Hum Genet 2002;70:1069-71.

2. **Velentgas P, Daling JR, Malone KE, Weiss NS, Williams MA, Self SG, Mueller BA.** Pregnancy after breast carcinoma: outcomes and influence on mortality. Cancer 1999;85:2424-32.

3. **Lawrenz B, Henes M, Neunhoeffer E, Fehm T, Huebner S, Kanz L, Marini P, Mayer F.** Pregnancy after successful cancer treatment: what needs to be considered? Onkologie 2012;35:128-32.

4. **Mulvihill JJ, McKeen EA, Rosner F, Zarrabi MH.** Cancer. Pregnancy outcome in cancer patients. Experience in a large cooperative group. Cancer 1987;60:1143-50.

5. **van de Loo LEXM, van den Berg MH, Overbeek A, van Dijk M, Damen L, Lambalk CB, Ronckers CM, van den Heuvel-Eibrink MM, Kremer LCM, van der Pal HJ, Laven JSE, Tissing WJE, Loonen JJ, Versluys B, Bresters D, Kaspers GJL, van Leeuwen FE, van Dulmen-den Broeder E DCOG LATER-VEVO Study Group.** Uterine function, pregnancy complications, and pregnancy outcomes among female childhood cancer survivors. Fertil Steril 2019;111:372-80.

6. **Beneventi F, Locatelli E, Giorgiani G, Zecca M, Mina T, Simonetta M, Cavagnoli C, Albanese M, Spinillo A.** Adolescent and adult uterine volume and uterine artery Doppler blood flow among subjects treated with bone marrow transplantation or chemotherapy in pediatric age: a case-control study. Fertil Steril 2015;103:455-61.

7. **Salooja N, Szydlo RM, Socie G, Rio B, Chatterjee R, Ljungman P, Van Lint MT, Powles R, Jackson G, Hinterberger-Fischer M, Kolb HJ, Apperley JF; Late Effects Working Party of the European Group for Blood and Marrow Transplantation.** Pregnancy outcomes after peripheral blood or bone marrow transplantation: a retrospective survey. Lancet 2001;358:271-6.

8. **Hürmüz P, Sebag-Montefiore D, Byrne P, Cooper R.** Successful spontaneous pregnancy after pelvic chemoradiotherapy for anal cancer. Clin Oncol (R Coll Radiol) 2012;24:455-7.

9. **De Menezes E, Tuck SM.** Pelvic radiotherapy damage to the endometrium causing morbid adherence of placenta. A new risk factor? J Obstet Gynaecol 2007;27:526-7.

10. **Bath LE, Tydeman G, Critchley HO, Anderson RA, Baird DT, Wallace WH.** Spontaneous conception in a young woman who had ovarian cortical tissue cryo-preserved before chemotherapy and radiotherapy for a Ewing's sarcoma of the pelvis: case report. Hum Reprod 2004;19:2569-72.

11. **Teh WT, Stern C, Chander S, Hickey M.** The impact of uterine radiation on subsequent fertility and pregnancy outcomes. Biomed Res Int 2014;2014:482968.

4.4 Prämature Ovarialinsuffizienz (POI) – Medikamentöse Hormonsubstitution und Kontrolluntersuchungen

Volker Ziller, Petra Stute, Michael von Wolff

4.4.1 Definitionen, Ursachen, klinisches Bild, Diagnostik und Fertilität

Definitionen

Prämature Ovarialinsuffizienz (POI): Oligo-/Amenorrhoe über mindestens vier Monate und Serum-FSH > 25 IU/l bei zwei Messungen im Abstand von mindestens vier Wochen bei Frauen vor dem 40. Lebensjahr (Lj.) (1), Häufigkeit: ca. 1 % bei Frauen < 40. Lj. und 0,5 % < 35. Lj.
Frühe Menopause: Menopause zwischen 40. und 45. Lj., Häufigkeit: ca. 5 % (1).
Die Häufigkeit einer POI oder einer frühen Menopause nach einer gonadotoxischen Therapie hängt insbesondere vom Alter und der Art der Chemotherapie (Kap. 2.2) als auch von der Bestrahlungsdosis ab (Kap. 1.4).

Ursachen

Als Ursachen einer vorzeitigen Erschöpfung der Ovarfunktion werden neben den Effekten einer Chemo- oder Strahlentherapie auch chromosomale bzw. genetische Defekte, autoimmunologische Prozesse, Infektionen oder auch chirurgische Eingriffe diskutiert. Ein großer Teil der Fälle bleibt aber letztlich ungeklärt und muss als idiopathisch klassifiziert werden (2–4).

Das Ovar ist für die Chemotherapie der sensibelste Teil des weiblichen reproduktiven Organe. Während beispielsweise die uterine Funktion weitestgehend unbeeinflusst bleibt, verursachen vor allem alkylierende Substanzen einen irreversiblen Schaden am Ovar. Dabei greifen verschiedene Effekte ineinander. Durch genetische Schäden an den Oozyten und den somatischen Zellen der ruhenden sowie der wachsenden Primordialfollikel kommt es zu ausgeprägten Follikelverlusten. Neben diesen direkten toxischen Effekten werden auch indirekte Effekte z. B. durch eine Schädigung der Vaskularisation postuliert. Die Reduktion der Mikrovaskularisation führt zu einer Fibrose und Obliteration sowohl der medullären als auch kortikalen Strukturen (5).

Ein weiterer möglicher Mechanismus wird in der „Burnout"-Hypothese beschrieben. So scheint Cyclophosphamid Signalwege zu aktivieren, die zu einer prämaturen Aktivierung der Primordialfollikel und damit einem erhöhten „Verbrauch" führen könnten (5).

Klinisches Bild

Frauen mit POI können die typischen Symptome des Klimakteriums zeigen. Häufig beginnend mit Zyklusstörungen (zunächst Polymenorrhoe, später Oligo-/Amenorrhoe) folgen Hitzewallungen, vaginale Trockenheit, Schlafstörungen und psychische Veränderungen wie Nervosität, Reizbarkeit, Konzentrationsstörungen und Abgeschlagenheit. Daneben finden sich möglicherweise eine reduzierte Libido, Muskel- und Gelenkbeschwerden sowie eine Zunahme urogynäkologischer Beschwerden.

Die Symptomatik präsentiert sich sehr variabel in der Ausprägung. Die Beschwerden können vorübergehend oder auch nur teilweise auftreten. Bei jungen Frauen mit einer primären POI zeigt sich häufig eine deutlich geringere Symptomatik im Vergleich zu Frauen mit einer chirurgischen Menopause oder einem plötzlichen medikamentösen Östrogenentzug. Dies verdeutlicht, dass die kurzfristigen Beschwerden primär eher durch den Östrogenentzug als durch den relativen Östrogenmangel entstehen (6).

Daneben müssen aber vor allem die langfristigen Folgen des Östrogenmangels beachtet werden. Diese sind neben der Sterilität vor allem Auswirkungen auf den Knochenstoffwechsel, das Herz-Kreislauf-System sowie Veränderungen im Nervensystem (6).

Diagnostik

Bei Frauen mit Zyklusstörungen sollte eine weitergehende Anamnese bezüglich menopausaler Symptome/Beschwerden erfolgen, da diese häufig selbst nicht berichtet werden (z.B. mit dem Menopause Rating Scale II [MRS-II]). Die Diagnose der POI basiert dann auf der Kombination aus einer Oligo-/Amenorrhoe über mindestens vier Monate und einem Serum-FSH >25 IU/l bei zwei Messungen im Abstand von mindestens vier Wochen, bei Frauen vor dem 40. Lj. (1). Bei Frauen ohne iatrogene

Ursache der Ovarialinsuffizienz sollten weitere differenzialdiagnostische Untersuchungen wie genetische Tests erfolgen, auf die an dieser Stelle aber nicht weiter eingegangen wird. In der Mehrheit der Fälle wird sich keine eindeutige Ursache finden lassen (1).

Das Anti-Müller-Hormon (AMH) ist ein Glycoprotein, das von den Granulosazellen der frühen Antralfollikel produziert wird und mit der Ovarreserve korreliert. Die AMH-Konzentration ist zwar typischerweise bei der POI erniedrigt, wird aber nicht als alleiniger Marker zur Diagnosestellung empfohlen, da bei nicht mehr nachweisbarem AMH noch normogonadotrope und regelmäßige Zyklen vorliegen können (Abb. 1).

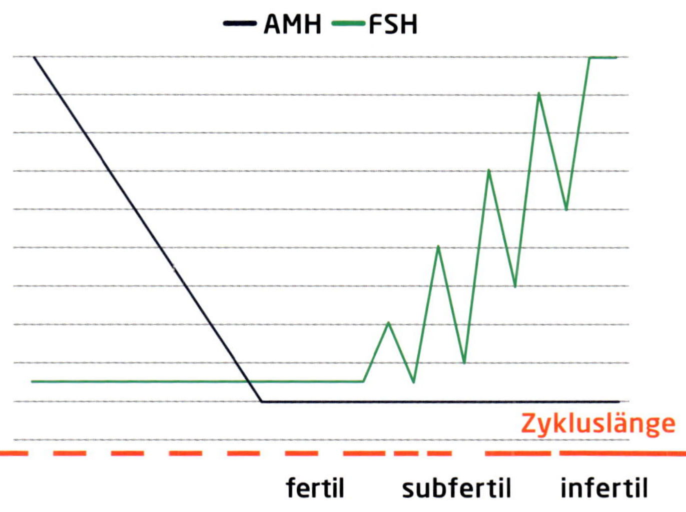

Abb. 1
Konzentrationsverlauf von AMH und FSH sowie Zykluslängen bei einer niedrigen Ovarreserve

Fertilität

Die Fruchtbarkeit bei der POI ist stark eingeschränkt bis aufgehoben. Die derzeitige Datenlage geht von einer kumulativen Lebendgeburtenrate von etwa 5–10 % der betroffenen Frauen aus. Die Wahrscheinlichkeit einer Schwangerschaft sinkt mit der Dauer der Amenorrhoe. Da die Fruchtbarkeit aber oft noch nicht vollständig aufgehoben ist und eine Hormonersatztherapie (HRT) üblicherweise nicht kontrazeptiv wirkt, muss – wenn ein sicherer Verhütungsbedarf besteht – entsprechend beraten und eine sichere Kontrazeption gewährleistet sein.

Bei einem Kinderwunsch muss andererseits von einer sehr geringen Konzeptionswahrscheinlichkeit ausgegangen werden. Da die Patientinnen auf eine ovarielle Stimulation nicht oder sehr gering ansprechen, können auch Maßnahmen der assistierten Reproduktion die Prognose nicht entscheidend verbessern (1, 6).

4.4.2 POI und Langzeitfolgen

Knochenstoffwechsel

Sexualsteroide, insbesondere Östrogene, sind im Knochenstoffwechsel entscheidende Regulatoren. Ein Mangel an Östrogenen resultiert in einem Verlust an Knochenmasse und einer Erhöhung des Frakturrisikos. Osteoporotische Frakturen führen wiederum zu einer ausgeprägten Reduktion der Lebensqualität, aber auch der Lebenserwartung der Betroffenen (7) Bei Frauen mit einer POI nach einer Chemotherapie kommen noch zusätzlich Risikofaktoren über die direkt schädigenden Effekte der Therapie am Knochen oder auch, z. B. beim Mammakarzinom, die antihormonelle Therapie als Risikofaktoren hinzu.

Als Basistherapie gilt somit für POI-Patientinnen eine calciumreiche Ernährung, Bewegung und eine Vitamin-D-Supplementierung. Gemäß aktueller Leitlinien sollten 1000 mg Calcium/d und etwa 1000 IU Vitamin D/d zugeführt werden (7). Eine HRT gehört zu den leitliniengerechten Therapieformen der Osteoporose und kann eine Abnahme der Knochendichte verhindern sowie die Wahrscheinlichkeit osteoporotischer Frakturen reduzieren. Bisphosphonate sind bei der postmenopausalen Osteoporose etablierte Standardmedikamente (7). Bei der POI stellen sie im Allgemeinen nicht die erste Wahl dar und sollten nur in Absprache mit einem Osteologen verordnet werden. Wenn

Patientinnen z.B. zur Therapie von Knochenmetastasen bereits in onkologischer Dosierung Bisphosphonate erhalten, ist eine weitere spezifische Osteoporose-Medikation nicht erforderlich. Die Messung der Knochendichte sollte bei Patientinnen mit POI initial erfolgen und – je nach Befund und weiterem therapeutischem Vorgehen – alle ein bis fünf Jahre wiederholt werden. Bei erniedrigter Knochendichte und erhöhtem Frakturrisiko sollte gegebenenfalls ein Osteologe konsultiert werden (1).

Kardiovaskuläres System

Eine Reihe von Studien konnte bei einer POI/frühen Menopause ein erhöhtes kardiovaskuläres Risiko einschließlich einer Zunahme der koronaren Herzerkrankung, Schlaganfall und der kardiovaskulären Mortalität nachweisen (1, 8). Eine HRT ist im Normalfall präventiv wirksam. Vermittelt wird dies über eine günstige Beeinflussung des Lipidstoffwechsels, die Reduktion des Diabetesrisikos, eine Verminderung der Arteriosklerose und die Regulation der Gefäßweitstellung (1, 6, 9).

Kognition

Eine POI/frühe Mencpause ist mit Langzeitauswirkungen auf kognitive Prozesse assoziiert. So wurden bei Frauen mit chirurgisch bedingter, vorzeitiger und nicht hormonsubstituierter Menopause erhöhte Risiken für eine Demenz beschrieben. Je jünger die Frauen beim Eintritt in die Menopause sind, umso höher ist das Risiko. Dagegen ist das Demenzrisiko bei Frauen mit POI/früher Menopause, die eine HRT bis zum 50. Lj. durchführen, nicht erhöht (1, 6).

4.4.3 Praktische Vorgehensweise

Allgemeines

Die Fehlinterpretationen der WHI (Women's Health Initiative) Study haben sowohl bei Patienten als auch bei Medizinern zu einer irrationalen Angst vor einer HRT geführt. Inzwischen ist aber klar, dass eine POI/frühe Menopause mit einem erhöhten Risiko für Herz-Kreislauf-Erkrankungen, Osteoporose und eine verkürzte Lebenserwartung einhergehen und deswegen eine HRT vorteilhaft ist. Die Risiken einer nicht erfolgenden HRT müssen also individuell gegen die Risiken e ner HRT abgewogen werden (10). Grundsätzlich müssen

selbstverständlich auch die onkologischen (Tab. 1) und anderweitigen Kontraindikationen für eine HRT beachtet werden.

Art der onkologischen Erkrankung	Indikationen und Kontraindikationen für eine HRT
Mammakarzinom (ER und PR positiv und negativ)	**HRT kontraindiziert** HRT nur in Ausnahmefällen und nur bei relevanter und nicht anders zu behandelnder Beeinträchtigung der Lebensqualität. Rezidivrisiko am geringsten bei einer Östrogenmonotherapie
gesunde BRCA-Mutationsträgerinnen, sog. Previvor	**HRT möglich**
Endometriumkarzinom	**HRT möglich** Rezidivrisiko etwas reduziert bei E2-abhängigen Karzinomen, falls HRT mit E2 + P erfolgt, keine Veränderung des Rezidivrisikos, falls HRT mit E2 mono erfolgt (begrenzte Datenlage!), keine Veränderung des Rezidivrisikos bei E2-unabhängigen Karzinomen.
Zervixkarzinom	**HRT möglich** Rezidivrisiko etwas reduziert bei Adenokarzinomen, falls HRT mit E2 + P erfolgt, keine Veränderung des Rezidivrisikos bei squamösen Karzinomen
Ovarialtumoren (epitheliale und Keimzell-Tumoren)	**HRT möglich**
Ovarialtumoren (endometrioide und Granulosazell-Tumoren)	**HRT relativ kontraindiziert** möglicherweise leichte Erhöhung des Rezidivrisikos

Art der onkologischen Erkrankung	Indikationen und Kontraindikationen für eine HRT
nicht-gynäkologische Tumoren hämatologische Malignome (Leukämien, Lymphome) malignes Melanom (lokal begrenzt) kolorektale Karzinome hepatozelluläre Karzinome Nierenkarzinome Schilddrüsenkarzinome Pankreaskarzinome	HRT möglich
nicht-gynäkologische Tumoren zerebrale Tumoren malignes Melanom (fortgeschritten) Pulmonalkarzinom Magenkarzinom Blasenkarzinom	HRT relativ kontraindiziert
nicht-gynäkologische Tumoren Magenkarzinom, ER+, PR+ Blasenkarzinom, ER+, PR+	HRT kontraindiziert

Tab. 1
Indikationen und Kontraindikationen für eine Hormonersatztherapie (HRT) bei verschiedenen onkologischen Erkrankungen (modifiziert nach [10])

Hormonelle Therapien

Die Wahl der Substitutionsform (Tab. 2) sollte die ovarielle Funktion nachbilden. Dies bedeutet, dass eine standard-dosierte Östrogentherapie verabreicht werden sollte. um sowohl akute menopausale Symptome zu reduzieren und Langzeitfolger des Östrogenmangels (Osteoporose, koronare Herzerkrankung, Demenz etc.) vorzubeugen.

Östrogene

Östrogentyp	Dosierung			
	hoch	mittel	niedrig	ultraniedrig
mikronisiertes 17ß-Östradiol (oral, mg)	4,0	2,0	1,0	0,5
Östradiolvalerat (oral, mg)		2,0	1,0	0,5
transdermales 17ß-Östradiol-Pflaster (µg)	100	50	25	14 (nur USA)
transdermales 17ß-Östradiol-Gel (mg)		ca. 1,0–1,5	ca. 0,5–0,75	
transdermales 17ß-Östradiol-Spray (mg)		1,53		
konjugierte equine Östrogene (oral, mg)	1,25/0,9	0,625	0,3/0,45	

Gestagene (angegeben ist die niedrigste Tagesdosis zur Endometriumprotektion)

Gestagentyp	Sequenziell-kombinierte HRT		Kontinuierlich-kombinierte HRT	
	(ultra) niedrige Östrogendosis	mittlere/hohe Östrogendosis	(ultra) niedrige Östrogendosis	mittlere hohe Östrogendosis
Dydrogesteron (oral)	5 mg	10 mg	5 mg	5–10 mg
mikronisiertes Progesteron (oral/ vaginal)	100 mg	200 mg	100 mg	100 mg

Gestagentyp	Sequenziell-kombinierte HRT		Kontinuierlich-kombinierte HRT	
	(ultra) niedrige Östrogendosis	mittlere/hohe Östrogendosis	(ultra) niedrige Östrogendosis	mittlere hohe Östrogendosis
Medroxyprogesteronacetat (oral)	5 mg	5–10 mg	2,5 mg	2,5–5 mg
Norethisteronacetat (oral/ transdermal)	1,25 mg	1,25–2,5 mg/ 170 µg	0,5–1 mg/ 140–170– 250 µg	>1–2,5 mg
Chlormadinonacetat (oral)			2 mg	2 mg
Levonorgestrel-IUD			20 µg/24 h für 5 Jahre	

Tab. 2
Hormonpräparate für eine HRT (nicht in allen Ländern die gleichen Östrogene und Gestagene zugelassen!)

Zu beachten ist die Notwendigkeit einer individualisiert erfolgenden HRT. Kontraindikationen müssen beachtet (Tab. 1), über Vor- und Nachteile muss aufgeklärt und jede HRT sollte jährlich reevaluiert werden.

Für den Knochenstoffwechsel und das Herz-Kreislauf-System scheint Östradiol eine günstigere Wirkung als Ethinylöstradiol zu haben. Bei Verhütungsbedarf sollte daher eine östradiolhaltige Variante erwogen werden. Bei Frauen mit einer PCI/frühen Menopause sinken die Östrogenspiegel in der „Pillenpause" rasch ab. Es sollten daher Applikationsformen mit möglichst kontinuierlicher Östrogengabe bei zyklischer oder kontinuierlicher Gestagentherapie bevorzugt werden. Eine transdermale Östrogenapplikation vermeidet den First-Pass-Effekt in der Leber, reduziert die Aktivierung der Gerinnungsfaktoren und damit das Risiko thromboembolischer Ereignisse. Auch wenn derzeit keine ausreichende Evidenz dafür vorliegt, erscheint es biologisch und pharmakologisch plausibel, dass auch junge Frauen mit einer POI von den Vorteilen einer transdermalen HRT profitieren (1, 6).

Das Ziel einer HRT sollten physiologische Spiegel der Sexualsteroide sein. Die empfohlenen Dosierungen sind in Tab. 2 zusammengefasst. Bei Frauen mit einem intakten Uterus muss eine kombinierte HRT mit einem Gestagen für mindestens 12–14 Tage pro Monat erfolgen, um eine Hyperplasie des Endometriums zu vermeiden und eine ausreichende Transformation zu erreichen. Bei Frauen mit einer Amenorrhoe von mehr als ein bis zwei Jahren kann auch eine kontinuierlich-kombinierte HRT erfolgen. Nach einer Hysterektomie ist eine Östrogen-Monotherapie aufgrund des besseren Nebenwirkungsprofils zu bevorzugen.

Aktuelle Studien an postmenopausalen Frauen weisen auf ein geringeres Thromboserisiko unter einer HRT mit stoffwechselneutralen Gestagenen (mikronisiertes Progesteron, Dydrogesteron) im Vergleich zu Kombinationen mit synthetischen Gestagenen hin. Dies ist zwar nur bedingt auf Frauen mit einer POI übertragbar, sollte aber in Erwägung gezogen werden, wenn Frauen mit einem erhöhten Thromboserisiko behandelt werden sollen. Während Östradiol problemlos transdermal appliziert werden kann, trifft dies auf transdermales mikronisiertes Progesteron nicht zu. Deswegen bietet eine transfermale Applikation von mikronisiertem Progesteron auch keinen ausreichenden Endometriumschutz.

Eine Hormonspirale, die 20 µg Levonorgestrel/d abgibt, bietet neben dem kontrazeptiven Schutz auch eine adäquate Endometriumprotektion und kann mit einer reinen Östrogensubstitution für die Dauer von fünf Jahren kombiniert werden (1, 6).

Urogenitale Symptome werden häufig durch eine systemische Therapie nicht ausreichend verbessert. Es können dann lokale Östrogene (z.B. Östriol) zusätzlich zu einer systemischen HRT gegeben werden.

Nicht hormonelle Therapien

Neben der konventionellen HRT stehen zur Reduktion von Hitzewallungen auch Therapieansätze aus dem Bereich der Komplementärmedizin sowie der nicht hormonellen Pharmakotherapie zur Verfügung (11). Eine kognitive Verhaltenstherapie sowie Hypnose reduzieren signifikant Hitzewallungen. Dies gilt auch für Frauen mit Brustkrebs. Soja-Isoflavone können Hitzewallungen reduzieren. Es werden 50–60 mg Isoflavone/d oder mindestens 30 mg Genistein-Extrakt/d empfohlen. Allerdings haben Soja-Isoflavone keinen Einfluss auf Hitzewallungen bei Frauen mit Brustkrebs. Da auch die Sicherheit von Isoflavonen bei an Brustkrebs erkrankten Frauen nur unzureichend untersucht ist, sollte auf ihren Einsatz bei Brustkrebspatientinnen verzichtet werden. Aus dem Bereich der Phytotherapeutika wurde die Traubensilberkerze am besten untersucht. Traubensilberkerze reduziert signifikant Hitzewallungen in der Peri- und Postmenopause, auch bei prämenopausalen Frauen mit Brustkrebs (unter Tamoxifen-Therapie). Weitere bei Hitzewallungen eingesetzte orale Phytotherapeutika sind Wild Yam (Dioscorea), Dong Quai, Nachtkerzenöl, Leinsamen, Ginseng, Hopfen, Maca, Omega-3-Fettsäuren und ein Sibirischer Rhabarber-Extrakt ERr 731. Allerdings ist hier die Studienlage zu Wirksamkeit und Sicherheit bei (hormonabhängigen) Malignomen unzureichend. Die Akupunktur ist Teil der traditionellen chinesischen Medizin und wirksam gegen Hitzewallungen. Bei Frauen mit Brustkrebs konnte jedoch keine signifikante Reduktion von Hitzewallungen nachgewiesen werden. Allerdings war Akupunktur in einem systematischen Review bei Krebserkrankten mit einer signifikanten Verbesserung von Fatigue, Schlafstörungen, Schmerzen und der Lebensqualität verbunden. Als weitere Therapieoption steht die Ganglionstellatum-Blockade zur Verfügung. Diese reduziert Hitzewallungen auch bei Frauen mit Brustkrebs.

Neben der Komplementärtherapie können verschiedene nicht hormonelle Pharmakotherapien eingesetzt werden. Antidepressiva wie selektive Serotonin-Wiederaufnahme-Hemmer (SSRI) (z.B. Paroxetin) sowie selektive Serotonin- und Noradrenalin-Wiederaufnahme-Hemmer (SNRI) (z.B. [Des-] Venlafaxin) reduzieren signifikant menopausale Hitzewallungen bei gesunden und an Brustkrebs erkrankten Frauen. Die Startdosis beträgt bei Paroxetin 10 mg/d (Ziel: 10–20 mg/d) und bei Venlafaxin 37,5 mg/d (Ziel: 37,5–150 mg/d). Bei Frauen nach Mammakarzinom, die mit Tamoxifen behandelt werden, sollte aufgrund einer möglichen Hemmung des Enzyms CYP2D6 und Reduktion der Wirkung von Tamoxifen auf die Gabe des SSRI Paroxetin verzichtet und stattdessen der SNRI (Des-)Venlafaxin gegeben werden. Die Antikonvulsiva Gabapentin und Pregabalin reduzieren signifikant menopausale Hitzewallungen bei gesunden und an Brustkrebs erkrankten Frauen. Die Startdosis beträgt bei Gabapentin 0-0-0-300 mg/d, welche sukzessive nach 3 Tagen auf 0-0-0-600 mg/d, dann 300-0-0-600 mg/d gesteigert werden kann (Ziel: 900–2400 mg/d). Die Startdosis von Pregabalin beträgt 0-0-0-50 mg/d (Ziel: 150–300 mg/d). Mögliche dosisabhängige Nebenwirkungen sind Benommenheit, Kopfschmerz (oft selbst-limitierend nach zwei bis vier Wochen).

4.4.4 Diagnostisches und therapeutisches Monitoring

Die allgemeine gynäkologische Vorsorgeuntersuchung erfolgt, abhängig von der Grunderkrankung, in den üblichen Abständen (Abb. 2, Tab. 3). Unter einer HRT sollten regelmäßig die klimakterischen Symptome erfasst und die Therapie entsprechend angepasst werden. Dies kann im Rahmen der regulären Vorsorgetermine geschehen. Eine Bestimmung von Serum- oder Speichelspiegeln des Östrogens, von Progesteron oder FSH wird nicht empfohlen (6).

Patientinnen mit einer POI/frühen Menopause sollte eine Knochendichtemessung mittels DEXA im Rahmen einer osteologischen Basisdiagnostik empfohlen werden. Insbesondere bei zusätzlichen Risikofaktoren für eine Osteoporose, wie eine Chemotherapie oder ein Östrogenentzug durch Aromatasehemmer, sollte eine osteologische Mitbeurteilung erfolgen. Die weiteren Kontrollen erfolgen je nach Risikokonstellation alle ein bis fünf Jahre (6, 7).

Außer bei Patientinnen nach einem Mammakarzinom oder bei BRCA-Genmutationsträgerinnen besteht kein spezifisch erhöhtes Risiko für ein Mammakarzinom. Entsprechende Vorsorge- und Screening-Untersuchungen erfolgen daher entsprechend den allgemeinen Empfehlungen (12).

Das kardiovaskuläre Risiko sollte regelmäßig überwacht werden. Dazu gehören jährlich mindestens Blutdruck, Gewicht und Raucherstatus und je nach Risikokonstellation individuell ggf. weitere Untersuchungen (z.B. HbA1c, Lipidstatus) (6).

Kontrolluntersuchungen	Intervall
allgemeine gynäkologische Vorsorge und Brustuntersuchung	jährlich unter HRT ggf. zusätzlich Mamma-Diagnostik
Frage nach klimakterischen Beschwerden	im Rahmen der jährlichen Vorsorge
kardiovaskuläre Risikofaktoren	jährliche Untersuchung/Abfrage von Größe, Gewicht, Blutdruck, Raucherstatus und – je nach Risikokonstellation – zusätzlich Untersuchung der Lipide, Glukose und Hba1c i.S. (nüchtern)
Knochendichtemessung	Basismessung DEXA DEXA-Kontrollen je nach DEXA-Befund ca. alle 2–5 Jahre, Einbindung eines Osteologen ggf. sinnvoll

Tab. 3
Monitoring bei einer POI vorzeitigen Menopause mit und ohne HRT (modifiziert nach [6, 7])

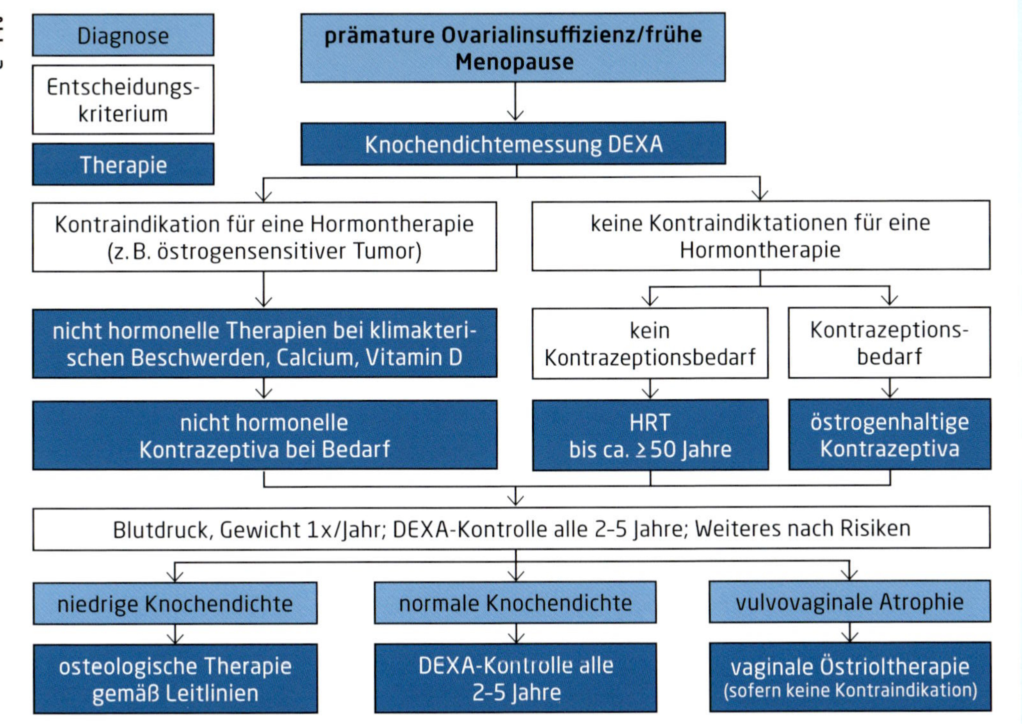

Abb. 2

Orientierende Darstellung von Therapie und Monitoring bei einer POI/frühen Menopause

Referenzen

1. **Hamoda H; British Menopause Society and Women's Health Concern.** The British Menopause Society and Women's Health Concern recommendations on the management of women with premature ovarian insufficiency. Post Reprod Health 2017;23:22-35.

2. **Coccia ME, Rizzello F, Mariani G, Bulletti C, Palagiano A, Scarselli G.** Ovarian surgery for bilateral endometriomas influences age at menopause. Hum Reprod 2011;26:3000-7.

3. **Huong DL, Amoura Z, Duhaut P, Sbai A, Costedoat N, Wechsler B, Piette JC.** Risk of ovarian failure and fertility after intravenous cyclophosphamide. A study in 84 patients. J Rheumatol 2002;29:2571-6.

4. **Katsifis GE, Tzioufas AG.** Ovarian failure in systemic lupus erythematosus patients treated with pulsed intravenous cyclophosphamide. Lupus 2004;13:673-8.

5. **Oktem O, Kim SS, Selek U, Schatmann G, Urman B.** Ovarian and uterine functions in female survivors of childhood cancers. Oncologist 2018;23:214-24.

6. **European Society for Human Reproduction and Embryology (ESHRE) Guideline Group on POI, Webber L, Davies M, Anderson R, Bartlett J, Braat D, Cartwright B, Cifkova R, de Muinck Keizer-Schrama S, Hogervorst E, Janse F, Liao L, Vlaisavljevic V, Zillikens C, Vermeulen N.** ESHRE Guideline: management of women with premature ovarian insufficiency. Hum Reprod 2016;31:926-37.

7. **Dachverband Osteologie e.v. (DVO).** Prophylaxe, Diagnostik und Therapie der Osteoporose bei postmenopausalen Frauen und Männern, S3 Leitlinie des Dachverbands der Deutschsprachigen Wissenschaftliche Gesellschaften, 2017, AWMF-Register Nr.: 183-001.

8. **Jacobsen BK, Heuch I, Kvale G.** Age at natural menopause and all-cause mortality: a 37-year follow-up of 19,731 Norwegian women. Am J Epidemiol 2003;157:923-9.

9. **Elsheikh M, Bird R, Casadei B, Conway GS, Wass JA.** The effect of hormone replacement therapy on cardiovascular hemodynamics in women with Turner's syndrome. J Clin Endocrinol Metab 2000;85:614-8.

10. **Deli T, Orosz M, Jakab A.** Hormone replacement therapy in cancer survivors – review of the literature. Pathol Oncol Res 2019; Jan 8 [Epub ahead of print].

11. **Stute P, Bürki R, Geissbühler V.** Nicht hormonelle Therapie von menopausalen Hitzewallungen. SGGG Expertenbrief https://www.sggg.ch/fachthemen/expertenbriefe/.

12. **Leitlinienprogramm Onkologie der Arbeitsgemeinschaft der Wissenschaftlichen Medizinischen Fachgesellschaften e.V. (AWMF), Deutschen Krebsgesellschaft e.V. (DKG) und Deutschen Krebshilfe (DKH).** S3-Leitlinie Früherkennung, Diagnostik, Therapie und Nachsorge des Mammakarzinoms (Version 4.1, 2018) AWMF-Registernummer: 032-045OL.

5 Weitere Informationsquellen

_Ferti_PROTEKT-Empfehlungen 2018 (kostenfrei über PubMed abrufbar)

- Schüring AN, Fehm T, Behringer K, Goeckenjan M, Wimberger P, Henes M, Henes J, Fey MF, von Wolff M. Practical recommendations for fertility preservation in women by the _Ferti_PROTEKT network. Part I: Indications for fertility preservation. Arch Gynecol Obstet 2018;297:241-55.

- von Wolff M, Germeyer A, Liebenthron J, Korell M, Nawroth F. Practical recommendations for fertility preservation in women by the _Ferti_PROTEKT network. Part II: fertility preservation techniques. Arch Gynecol Obstet 2018;297:257-67.

Nationale und internationale Leitlinien

- **S2k-Leitlinie der AWMF** (Arbeitsgemeinschaft der Wissenschaftlichen Medizinischen Fachgesellschaften) für medizinische und biologische Fachkräfte (www.awmf.org): «Fertilitätserhalt bei onkologischen Erkrankungen»: https://www.awmf.org/uploads/tx_szleitlinien/015-082l_S2k_Fertilitaetserhaltung-bei-onkologischen-Therapien_2017-12.pdf

- **ASCO-Guideline 2018** (American Society of Clinical Oncology): **Oktay K, Harvey BE, Partridge AH, Quinn GP, Reinecke J, Taylor HS, Wallace WH, Wang ET, Loren AW.** Fertility preservation in patients with cancer: ASCO Clinical Practice Guideline Update. J Clin Oncol 2018;36:1994-2001.

- **ESHRE-Guideline** (European Society of Human Reproduction and Embryology): geplante Publikation 2020

- **ESMO-Guideline** (European Societmy for Medical Oncology): geplante Publikation 2020

Informationen über das *Ferti*PROTEKT Netzwerk e. V.

- **Nawroth F, von Wolff M.** *Ferti*PROTEKT Netzwerk e. V. – das interdisziplinäre Netzwerk für fertilitätsprotektive Maßnahmen. Gynäkologe 2018;51:951-958.

- **von Wolff M, Andersen CY, Woodruff TK, Nawroth F.** Oncofertility consortium and the Danish fertility-preservation networks – what can we learn from their experiences? Clin Med Insights Reprod Health 2019;13:1179558119845865.

Informationen für Patienten

- Website *Ferti*PROTEKT: www.fertiprotekt.com; www.fertiprotekt.de; www.fertiprotekt.ch; www.fertiprotekt.at

6 Autorenliste (alphabetisch)

- **Dr. med. Magdalena Balcerek**
  Charité, Universitätsmedizin Berlin, Deutschland
  Klinik für Pädiatrie mit Schwerpunkt Onkologie/Hämatologie

- **Dr. med. Anke Barnbrock**
  Johann Wolfgang Goethe Universität, Universitätsklinikum Frankfurt/Main, Deutschland
  Klinik für Kinder- und Jugendmedizin, Schwerpunkt Onkologie, Hämatologie und Hämostaseologie

- **Dr. med. Karolin Behringer**
  Universitätsklinikum Köln, Deutschland
  Klinik I für Innere Medizin, Hämatologie und Onkologie

- **Prof. Dr. med. Anja Borgmann-Staudt**
  Charité, Universitätsmedizin Berlin, Deutschland
  Klinik für Pädiatrie mit Schwerpunkt Onkologie/Hämatologie

- **Carolin Bürkle**
  Universitätsklinikum Köln, Deutschland
  Klinik I für Innere Medizin, Hämatologie und Onkologie

- **Prof. Dr. rer. nat. Ralf Dittrich**
  Universitätklinikum Erlangen der Friedrich-Alexander Universität Erlangen-Nürnberg, Deutschland
  Frauenklinik, Vorstandsmitglied *Ferti*PROTEKT Netzwerk e. V.
  Beiratsmitglied der DGE-Sektion für Reproduktionsbiologie und -medizin

- **Prof. Dr. med. Tanja Fehm**
  Universitätsfrauenklinik Düsseldorf, Deutschland
  Past-Sprecherin der Arbeitsgemeinschaft Gynäkologische Onkologie (AGO) der Deutschen Gesellschaft für Gynäkologie und Geburtshilfe (DGGG)

- **Prof. em. Dr. med. Martin Fey**
  Universitätsklinik für medizinische Onkologie, Inselspital und Universität Bern, Schweiz

- **Prof. Dr. med. Ariane Germeyer**
  Universitätsfrauenklinik Heidelberg, Deutschland
  Abteilung Gynäkologische Endokrinologie und Reproduktionsmedizin
  Vorsitzende *Ferti*PROTEKT Netzwerk e. V.
  Vorstandsmitglied Universitäre Reproduktive Zentren (URZ)

- **Dr. med. Maren Goeckenjan**
  Carl-Gustav-Carus Universität, TU Dresden, Deutschland
  Klinik und Poliklinik für Gynäkologie und Geburtshilfe
  Kinderwunschzentrum

- **Dr. med. Nicola Gökbuget**
  Universitätsklinikum Frankfurt, Deutschland
  Medizinische Klinik II, Hämatologie/Onkologie

- **Prof. Dr. med. Jörg Henes**
  Universitätsklinik Tübingen, Deutschland
  Medizinische Klinik II (Hämatologie, Onkologie, Immunologie und Rheumatologie)

- **PD Dr. med. Melanie Henes**
  Universitätsfrauenklinik Tübingen, Deutschland
  Abteilung für Gynäkologische Endokrinologie und Reproduktionsmedizin

- **Dr. rer. nat. Jens Hirchenhain**
  Universitätsfrauenklinik Düsseldorf, Deutschland
  Universitäres interdisziplinäres Kinderwunschzentrum; Past-Präsident und Vorstandsmitglied Arbeitsgemeinschaft Reproduktionsbiologie des Menschen (AGRBM)

- **Dr. med. Sara Imboden**
  Universitäts-Frauenklinik, Inselpital Bern, Schweiz
  Gynäkologie und Gynäkologische Onkologie
  Stv. Leiterin SEF zertifiziertes Endometriosezentrum Bern

- **Dr. med. Andrea Jarisch**
  Johann Wolfgang Goethe Universität Frankfurt/Main, Deutschland
  Klinik für Kinder- und Jugendmedizin, Schwerpunkt Stammzelltransplantation und Immunologie
  Studienkommissionsmitglied GPOH-Konsortium Sichelzellkrankheit und Mitglied GPOH-Studiengruppe „Seltene Anämien"

- **Prof. Dr. med. Sabine Kliesch**
  Centrum für Reproduktionsmedizin und Andrologie, Münster, Deutschland
  Klinische Andrologie

- **Alexandra Kohl Schwartz**
  Universitäts-Frauenklinik, Inselpital Bern, Schweiz
  Abteilung Gynäkologische Endokrinologie und Reproduktionsmedizin
  Vorstandsmitglied Arbeitsgemeinschaft für Gynäkologische Endokrinologie und Reproduktionsmedizin, AGER, Schweiz

- **Prof. Dr. med. Matthias Korell**
  Frauenklinik im Johanna-Etienne-Krankenhaus, Lehrkrankenhaus der Heinrich Heine-Universität Düsseldorf, Deutschland
  Vorstandsmitglied Deutsche Gesellschaft für Gynäkologische Endokrinologie und Fortpflanzungsmedizin (DGGEF)

- **Dr. rer. nat. Jana Liebenthron**
  Universitäts-Frauenklinik Düsseldorf, Deutschland
  UniCareD, Universitäre Cryobank für assistierte Reproduktionsmedizin und Fertilitätserhalt Düsseldorf; Vorstandsmitglied *Ferti*PROTEKT Netzwerk e. V.; Gründungsmitglied und Mitglied der Steuergruppe des „Fertility Protection Project FPP" des Beijing Obstetrics and Gynecology Hospitals, Capital Medical University, Peking, China; Gründungs- und Aus-

schussmitglied der Deutsch-Chinesischen Gesellschaft für Gynäkologie und Geburtshilfe (DCGGG)

- **Prof. Dr. med. Frank Nawroth**
  Facharzt-Zentrum für Kinderwunsch, Pränatale Medizin, Endokrinologie und Osteologie, amedes MVZ Hamburg, Deutschland
  Vorstandsmitglied *Ferti*PROTEKT Netzwerk e. V.

- **Prof. Dr. med. Kenny A. Rodriguez-Wallberg, PhD**
  New Karolinska Hospital, Stockholm, Schweden
  Department of Oncology Pathology
  Section of Reproductive Medicine
  Laboratory of Translational Fertility Preservation

- **Dr. med. Patrizia Sager**
  Klinik Hirslanden, Abteilung Brustzentrum, Bern, Biel, Schweiz
  Vorstandsmitglied Hirslanden Brustzentren Schweiz
  Mitglied Schweizerische Arbeitsgemeinschaft für Klinische Krebsforschung (SAKK), Breast Group

- **PD Dr. med. Andreas Schüring**
  MVZ KITZ Regensburg GmbH, PID-Zentrum, Regensburg, Deutschland

- **Prof. Dr. med. Petra Stute**
  Universitäts-Frauenklinik, Inselpital Bern, Schweiz
  Abteilung Gynäkologische Endokrinologie und Reproduktionsmedizin; Vorstandsmitglied Deutsche Menopause Gesellschaft; Vorstandsmitglied Swiss Society for Anti Aging Medicine and Prevention; Präsidentin Schweizerische Menopause Gesellschaft (SMG)

- **Moritz B. Suerdieck**
  Gyn-A.R.T. AG Zürich, Deutschland
  Reproduktionsmedizin und gynäkologische Endokrinologie
  Vorstandsmitglied *Ferti*PROTEKT Netzwerk e. V.

- **Prof. Dr. med. Nicole Sänger**
  Universitätsklinikum Bonn, Deutschland
  Abteilung für Gynäkologische Endokrinologie und Reproduktionsmedizin
  Vorstandsmitglied *Ferti*PROTEKT Netzwerk e. V.; Vorstandsmitglied
  Deutsche Gesellschaft für Gynäkologie und Geburtshilfe (DGGG); Vorstandsmitglied Deutsche Gesellschaft für Gynäkologische Endokrinologie
  und Fortpflanzungsmedizin (DGGEF)

- **Prof. Dr. med. Michael von Wolff**
  Universitäts-Frauenklinik, Inselpital Bern, Schweiz
  Abteilung Gynäkologische Endokrinologie und Reproduktionsmedizin; Initiator *Ferti*PROTEKT; Past-Präsident und Vorstandsmitglied: *Ferti*PROTEKT Netzwerk e. V.; Vizepräsident International Society for Fertility
  Preservation (ISFP); Vorstandsmitglied Fertisave Suisse; Vorstandsmitglied ESHRE Special Interest Group „Fertility preservation"; Präsident
  Schweizerische Gesellschaft für Reproduktionsmedizin (SGRM)

- **Prof. Dr. med. Pauline Wimberger**
  Klinik und Poliklinik für Gynäkologie und Geburtshilfe, TU Dresden, Deutschland
  Studienleitgruppenmitglied der AGO OVAR; Organkommissionsmitglied
  der AGO OVAR; Beiratsmitglied der NOGGO; Council Member der European
  Society of Gynecologic Oncology (ESGO) von 2015–2019

- **PD Dr. med. Volker Ziller**
  Universitätsklinikum Gießen und Marburg (UKGM), Deutschland
  Standort Marburg, Klinik für Frauenheilkunde und Geburtshilfe; Schwerpunkt
  Gynäkologische Endokrinologie, Reproduktionsmedizin und Osteologie

7 Abkürzungsverzeichnis

AFC	Antral Follicle Count
AGO	Arbeitsgemeinschaft Gynäkologische Onkologie
ALL	Akute lymphatische Leukämie
AMG	Arzneimittelgesetz
AMH	Anti-Müller-Hormon
AML	Akute myeloische Leukämie
APS	Antiphospholipid-Antikörper-Syndrom
ART	Assistierte Reproduktionstechniken
ASCO	American Society of Clinical Oncology
ASRM	American Society for Reproductive Medicine
AWMF	Arbeitsgemeinschaft der Wissenschaftlichen Medizinischen Fachgesellschaften
BOT	Borderline-Tumor
BRCA	Breast Cancer
CI	Confidence interval
CMA	Chlormadinonacetat
CML	Chronisch myeloische Leukämie
CYC	Cyclophosphamid
DGGG	Deutschen Gesellschaft für Gynäkologie und Geburtshilfe
DIR	Deutsches IVF-Register
EBMT	European Society for Blood and Marrow Transplantation
EFI	Endometricse-Fertilitätsindex
EMA	European Medicines Agency (Europäische Arzneimittelagentur)
ESHRE	European Society of Human Reproduction and Embryology
ESMO	European Society for Medical Oncology
GPOH	Deutschen Gesellschaft für pädiatrische Onkologie und Hämatologie
FFTF	Freedom from treatment failure
FIGO	International Federation of Gynceology and Obstetrics
FSH	Follikel-stimulierendes Hormon
FtM	Female to male
GSHG	German Hodgkin Study Group
GnRH	Gonadotropin Releasing Hormon
GnRHa	Gonadotropin Releasing Hormon-Agonist

GnRHant	Gonadotropin Releasing Hormon-Antagonist
Gy	Gray
HCG	Humanes Choriongonadotropin
HL	Hodgkin-Lymphom
HMG	Humanes Menopausen-Gonadotropin
HPV	Humane Papillomaviren
HSZT	Hämatopoetische Stammzelltransplantation
ICSI	Intrazytoplasmatische Spermieninjektion
IL	Interleukin
IUI	Intrauterine Insemination
IVF	In-vitro-Fertilisation
IvG	In vitro Growth
IVM	In-vitro-Maturation
KOK	Kombinierte orale Kontrazeptiv
LLETZ	Large loop exzision of the transformation zone
LGR	Lebendgeburtenrate
LH	Luteinisierendes Hormon
Lj.	Lebensjahr
MPA	Medroxyprogesteronacetat
MRD	Minimal residual disease
MRT	Magnetresonanztomographie
MtF	Male to female
NETA	Norethisteronacetat
NHL	Non-Hodgkin-Lymphom
OEGGG	Österreichische Gesellschaft für Gynäkologie und Geburtshilfe
OP	Operation
OS	Overall survival
PFS	Progression free survival
PGT	Preimplantation Genetic Testing (Präimplantationsdiagnostik)
POI	Prämature Ovarialinsuffizienz
POP	Progestin-only-pill
PCOS	Polyzystisches Ovar-Syndrom
SGGG	Schweizerische Gesellschaft für Gynäkologie und Geburtshilfe
SLE	Systemischer Lupus erythematodes
SNRI	Selektive Serotonin- und Noradrenalin-Wiederaufnahme-Hemmer

SOP	Standard Operation Procedure
SRS	Sex reassignment surgery
SSR	Schwangerschaftsrate
SSRI	Selektive Serotonin-Wiederaufnahme-Hemmer
SSW	Schwangerschaftswoche
STIKO	Ständige Impfkommission
TBI	Total Body Irradiation
TESE	Testikuläre Spermienextraktion
TMMR	Totale mesometriale Resektion
TOS	Therapieoptimierungsstudien
TS	Turner-Syndrom
UAE	Uterusarterienembolisation
VTE	Venöse Thromboembolie
WHO	World Health Organization
ZNS	Zentralnervensystem